新しいロービジョンケア
Low Vision Care Updated

《編集》

山本修一
千葉大学病院長

加藤　聡
東京大学大学院眼科学准教授

新井三樹
新井眼科医院院長

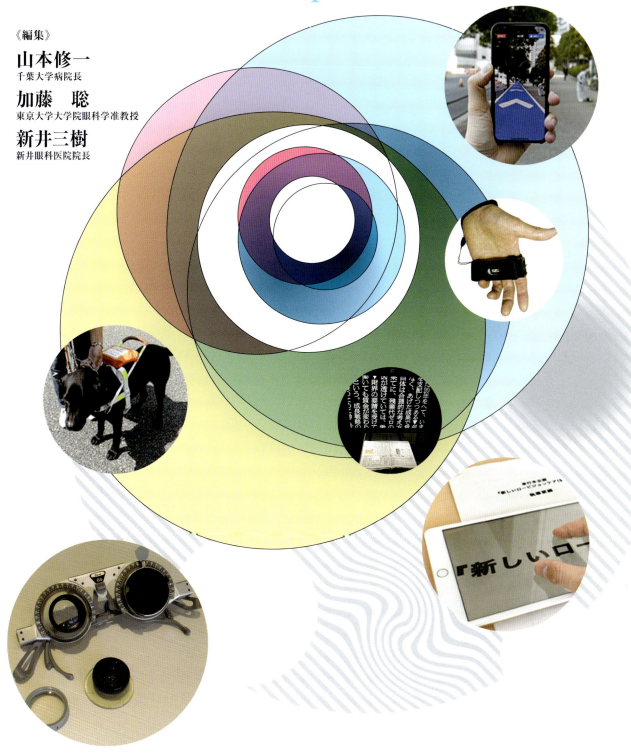

MEDICAL VIEW

本書では，厳密な指示・副作用・投薬スケジュール等について記載されていますが，これらは変更される可能性があります。本書で言及されている薬品については，製品に添付されている製造者による情報を十分にご参照ください。

Low Vision Care Updated
（ISBN978-4-7583-1635-4 C3047）

Editors : Shuichi Yamamoto, Satoshi Kato, Mikki Arai

2018.10.20 1st ed

© MEDICAL VIEW, 2018
Printed and Bound in Japan

Medical View Co., Ltd.
2-30 Ichigayahonmuracho, Shinjyukuku, Tokyo, 162-0845, Japan
E-mail ed@medicalview.co.jp

序 文

「ロービジョンケアは難しくない！」

　一人でも多くの眼科医にこの言葉を伝えるために，一人でも多くの患者にロービジョンケアを届けるために，多くの先生方のお力添えを得て，日本臨床眼科学会でインストラクションコースを続けてきました。しかし，短い時間の中で伝えられることはとても限られており，聴く方にも話す方にもフラストレーションが溜まります。そこで，インストラクションコースの想いをいっぱいに詰め込んだ本書を企画しました。

　ロービジョンケアの必要性は，私たちを含めて，多くの関係者が長い時間をかけて，世に訴えてきました。しかし，その普及はまだまだです。その理由を考えるとき，これまでとは異なるアプローチの必要性が見えてきます。一般の眼科クリニックでのロービジョンケアや，急速に進歩しているICT機器の活用などが考えられます。本書には，そのような「新しい」ロービジョンケアの考え方も，なるべくたくさん盛り込みました。

　執筆をお願いした先生のなかには，もともとロービジョン専門でなかった方が多くいらっしゃいます。しかし実際の診療の場でロービジョンケアを実践してきたことでさまざまな経験をされてきました。経験を積むと誰もが，これからロービジョンケアを始める皆さんに対して，「何が必要で何が大切か」伝えたいことが多く生まれます。そのような「新しい」ロービジョンケアの視点も，読み取っていただければ幸いです。

　最後に，さまざまな助言をくださったハーバード大学医学部眼科教授の広瀬竜夫先生，我慢強く（しかし厳しく）私たちを支えてくださったメジカルビュー社の吉川みゆき氏に，感謝いたします。

2018年8月

山本修一

加藤　聡

新井三樹

目　次

1 ロービジョンケア，いつでも，どこでも，誰にでも ──── 山本修一　2

2 患者の見え方を理解し，困っていることを知ろう

病歴の聴取 ──────────────── 加藤　聡　4

具体的な問題，ニーズを知ろう
いつ始めるか？ ─────────── 吉田雅子　7

見え方のシミュレーション ───────── 星　崇仁　16

3 視覚の評価のしかた

視力の評価 ──────────── 八木幸子，新井三樹　22

視野の評価と重要性 ───────────── 張替涼子　26

そのほかの視覚の評価
（コントラスト感度，読み速度）────── 田中恵津子　36

4 基本の補助具と使いかた

単純な拡大 ───────────── 柳澤美衣子　44

レンズ，拡大鏡による拡大 ──────── 米澤博文　46

遮光眼鏡 ─────────────── 清水朋美　50

非光学的補助具 ──────────── 斉之平真弓　56

5 ICT機器の応用

iPad, iPhone, その他ICT機器の利用 ——— 三宅 琢　66

視覚障害対応の読み上げ機器, ソフトの紹介 ——— 小野眞史　73

学校教育への応用 ——————————— 氏間和仁　80

6 ロービジョン専門でないクリニックでロービジョンケアを始めるにあたって

必要最小限揃えるもの ——————— 新井三樹　88

クリニックの中を
　ロービジョンフレンドリーにしよう ——— 吉田雅子　92

まずはこのような患者からスタート ——— 斉之平真弓　97

大学病院で始める場合 ——————— 吉田宗徳　101

総合病院で始める場合 ——————— 丸林彩子　105

眼科クリニックで始める場合 ————— 奈良井章人　109

ロービジョン検査判断料 ——————— 新井三樹　112

7 基本的な診察手順 ——————————— 新井三樹　114

8 ロービジョンをきたす疾患

緑内障	竹下弘伸，新井三樹	120
加齢黄斑変性	岡本芳史	124
糖尿病網膜症	鶴岡三惠子	128
網膜色素変性	三浦　玄	134
角膜変性疾患	小野眞史	138

9 生活への応用

読書	藤田京子	142
筆記	藤田京子	146
家事	石子智士	149
歩行	石子智士	154
食事	石子智士	158

10 ロービジョンと自動車運転

ドライビングシミュレータを用いた指導	国松志保	162
眼科医としての対処（免許更新での注意，眼科医のアドバイス）	永田竜朗	166
自動運転とロービジョン	国松志保	170

福祉を最大限活用しよう

身体障害者手帳の基準，取得のメリット，
　　書類作成の要点 ———————————————— 藤田京子　**174**

障害年金 ———————————————————————— 仲泊　聡　**180**

盲導犬について ———————————————————— 新井三樹　**184**

巻末付録

眼科診療施設以外の施設一覧 ——————————— 竹下弘伸　**190**

患者団体 ———————————————————————— 清水朋美　**192**

日本版スマートサイト ——————————————— 川瀬和秀　**194**

ロービジョン機器取り扱い会社一覧，
　　インターネットサイト一覧 ——————————— 吉田　治　**198**

視覚障害認定基準の手引き ———————————————————— **203**

索引 ———————————————————————————————— **214**

執筆者一覧

●編集

山本修一	千葉大学病院長
加藤　聡	東京大学大学院眼科学准教授
新井三樹	新井眼科医院院長

●執筆者(掲載順)

山本修一	千葉大学病院長
加藤　聡	東京大学大学院眼科学准教授
吉田雅子	吉田眼科医院院長
星　崇仁	筑波大学医学医療系眼科講師
八木幸子	東京歯科大学市川総合病院眼科(元)
新井三樹	新井眼科医院院長
張替涼子	新潟大学医歯学総合病院眼科
田中恵津子	浜松視覚特別支援学校(視能訓練士)
柳澤美衣子	東京大学医学部附属病院眼科(視能訓練士)
米澤博文	宮の陣眼科院長
清水朋美	国立障害者リハビリテーションセンター病院第二診療部長
斉之平真弓	鹿児島大学医学部眼科学非常勤講師／宮田眼科病院
三宅　琢	神戸アイセンター病院
小野眞史	日本医科大学眼科学准教授
氏間和仁	広島大学大学院教育学研究科特別支援教育学講座准教授
吉田宗徳	名古屋市立大学大学院医学研究科視覚科学病院教授
丸林彩子	埼玉医科大学総合医療センター眼科(視能訓練士)
奈良井章人	奈良井眼科院長
竹下弘伸	龍眼科医院
岡本芳史	水戸協同病院眼科科長
鶴岡三惠子	井上眼科病院
三浦　玄	千葉大学大学院医学研究院眼科学
藤田京子	愛知医科大学眼科学講師
石子智士	旭川医科大学医工連携総研講座特任教授
国松志保	東北大学大学院医学系研究科神経感覚器病態学講座眼科学分野講師
永田竜朗	産業医科大学眼科学講師
仲泊　聡	国立研究開発法人理化学研究所生命機能科学研究センター網膜再生医療研究開発プロジェクト
川瀬和秀	岐阜大学大学院医科学専攻神経統御学眼科准教授
吉田　治	日本ロービジョン学会理事

ロービジョンケア，
いつでも，どこでも，誰にでも

眼科クリニックで始まるロービジョンケア

急速な高齢化に伴い不可逆性の視機能障害をきたす患者は増え，これはすなわちロービジョンケアを必要とする高齢者の増加を意味する。

ロービジョンは，"成長・発達或いは日常生活・社会生活に何らかの支障をきたす視機能または視覚"と幅広く定義されており，網膜色素変性にとどまらず，緑内障，糖尿病網膜症，加齢黄斑変性などありふれた眼疾患の患者が対象となりうる。しかし，患者や家族のほとんどはロービジョンケアの存在すら知らない。

すべてのロービジョンは眼疾患に起因しており，治療の過程で残念ながらロービジョンとなることも少なくない。つまり眼科医は大半の症例において，ロービジョンとなった経緯を把握し，残存する視機能についての客観的データを持っている。その残存する視機能で患者がどのような日常生活や社会生活を送っているか，眼科医がそこに思いを馳せること

がロービジョンケアの第一歩となる。また，治療継続中のなるべく早い時期にロービジョンケアを導入することも重要であり，これを行いうるのは眼科医に他ならない。

若年のロービジョン者の場合には，社会的自立を得るため就労復帰への支援を求めて，医療以外の領域の視覚障害者支援システムに積極的に頼ることも少なくないし，行政などによる支援システムの整備も進んでいる。しかし高齢のロービジョン者に必要なのは，就労支援中心のケアではなく生活支援が中心となるため，既存の支援システムに頼ることはできず，むしろ身近な眼科医によるロービジョンケアのほうが，有効な可能性が高い。

ロービジョンケアは不成功に終わった眼科治療の後始末ではなく，診療の一環として並走すべきものであろう。

普及しないロービジョンケア

ロービジョン検査判断料

長い間，ロービジョンケアは一握りのロービジョン専門医によって担われてきた。ケアに長時間を要するにもかかわらず診療報酬の裏付けはなく，一般的な眼科検査料が請求できるだけで，まったくのボランティアであった。2002年，関係者の働きかけが奏功してロービジョン検査判断料が新設されたが，算定要件が厳しく，厚労省主催の研修を受けた常勤医の存在が必須となっている。もちろんロービジョ

ンケアを行うにはある程度の知識が必要であり，要件を設けなければ無秩序に診療報酬請求が行われる危険性もある。しかし有資格者の数は限られており，この要件は明らかにロービジョンケアの広がりを妨げている。非常勤医でも算定可能とするよう要件緩和が強く望まれる。

また月1回250点という点数設定もあまりに低すぎる。視能訓練士などコメディカルの力を借りるにし

ても，ロービジョンケアは通常の診療に比べてはるかに多くの時間と手間を要する。仮に非常勤医で算定可能となったとしても，現在の点数では人件費の捻出することすら困難であろう。要件緩和については，診療報酬改定のたびに日本眼科学会と日本眼科医会から要望しているが，医療費抑制の流れの中では容易ではない。さらに一歩踏み込んで，ロービジョンケアがもたらす経済効果を測定し，説得力のあるデータを基に，要件と点数について関係当局と交渉する必要があるだろう。

ロービジョンケアに関する教育

　ロービジョンケアに関する教育の難しさも無視できない。医学教育は診断と治療の二本立てが基本であり，特に眼科では視機能の維持，回復に重点が置かれており，ロービジョンケアについて教育する機会は，卒前・卒後を通してほとんどない。

　一般的なリハビリテーション医学では，リハビリテーションにより失われた機能の回復が可能であるが，ロービジョンケアの場合には，視機能そのものは変化せず，残存する視機能の利用方法が変わるにすぎない。眼球だけを診察するのではなく全身を併せて診るよう教育を行っているが，ロービジョンケアでは，その眼球を使っての生活をいわば全人的に観ることが必要であり，通常の医学教育とは異なる角度からのアプローチが求められている。

　いずれにしろ，卒前教育は難しくとも，卒後の早い段階での教育は重要であり，その手法の確立が急務であろう。

急がれる「ロービジョン難民」対策

　2000年に日本ロービジョン学会が創設され，ロービジョンケアの普及のために精力的に活動を続けてきており，眼科医の間での認知度は飛躍的に向上している。しかしながら需要と供給の間の大きなギャップを埋めるには程遠い状態が続いている。そして現在，ロービジョン者は推定164万人に達し，ロービジョンの原因となる疾患は加齢とともに急増する。高齢化の急速な進行はすなわち高齢ロービジョン者の急増を意味している。

　失明の危機があると言われれば，多くの患者は遠方であっても専門医を訪れる。経済的に余裕があれば，飛行機に乗って泊りがけで手術を受けに来る。だが，ロービジョンケアのためだけに遠くの医療機関を受診する患者がどれだけいるだろうか。視力の悪い高齢者であれば，自力での受診は不可能であり，家族の理解や援助も得にくい可能性もあり，ロービジョンケアを諦めることも少なくない。

　人口が600万を超える千葉県で，ロービジョンケアの実施を公表している施設は10数カ所にすぎず，その大半が東京よりの県西部に集中している。千葉市まで2時間以上かかる房総半島南部にはロービジョンケアを標榜している施設は皆無であり，この地域から視覚補助具や拡大読書器の試用のためだけに千葉大学病院を受診する患者はほとんどいない。

　今のロービジョンケアが少数の「ロービジョン専門医」によって行われている状況が続けば，大量の「ロービジョン難民」の出現すら危惧される。

　患者の日常生活の最も近くに位置しているのは，診療所などの一般眼科医である。家族ぐるみで受診していることも少なくないだろう。患者の性格，社会的背景，家族構成も把握しているかもしれない。患者や家族も家庭内での状況を気軽に話すことができるだろう。ロービジョンケアの導入・実施にはまさにうってつけのポジションと言えないだろうか。ロービジョンケアを一般的眼科診療の一環に取り込み，継続的に行ってこそ，真に患者のためになる「品格ある」眼科医療となるだろう。

2 患者の見え方を理解し，困っていることを知ろう

病歴の聴取

はじめに：ロービジョンケアにおける病歴聴取の重要性

　医学，医療がどんなに進歩し，検査器械が高度化しようとも，患者に相対したときの病歴の聴取の重要性は不変である。ロービジョンケアを受ける患者の場合，既に眼科外来にて一般的な病歴の聴取がなされているが，ロービジョンケアを始める際にはまた，新たに病歴を聴取することが適切な第一歩となる。

失明の宣告と病歴の聴取

　従来の眼科リハビリテーションの考えでは図1に示すように，医療者による失明の宣告から，患者が失望期，否認期，不安・混乱期，解決への努力期を経て，自分の病態に対して受容があって，そこから，リハビリテーションが始まるというものであった。しかし，現在のロービジョンケアでは失明の宣告は不要であるうえに，失明（広い意味での視機能の低下）が起こる前，もしくは起こりつつあるときからロービジョンケアを始めることが重要である。

　病態の聴取を行う際に患者が今どのような状態にあるのかを的確に判断することが重要となってくる。すなわち，ロービジョンケアを始めるのが，患者が将来の視機能低下に備えてのときなのか，既に視機能が落ちているときなのか，視機能が落ちていて図1のなかのどのような状態のときなのかを見極めることが重要となる。患者が視機能低下をどのように受け止めているのか，また，病態に対してどの程度理解がなされているのかを病歴を聴取しながら見極めるようにする。

　繰り返すが，ロービジョンケアを始めるのに失明の告知は不要であるが，仮に失明の告知に近い内容を伝える必要があるときは，同時に何らかのロービジョンケアと抱き合わせで行わない限り，患者からの信頼を得ることが難しく，最終的にロービジョンケアの開始が遅れてしまうことになりかねない。

図1 従来の眼科リハビリテーションまでの流れ

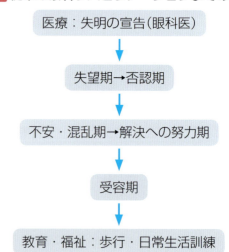

4　患者の見え方を理解し，困っていることを知ろう

正しい病態の把握のための病歴の聴取

ロービジョンケアを行う患者が，必ずしも自分が眼科主治医として診てきた患者とは限らない。該当患者とその眼科主治医との信頼関係を壊すことなく，病態として現在の視機能が最大のものであるかを，病歴を取りながら，改めて考える必要がある。場合によっては，再度患者の診察を行うことも必要となってくる。

一例を 図2 に示す。増殖糖尿病網膜症に対して複数回手術を繰り返し，網膜症が鎮静化するも黄斑，視神経萎縮も伴い，矯正視力が低下していた症例であったが，後発白内障が残存しており，それを切除することにより，少しでも視力が改善した症例を経験した。

病歴を取ると同時に，ロービジョンケアを行う眼科医は病態把握をする最後の眼科医でもあるべきと考える。

図2 増殖糖尿病網膜症に対する硝子体術後で，視神経・網膜萎縮を伴う症例の後発白内障の一例

①硝子体術後で視神経・網膜が萎縮。
②矯正視力0.04であったが，後発白内障が残存したままであった。
③後発白内障切開により矯正視力が0.1に改善した。

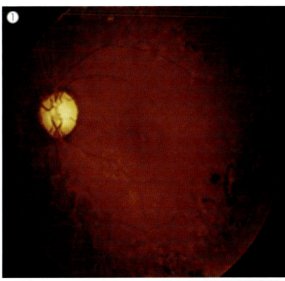

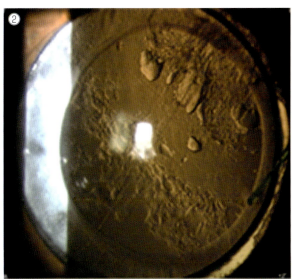

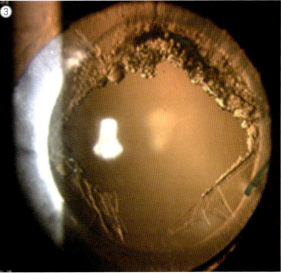

病歴の聴取

いつから，どのような経過で現在視機能になったのかを把握する

同じ視機能であっても，幼少のころからの視機能低下なのか，あるいは数十年かかって視機能低下してきたのか，または最近急激に視機能が低下してきたかによって，患者の不自由さの程度も，質も異なってくる図3[1]。すなわち，視機能の経時的変化を病歴により正しく把握することが，適切なロービジョンケアを行ううえで重要になってくる。

図3 視力の変化
同じ視力であっても，どのような経時的変化によってその視力になったのかにより患者の不自由度は違ってくる。

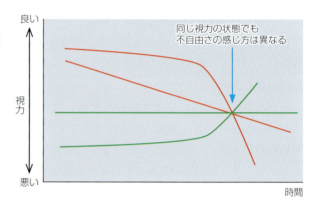

病歴の聴取による残存視機能の整理

眼科医療関係者ならば当然の知識であるが，例えば矯正視力の低下による視機能の低下と視野障害による視機能の低下は，質的にはまったく異なるものである。しかし，患者にとっては「見えにくい」という同一カテゴリーのものとなっており，それらを病歴を取りながら整理することが必要である。視野障害1つをとってみても，半盲なのか，求心性視野狭窄なのか，中心暗点なのかによって，不自由さはまったく異なっており，視野障害としてひとくくりにすることはできない。そのうえに，患者の不自由さに関連してくることとして，夜盲があったり，羞明があったりする。病歴を正しくとることによって，「患者の見えにくさ」がどのような症状により見えにくいのかを整理することが重要になる。

ただぼんやりと患者のいうところの「見えにくさ」をうかがうだけでは，次にどのような対策をとればよいのか適切な指導はできない。

おわりに

病歴の聴取は患者に相対する際の基本であることには変わりないが，ロービジョンケアにおいてはそれこそが第一歩となってくる。患者のぼんやりとした「見えにくさ」の訴えを整然と聞き取ることが，適切なロービジョンケアにつながると肝に銘じてほしい。

文献
1) Yanagisawa M, Kato S, Kunimatsu S, et al: Association between changes in visual acuity and vision-related quality of life in Japanese patients with low vision. Ophthalmic Res. 2010; 45: 47-52.

2 患者の見え方を理解し，困っていることを知ろう

具体的な問題，ニーズを知ろう いつ始めるか？

はじめに

　ロービジョンとは"成長・発達或いは日常生活・社会生活に何らかの支障をきたす視機能または視覚"であると定義される[1]。

　日常生活動作に必要な感覚情報の大半を担うとされる視覚に問題が生じれば，その日常生活はたちまち困難に陥ることは容易に想像できる。予期せぬ障害が生じた患者は途方に暮れ，「見える方法はないか」，「元の生活に戻りたい」と，教示と指導やリハビリテーションを求めて眼科を受診するのであろう。

　WHOは障害を病気の帰結として機能障害，能力障害，社会的不利，という一方通行的な分類の国際障害分類を2001年に改定し，機軸を"疾病"から"生活機能"に変換した国際生活機能分類を採択した[2]。すべての人の生活全般について，身体，個人と社会の視点から心身機能・身体構造，活動，参加の系統的な分類に加え，これらと相互作用する背景因子として環境因子と個人因子を挙げている。

　以来，リハビリテーションの在り方は，障害された機能を"個人の保有機能"と捉え，マイナス面に着目するのではなく，障害に対応する要素をプラスすることによって健全な機能とのギャップを補填し，能力の開発・増進を図ることで生活機能を最大限引き出すための支援へと移行しつつある。

　視覚障害については，点字や音声対応，白杖歩行などの視覚代行リハビリテーションだけでなく，保有視覚活用と訓練により視機能回復を図る視機能リハビリテーションが求められる。実際，偏心視の獲得で補助具を使わずとも文字が読めるようになることも少なくない。眼球運動訓練によって見落としや改行困難が軽減すれば，文章を読む意欲も湧くであろう。生活空間の中で視野の欠落部位がどこかを知り，欠落を補う目の使い方を習得すれば，物の所在を把握しやすく，自身の目をうまく使って安全に歩くことができる場面も生まれてこよう。環境因子としてコントラストを変えるだけで視認性が格段に向上することもある。

　適切な視機能リハビリテーションによってロービジョン者のQOL向上を図ることが期待される。

ロービジョンの見え方に関心を持とう

ロービジョンケアは，眼科医療におけるロービジョンのスクリーニングから始まる。明らかな低視力や視野異常があれば容易にロービジョンと判断できるが，ロービジョンの状態は一般検査に表現されにくい"視覚の質"とのかかわりが大きく，検査値に問題がないからロービジョンに該当しない，とは限らない。ロービジョンの見え方を知っておくと患者が抱える問題について理解しやすい。

代表的なロービジョンの状態について記す。

順応障害

視機能に問題が生じれば明順応，暗順応はともに低下する。軽度の視機能低下であっても暗所は見えにくく，夕方以降の移動は困難を伴う場面が増えるからと，外出を控える患者は多い。昼間も建物から明るい屋外に出ると風景が白けて見えづらい一方で，軒下など日陰は暗く感じて見えにくく，ビル街の交差点やバスの乗車場面では明るさの差に対応できるまで前へ進めない。

色誤認

色に悩むロービジョン者は少なくない。歯ブラシの色がわからず間違えて使うため，家族が迷惑することや，衣類の汚れやシミに気がつかず着てしまう失敗などを聞く。

奥行感覚と空間定位

奥行や距離感が損なわれるための失敗も多い。路面や床の段差の有無がわかりにくく，見えている物に手を持っていくことが困難となる。そのため，卓上の調味料や飲み物との距離の目測を誤り，倒してしまう。ろうそくに点火できない，エレベータの押しボタン，照明器具や家電のスイッチが見えているのに押せない，ペン先が紙面の枠からはみ出す，などで苦労する。

疑似体験をしよう

ロービジョンの状態を疑似体験すると困難を理解しやすい。シミュレーションゴーグルがなくとも，透明ファイルを目の前に置けば，暗所や低コントラストの物は詳細不明であることがわかり，軽い混濁の疑似体験となる。狭窄や中心暗点など，視野異常の疑似体験は，実際に移動して階段昇降などを体験すると視野障害による日常生活困難を想像しやすい。

さらに，シミュレーションの状態でさまざまな作業や補助具を体験すれば，ロービジョンが抱える具体的な問題について理解が進む 図1 〜 図4 。

図1 視野啓蒙冊子「みる・見る・診る」

半径5°の求心性視野狭窄と中心暗点の疑似体験シートのほか，視距離と見える（見えない）範囲の関係など，視野異常者に役立つ内容を簡潔にまとめてあり，患者家族も理解しやすい。

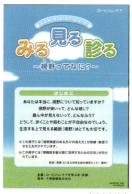

（千寿製薬）

図2 視野狭窄の見える範囲の面積と視距離の関係

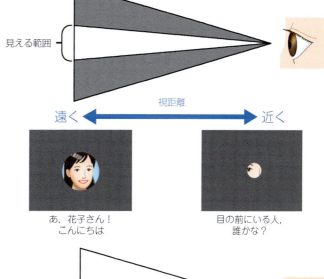

図3 中心暗点の見えない範囲の面積と視距離の関係

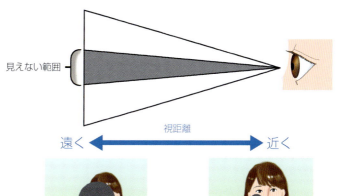

図4 輪状暗点の見える範囲・見えない範囲の面積と視距離の関係

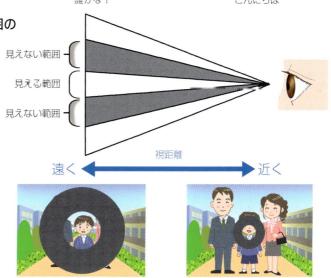

具体的な問題，ニーズを知ろう　いつ始めるか？

ロービジョンの視機能評価

的確な視機能評価が適切なロービジョンケアの要となる。評価の留意点を記す。

視力検査の落とし穴

視力1.5を弁じても，その視界が針の孔ほどに狭ければ，ふりがなは読めても大きめの文字や硬貨は視界からはみ出して見えない。一方，低視力であっても，視力低下を中心網膜感度の低下として捉えて感度分布の詳細を把握すれば，偏心視につないで視力向上を図ることもできる。何も見えないと受診した光覚弁の網膜色素変性患者が，偏心視により，たちまち視力0.9を得た経験を持つ。

視野検査の落とし穴

制約された背景輝度で小さな検査光の光覚を調べる視野検査結果と，多様な視環境を呈する日常生活空間の見え方とは乖離する。視野が測定不応であっても"見えない"とは限らない。不鮮明でも広い視界で大まかな輪郭を視認することや，明所では高コントラストの文字を判読できることもある。

補助具の落とし穴

「新聞が読めない」と訴える低視力の患者に補助具を処方しても，眼球運動の障害による見落としや改行困難のため「疲れる」，「読む気がしない」など，困り事が解決されないことを経験する。すべての視機能が関与する読み書きについて，視力のみを基準に補助具を処方すれば，視野などにも問題があるロービジョン者に対応しきれず，使われないままとなるかもしれない。

視知覚の落とし穴

多くの緑内障患者に視野異常の自覚がないように，徐々に視機能が低下したロービジョン者は"困っている"という自覚が乏しく，ロービジョンであることに気がついていないこともある。

また，視知覚は視機能と高次脳機能による"創造画"であるため，ロービジョン者が知覚する見え方は実際と乖離する。そのため，視力の低下や中心視野の障害を自覚しても周辺視野の欠落には気がついていない患者は多く，保有視機能についての理解不足や誤解が更なる日常生活困難を招く結果となる。患者が知覚する"創造画"と現実とのギャップを埋める必要がある。

生活視機能を評価しよう

　ロービジョンケアのポイントは，"視覚の感度分布"を把握し，それを"生活空間における見え方"として理解することである。"生活空間における見え方"として捉える生活視機能は，標準検査の数値に捉われず，ロービジョン者の保有視機能に対応する視標を選択し，その見え方について視距離とコントラストや明るさを変えて検証することが大切で，適切な視機能評価につながる。

　ロービジョンに対応する近見視力検査表として，8〜72ポイントの漢字仮名交じり文章の読字チャートが役立つ。細字と太字，白黒反転も用意したい。

　文字の見え方について，読める大きさや霞む部分の有無を確認する。さらに，文字が見えたり消えたりしないか，固視の状態もチェックする。

　また，数字が均等に並ぶ数字チャートは視覚の感度分布の概要と偏心視領域の把握に役立つ。低コントラストのチャートは軽度の感度低下も把握しやすい 図5 。診察室内のカレンダーやパンフレット類も利用できる。

　周辺視野の見え方についても忘れずに確認する。視野狭窄や暗点を自覚していない患者は多い。一方，視認可能な視野の存在に気づいていない患者も少なくない。高コントラストの拡大視標を用いて"見える"ことを体験させ，「ここが使える」と実感させることが大切である。移動に重要な下方と耳側の周辺視野は，その視界の位置と広さ，路面の白線等の見え方について具体的に確認しておく。

　さらに，視距離による見え方の変化についても検証すれば，視覚の感度や生活空間における見え方について把握できる。患者自身も保有視機能について理解が深まる 図6 。

図5 数字チャート各種（自家製）
万国共通の数字チャートは視覚の感度分布の態様把握に有用。中心視野と周辺視野，感度に応じてフォントを選択する。

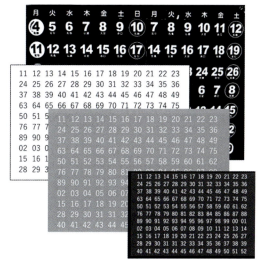

図6 三次元空間における視野（輪状暗点）
異なる視距離における輪状暗点の見え方について，中心視野の面積，周囲の輪状暗点の面積と位置は視距離に比例して変化することを体験，実感させる。

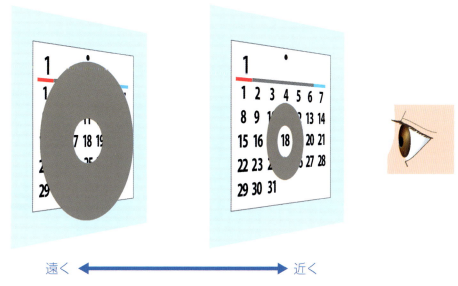

遠く ←　　　　　→ 近く

具体的な問題，ニーズを知ろう　いつ始めるか？

見え方の理解につながる診察手順

すべての視機能と脳機能が関わるロービジョンの状態を把握するためには、視機能と眼所見について全般的かつ詳細な観察が必須となる。

攻略の鍵となる診察の道筋は、一般眼科診療と同じく、姿勢や頭位、眼位、眼球運動、眼所見へと基本手順を忠実に進めるが、見え方に留意しながら所見を把握することが重要なポイントである。

前眼部や透光体の混濁、網脈絡膜の病変を診たな

図7 改造検眼鏡BXα Plus（ナイツ）と絵・文字視標

直像検眼鏡の固視標として絵や文字を組み込んだ固視検査機器。羞明を軽減する遮光フィルタを内蔵する。0.02〜0.05の低視力にも対応する。

眼底を透見して固視状態を直視でき、被検者が知覚する視標構成線の濃淡から中心網膜の感度分布を可視化する。被検者も視標の揺らぎや視認性の差を自覚して保有視機能について理解が進む。

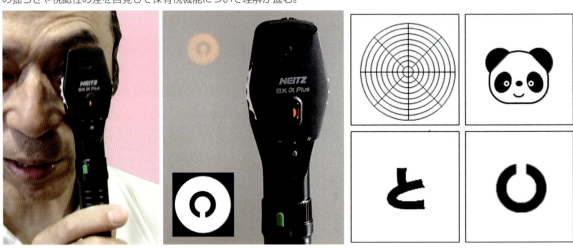

図8 網膜色素変性患者（右眼）の改造検眼鏡所見

HFA10-2で輪状暗点を認めるが視力1.5を保持する網膜色素変性患者の改造検眼鏡所見を示す。眼底微小視野計maiaによる中心1°の感度は部分的に低下し、中心視野障害があることを示す。改造検眼鏡の絵・文字視標の見え方はmaiaによる感度分布とよく一致する。この症例は、新聞の見出しなど、大きな文字は判読困難で、小さい文字が読みやすい。また、対話する人の顔や表情がわかりにくい。

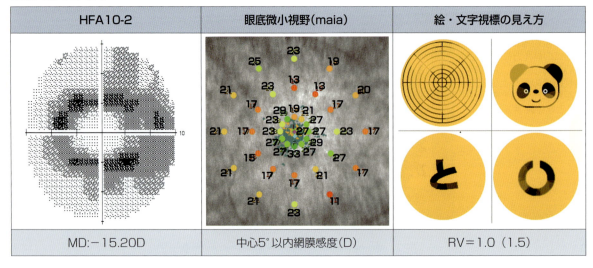

らば，視認性の低下，羞明や夜盲，順応障害の証と捉えて日常生活の困難に想いを馳せたい。

さらに，網脈絡膜病変部位について，眼底検査光を利用して光覚の強さ（明るさの感じ方）を患者に回答させれば，構造と機能の整合性についての検証となる。患者自身も部位による光覚の差を知ることで，保有視覚の感度分布に気づいていく。

改造検眼鏡Bxα Plus（ナイツ）は簡便に固視の状態を把握するだけでなく，中心視野の詳細な感度分布を可視化する機器である。患者自身も見え方を具体的に体験して見えにくい部位や見える部位を知り，「そこが見えない」，「ここを使えば見える」と実感できる 図7 ， 図8 。

視覚の感度分布を可視化し，光覚ではなく，具体的な"形"や"物の見え方"として実感することが，視機能理解と偏心視獲得のポイントである。

確かな視機能理解に導こう

ロービジョン者が保有視機能を正しく理解することが，自身が抱える真の問題を知り解決する近道となることを痛感する。そのために，まずは，ロービジョン者が知覚する見え方と実際との乖離から生じる，保有視機能の誤解を解く必要がある。現実とは乖離した，高次機能による"創造画"を修正するためには，固視した視対象を意識的に観察して"見える（見えない）体験"から得る，正しい映像を脳に伝達する作業が不可欠である。この作業を繰り返すことで実際とのギャップを埋め，保有視機能についての誤解を解いていく 図9 。

次に，三次元空間における視覚の感度や分布状況を理解させるために，視距離を変えて，見える（見えない）部位の位置と範囲，見え方の変化を体験させることが大切である。どの視距離で，どの位置が，どれほどの範囲が見える（見えない）のか，三次元空間における具体的な視体験を繰り返すことによって保有視機能についての理解が深まる。

さらに，保有視機能の理解を確かなものとするために，日常生活空間においても実際の見え方を可視化して体験させることが必要である。著者は視野検査結果を日常視空間の見え方として置換するツール（My Vison Scale™）を開発，日常診療において活用している 図10 ～ 図14 。

加えて，正面だけでなく，左右・上下・斜めと眼位を変えた場合の見え方についても検証すれば，見やすい位置を把握して目の使い方の指導につなぐことができる。

医療者が，見え方に留意した診察および生活視機能の検証を通じて，患者の見え方と視機能について理解を深めれば，おのずと，何に困るのか，患者の具体的な問題や不自由な理由が見えてくるであろう。患者も，三次元での"意識して見る"体験を通じて，自身が抱える真の困難とその原因に気がついていく。

困難の理由を知った患者自身による工夫，眼科医の視覚活用指導による視機能向上や目の使い方の指導により，困難の緩和や解決が期待される。

図9 見える（見えない）体験の実践

カレンダーを利用した数字チャート（自家製）。視対象の1カ所を意識的に固視した状態で見える範囲・見えない範囲，視認性の差の有無について回答させる。
拡大文字チャートと適切な視距離の選択により，検査不可の低視覚についても感度分布を把握可能で，ロービジョン者も正しい見え方を自覚し，実感する。

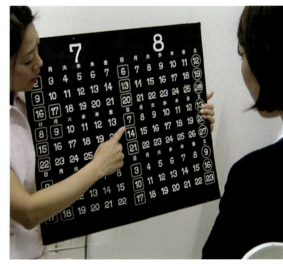

（山田式カレンダー法を改変）

図10 My Vison Scale™（自家製）

My Vison Scale™は視野検査結果を日常視空間での見え方に置換するツールとして開発した。
縦38cm×横40cmの透明プラスチック板に視距離30cmで視角5°の間隔に相当する同心円と中心固視点（赤印）がある。

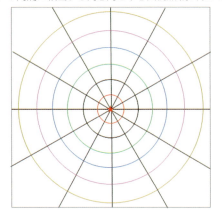

図11 My Vison Scale™の使用方法

暗点の自覚に活用する場合。視野検査結果の暗点相当部位に付箋を貼ったMy Vison Scaleを眼から30cmに位置させる。付箋を視認させた後，そのまま視点を中心固視点（赤印）に移動させると，付箋が見えない（あるいは不鮮明）ため，暗点の存在を実感できる。

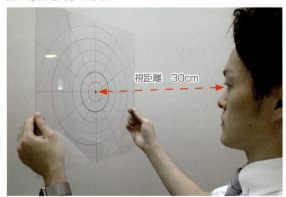

図12 My Vison Scale™の作成方法

My Vison Scale™を30cmの視距離に置いた数字チャートに重ね，検査結果を参照しつつ数字の視認性について被験者に回答させる。検証結果を見える（見えない）範囲として油性ペン等で描く。

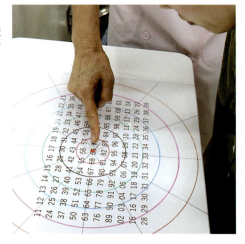

図13 Bjerrum暗点のMy Vison Scale™

両眼にBjerrum（ブェルム）暗点をもつ緑内障患者のHFA30-2と作成したMy Vison Scale™（両眼開放下）。経度240〜0°・緯度10〜18°の範囲に暗点がある。

両眼緑内障患者のHFA30-2

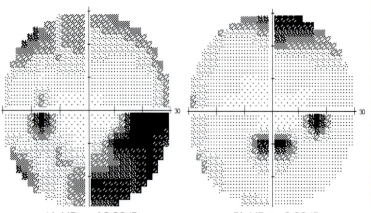

L）MD：−10.23dB　　　R）MD：−2.08dB

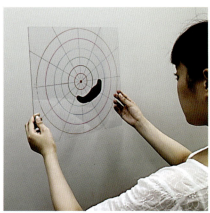

作成したMy Vison Scale™

14　患者の見え方を理解し，困っていることを知ろう

図14 日常生活空間における暗点の位置と範囲

①My Vison Scale™を視距離30cmに置いたA4紙に重ねると，暗点に隠れて見えない範囲が具体的に可視化され，医療者と患者自身が保有視野を具体的に理解して共有できる。
②視距離30cmにおける新聞紙面の見え方を示す。
③眼前30cmに置いたMy Vison Scale™を利用して，任意の生活空間における暗点の位置と範囲を知ることができる。
④15m先の自販機（赤印）を固視したとき，6〜10m先の路面と歩道に留めた自転車の一部が暗点に隠れて見えないことがわかる。My Vison Scale™を使えば，周囲の人に見え方を説明しやすく，周囲も見えにくさを理解しやすい。

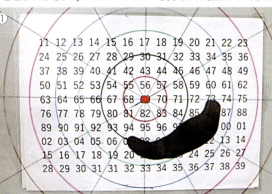
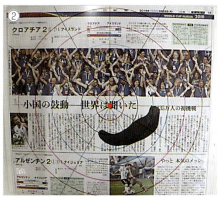
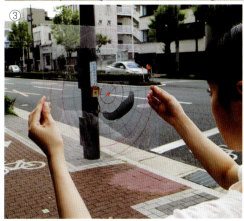
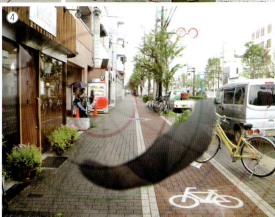

すべての人に，より良い視覚世界を

あらゆる健康状態にある人の，生活全般についてより高いレベルを目指すWHOの理念を鑑みれば，眼科医はすべての人により良い視覚世界を提供する役割を持つ。コンタクトレンズ処方を目的に受診する学生にもロービジョン者に対しても，等しく，各自の保有視機能の特質を捉え，より良く使う方法を教示して高いレベルの視覚を目指す日常診療は，すなわちロービジョンケアといえよう。

さらに，標準検査にとどまらずに生活視機能についての評価と，日常生活空間における実際の見え方に留意した日常診療を心掛けることにより，眼科医によるロービジョンケアはスキルアップされて視機能リハビリテーションへと発展し，ロービジョン者も自身の目をうまく使うことができるようになっていく。

文献
1) 日本学術会議臨床医学委員会感覚器分科会: 2009.
2) WHO: 2001.

2 患者の見え方を理解し，困っていることを知ろう

見え方のシミュレーション

はじめに

　ロービジョンケアを行う際は，まず個々の患者の見え方を理解することが重要である。しかしロービジョンの原因は多岐にわたり，重症度も多様で，その見え方も患者に応じてさまざまであるため，患者本人以外の者がその見え方を理解することは難しい。それでも，ていねいな問診を行うとともに，視機能障害のタイプ別にその見え方の特徴と代表的な日常タスクへの影響を知識として理解し，さらに種々のシミュレーションツールを活用することで，患者の見え方の理解に近づくことができる。

中心視野障害

　加齢黄斑変性は，抗VEGF抗体の硝子体注射による治療の登場により治療可能な疾患になりつつある一方，患者数は年々増加し，中心視野に障害を残す症例も少なくない。糖尿病黄斑浮腫や網膜静脈閉塞症に伴う黄斑浮腫，近視性黄斑症，黄斑ジストロフィーなどの黄斑疾患でも中心視野の欠損や感度低下，歪みを生じ，視力やQOLの大幅な低下を招く。中心視野に絶対暗点や相対暗点を生じ，読字や運転など日常生活に重要な活動を制限される。人の顔を判別することが困難で，他者との関わりが希薄になり，抑うつとの関連も指摘されている。

　問診では，「視界の真ん中がぼやけて見える」，「話している人の顔が見えず，表情がわからない」，「直線がゆがんで見える」といった訴えが聞かれ，図1②のような見え方が想像されるが，個々の患者の見え方を再現することは困難である。中心視野障害の患者の見え方を推定するには，アムスラーチャート図2や中心10°の静的自動視野検査，マイクロペリメトリなどが有用である。

図1 視野障害

①正常の見え方　　②中心視野障害　　③周辺視野障害

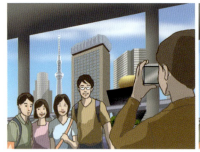
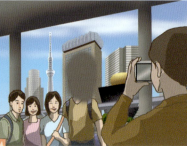
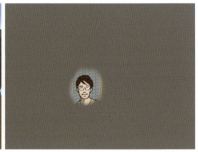

図2 アムスラーチャート

①正常の見え方

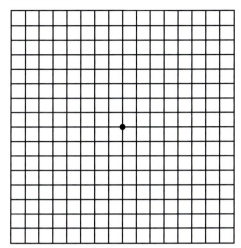

②加齢黄斑変性

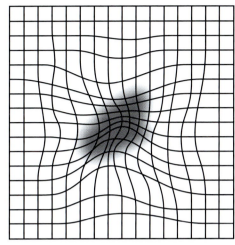

シミュレーション

　中心視野障害のシミュレーションは眼球運動と連動する表示装置を用いる方法があるが，簡易的に体験する方法として，倒像鏡などの明るい光源を注視して一時的に中心視野の感度低下を起こさせる方法がある。また中央に着色したコンタクトレンズを装用する方法も考案されている[1]。

　中心視野障害をきたした患者では，しばしば中心窩外の網膜[偏心視域(preferred retinal locus；PRL)]を使って偏心視(eccentric viewing)をしている。偏心視を考慮した見え方のシミュレーションは困難で，さらに偏心視域は複数ある場合も多いため，実際の患者の見え方は日常生活に即して具体的に聴取し想像することが大切である。

周辺視野障害

　緑内障や網膜色素変性症などの疾患では周辺視野の感度低下が徐々に進行し，末期には中心部の視野のみが残存してトンネル視となる。図1③では周辺視野を灰色に塗りつぶして表現しているが，実際には「薄灰色」あるいは「白く明るく」見えると訴えることも多い。これは脳の働きにより視野障害部分に周りの景色の情報が充填されて，あたかも見えているように補正される，filling-in現象によるものと考えられる。

　周辺視野から視覚情報が得られなくなると，歩行や移動が困難になり，中心10°以内に制限されると物にぶつかる，つまずくといった行動が顕著に現れる[2]。視力が良好でも視線を次に向ける対象を見つけることが困難であるため，棚に陳列している商品の選定が困難であったり，書類にサインするときに署名欄を探すまでに時間がかかるなど，日常動作への負担は大きい。

見え方のシミュレーション　17

シミュレーション

周辺視野障害は，先端を切り落とした円錐をのぞくことで体験できる 図3 。先端開口部の直径を2cmとし開口部までの距離を10cmとすると，おおよそ10°の視野狭窄を再現することができる。市販のシミュレーションゴーグルも有用である。

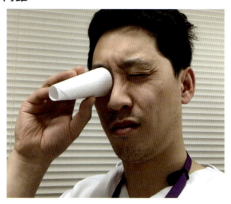

図3 周辺視野障害シミュレーション用に作成した円錐

空間解像度・コントラスト感度の低下

角膜疾患や白内障などで中間透光体の混濁があると，空間解像度の低下とともにコントラスト感度の低下を生じる。近年の角膜移植や白内障手術の進歩により，これらの疾患単独でロービジョンとなる患者は限られるが，網膜疾患との合併などで保存的に加療されている症例はしばしばみられる。また緑内障などの網膜疾患でも視野異常とともに空間解像度の低下やコントラスト感度の低下を生じる。

視野が正常であれば歩行などへの影響は比較的少ないが，階段の下降が困難であったり，読字や顔の識別に困難を生じる。空間解像度の低下とコントラスト感度の低下を文字で表すとそれぞれ 図4① ， 図4② のようになるが，実際には両方が低下することで，視対象の認識を困難にしている。網膜疾患でも空間解像度やコントラスト感度低下が生じる。

図4 空間解像度・コントラスト感度の低下
①空間解像度の低下　　　　　　　②コントラスト感度の低下

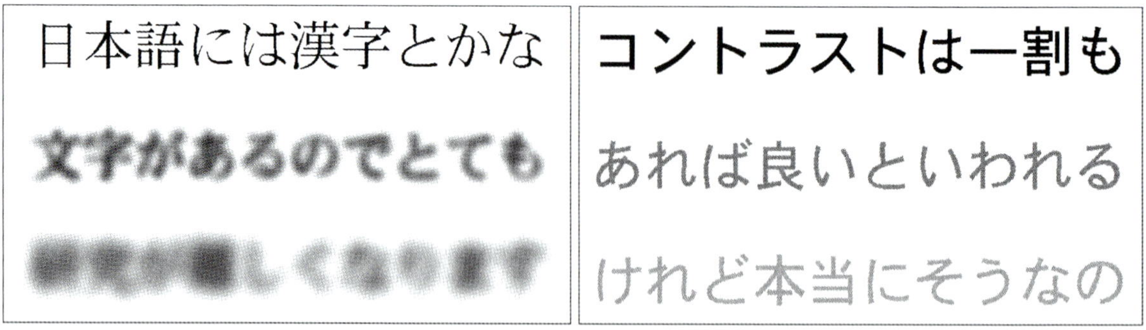

(小田浩一：ロービジョンの視機能とモノの見え．光学．2008; 37(9): 513-図2, 514-図3. より引用)

シミュレーション

空間解像度やコントラストの低下は，視能訓練用の遮閉膜(Occlusion foil, Ryser社)を用いてシミュレーションできる[3]。また，白内障を模した光学フィルターやシミュレーションゴーグルも有用である。

羞明(グレア)・夜盲

羞明(グレア)

　ロービジョン患者では,「晴天の屋外では全体が白っぽく見えて見えづらい」,「室内の蛍光灯が眩しく感じる」といった羞明の訴えをしばしば耳にするが,これはグレアの発生によるものである。グレアは角膜混濁や白内障などの病変による,入射光の眼内での強い散乱により発生する。また網膜病変によるコントラスト感度の低下がある場合には,光源や視野内の光分布によりグレアが生じ,見えづらさや不快感の原因となる。グレアは,白内障を模したフィルターやシミュレーションゴーグルを装用して蛍光灯などの光源を見ることで体験でき,患者の見え方を理解できる 図5 。

図5 グレア

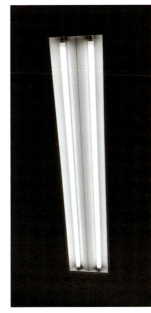
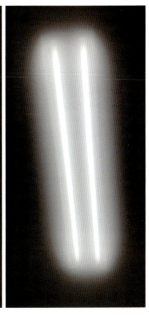

夜盲

　夜盲は,網膜色素変性症や末期緑内障等の疾患で,視野狭窄に伴い杆体細胞の機能が低下し,暗順応が低下することで生じる 図6 。薄暮時や夜間の歩行・移動が困難で,地下鉄などの暗い階段の段差が見えず,降りることができないといった訴えもある。シミュレーションにはNDフィルターが用いられる。

図6 夜盲

①照明への不適応

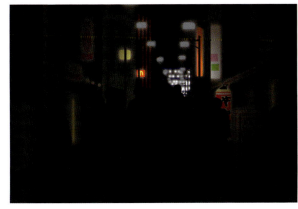

②正常の見え方

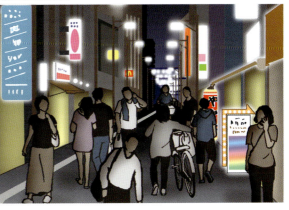

見え方のシミュレーション　19

色認識の低下

　色覚異常は先天色覚異常と後天色覚異常に分けられるが、ロービジョン患者ではしばしば後天色覚異常を伴う。緑内障では初期には青錐体が障害を受けるが、末期では緑錐体や赤錐体の機能にも影響が及び、すべての色調で色認識の低下をきたす。実臨床では、複数の緑内障治療点眼薬を処方した際に、点眼ボトルのキャップの色の判別が困難で、点眼回数を間違えてしまうといった訴えがあり、色だけでなくボトルの形状なども合わせて、点眼指導を行うことが推奨される[4]。その他、糖尿病黄斑浮腫などの網膜疾患でも後天色覚異常をきたす。

シミュレーション

　先天色覚異常のシミュレーションはさまざまなツールがあり、最近ではスマートフォンアプリを利用することで任意の対象物の見え方を理解できる。スマートフォンのカメラの前に白内障を模したフィルターなどを置くことで、よりロービジョン患者の見え方に近づくことができる 図7。

図7 色覚異常のシミュレーション

1型2色覚、2型2色覚では赤と緑、青と紫、緑と灰色の誤認が起きやすい。
3型2色覚ではピンクと黄色、緑と青の区別がつきづらくなっている。

①正常色覚

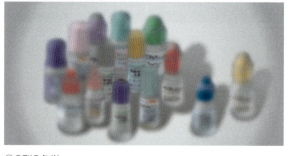

②1型2色覚

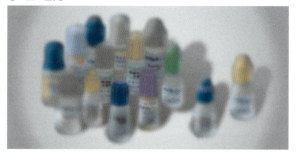

③2型2色覚

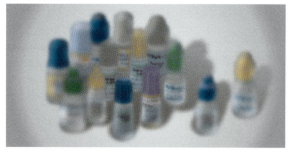

④3型2色覚

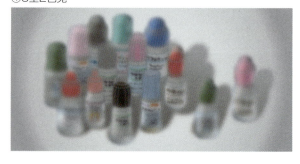

おわりに

ロービジョンの患者の実際の見え方は，これまでに示したようなさまざまな方法を用いても正確に再現し理解することは困難である．患者は実際には両眼から得た情報をうまく組み合わせて眼前の世界を認識している．さらに実際には見えていなくてもこれまでの経験をもとに情報を補っているため，普段の生活圏ではそれほど不自由を感じないものの，初めて行く場所では困難を感じることも多い．基本的な視機能障害の知識を得たうえで，個々の患者の具体的な訴えを繰り返し聴取することで，患者の見え方をイメージし，適切なケアにつなげていくことが大切である．

コラム　ロービジョンの体験方法

　知識や理論に加えさまざまなツールを用いてロービジョンの擬似体験をすることで，ケアに対する理解をより深くすることができる．体験にはシミュレーショングラスやゴーグルを用いるのが簡便である．VisualEyes™ Simulators（Lighthouse International）は，低コントラスト，中心視野障害，半盲など7種類のグラスがあり，重ねて装用することで複数の障害を同時にシミュレーションできる．紙製の眼鏡タイプで比較的安価（各$4程度）なので，待合室などに設置して患者家族に気軽に体験してもらうのもお勧めである．DAAS Vision Simulator KitやZimmerman Low Vision Simulation Kitはゴーグル型でより本格的な体験ができる．視力低下や視野狭窄を模したレンズのほか，黄斑変性や網膜色素変性などの疾患を体験できるレンズもあり，読字や作業における視機能の影響を検討した研究等にも使用されている．いずれもweb siteから入手可能である．

　近年ではコンピュータやタブレット端末の画面上でロービジョンを体験できるアプリケーションが登場している．Google Chromeの提供する「NoCoffee Vision Simulator」は，アドオンをブラウザに追加することで，モニター上でさまざまなロービジョンの見え方を体験することができる．ぼやけ（Blur），コントラスト低下（Contrast loss），色覚異常（Color deficiency），各種の視野障害（Blocked visual field）などを，程度も含めて組み合わせて任意のwebページに表示することができるため，普段見ているwebページがロービジョンではどのように見えているのかを理解するのに役立つ．「色のシミュレータ」などのタブレット端末用アプリは，端末のカメラで捉えたリアルタイム映像をそれぞれの色覚異常での見え方に変換して画面に表示する機能を持つ．カラー印刷のポスターや果物などにカメラを向けると，正常色覚との色の見え方の違いに驚く．いずれもweb上またはスマートフォンのアプリストアなどから無料で入手でき，手軽に体験できるので是非試していただきたい．

文献

1) Almutleb ES, et al: Simulation of a central scotoma using contact lenses with an opaque centre. Ophthalmic Physiol Opt. 2018; 38: 76-87.
2) Faye E: Functional consequences of vision impairment: Visual function related to eye pathology. The Lighthouse Handbook on Vision Impairment and Vision Rehabilitation, Oxford University Press, Vol. 2, 2000, p791-798.
3) 長谷川尚美ほか: Occlusion foilによる遮閉効果. 日本視能訓練士協会誌. 2002; 31: 191-198.
4) Dave P, et al: Ability of bottle cap color to facilitate accurate patient-physician communication regarding medication identity in patients with glaucoma. Ophthalmology. 2015; 122: 2373-2379.

視力の評価

適切な屈折矯正

ロービジョンを視力の数値だけで評価するのは危険である。しかし，正確な屈折矯正によって得られた視力は，ロービジョン患者の視機能評価の重要な情報であり，拡大鏡などの補助具選定の基準ともなるため，熟練した検査士が，徹底してかつ正確に屈折検査・矯正を行うことが望まれる。

0.1以下の視力の場合，すぐに矯正をあきらめて（n.c.）すなわち矯正不能としてしまいがちである。しかし，たとえ視力の向上がなかったとしても，明らかに屈折異常がある場合や，自覚的に少しでもよくなる場合は矯正を行うべきである。

また，初診のロービジョン患者の場合，屈折異常を最適に矯正された眼鏡を使用しているという思い込みは禁物である。何年も前に処方されたものや，白内障の手術の前から使用している眼鏡を用いていることもある。また，いくつもの眼鏡をつくってはみたものの，結局患者自身混乱している例も少なくない。ロービジョン患者の屈折矯正に興味を示す医師はまだ少ないのが現状である。

ベスト視力を導くために

個々によって異なるロービジョン患者の見え方を理解するのは，健常者にとって難しいことである。さらに，中間透光体の混濁や網膜疾患等により，レフラクトメーターによる他覚的屈折検査が困難であることも多い。限られた状況において，最大限の能力を患者から引き出すことができるよう，検者は"創造力"と"想像力"を働かせなければならない。以下にベスト視力を導くためのヒントをいくつか記した。

①周辺視野の狭窄や，中心視野の欠損がある場合，患者の顔を動かして視標を探してもらうか，検者が視標を動かしてみる。ただし，周辺視野による視力（中心外視力）の場合はその旨記載しておく。そのときの顔の向きなども記載しておくとよい。このとき片眼はしっかりと遮閉しておくことが大切である。また，レンズの光学的中心のズレに注意する。

②ハードコンタクトレンズによって，角膜表面の凹凸による不正乱視を軽減することができる。

③ケラトメーターで角膜曲率を測定すればある程度乱視の度数と軸を予測できる。
（強主経線と弱主経線の屈折の差が角膜乱視度数で，弱主経線の角度が軸である。）
可能であればトポグラフィーを施行すると，より正確に角膜乱視の状態を把握できる。

④角膜や水晶体の混濁の部位によっては，散瞳することによってその部分を避けて見ることができる。
（コンタクトレンズや散瞳薬を用いることで検査が容易になることもある。ただしこのときの視力や屈折値はあくまで参考値であり，患者の普段の見え方とは異なる。）

⑤超音波による眼軸長値がわかっていれば，遠視・近視の見当がつく場合がある。
眼軸長は正視の場合23〜24mmである。眼軸長1mmの長短につき，±3.0D程度の屈折差が生じる。例えば，25.5mmとすると，−6.00D前後の近視であると予測される。

⑥どうしても他覚的屈折値が得られない場合は，自覚的屈折検査，すなわちレンズ交換法を地道に行うしかない。このとき±0.50Dや±1.00D，場合によっては±2.00D以上のレンズを試し，患者が自覚的に見えづらくなったことに気がつくまでその値を増加してみる。明らかに見え方の違いを引き起こすレンズの度数は，球面度数およびクロスシリンダー度数の参考値であるとともに，視覚的分解能力を示すと考えられる。この分解能力以下の度数の乱視は，おそらく等価球面矯正されている。
⑦患者のちょっとした表情も見逃さない。ときには励ましながら，視力の判定は厳しく。

小数視力表の問題点

本来，視力とは2点を2点として見分けることのできる最小分離角(minimum angle of resolution；MAR)という角度であると解釈されている。

わが国で一般的に使用されている視力表は，0.1～1.0まで0.1刻みにLandolt環が配列されている，いわゆる小数視力表である。小数視力とは視角1分(1度の60分の1) が視力1.0と定義されており，1909年の国際眼科学会で「視力をこの角度(単位は分) の逆数(視力＝1／MAR)で表す」と決定された数値である。逆数であるから小数視力の数値は視角の変化にリニアに対応していない。例えば，小数視力の0.1と0.2では視角にして2倍の違いがあるが，その差は0.1である。しかし，同じ2倍の視角の違いである0.5と1.0の間は0.5の差があり5段階に細分されている。したがって0.2が見えなければ0.1としてまとめられてしまう反面，1.0が見えなくても一足飛びに0.5になることはない。このように少数視力表では，視力が比較的よい場合は細かな評価ができるが，ロービジョン患者のように大きな視標のみを使用する例では大まかな視力評価しかできない。また小数視力表示は一見数値のように見えるので足し引きや平均をとることができるような誤解を生む。

このようなことは視力の値を参考に診療している我々でもあまり意識していないと思われる。

ロービジョンケア に適した視力検査

前述の問題を解決するためにはInternational Council of Ophthalmology (ICO)の提唱するようなログマー(logMAR) 単位に基づく視力検査がある。視力は，視標の大きさをWeber-Fechnerの法則に従い感覚量(logMAR) を元に等間隔に配列した視力検査表で測定するという考え方である[1]。

logMARは視角を対数変換することにより計算され，その値が変化しても視角の変化は一定で，視力の変化量を数的に表現および比較することができる(小数視力の値の対数を計算し，それにマイナスをつけても同じ)。ただ視力評価の尺度であり視力ではない。視力1.0を原点(0) とした必要倍率を表しており視力1.0以上はマイナス表示になる[1]。**表1**にICO標準視力検査表を示す。これを見るとlogMARが0の視力1.0 (20/20) から下方向に0.1単位(log unit)ずつ視標が大きくなっていき，logMAR値が0.3違うと視力は2倍変化していることがわかる。例えば視力1.0から3 log unit (0→0.3) 大きい視標は0.5，視力0.2から3 log unit (0.7→0.4) 小さい視標は0.4などである。

logMAR対応の視力表としては，ETDRS (Early Treatment Diabetic Retinopathy Study) チャート**図1**が最近ではよく使われるようになってきており[2]，ロービジョン患者の視力評価に適している。

ETDRSチャートは指標の横の間隔が1文字分，上下の間隔は下の段の1文字分で，字詰まり視力表の1つである。指標に使われる文字はC, D, H, K, N, O, R, S, V, Zの10文字である。推測の正解率

（guess rate）は10％である。ちなみに上下左右4方向のLandolt環だとguess rateは25％である。測定は4m離れて最上段の左から順に答えてもらう。段の5文字正解でその段の視力と判断するが，段の途中で読めなくなった場合はその段の1文字ごとにlogMAR値0.02を補正する。例えば最上段が全部読めて，次の段が読めない場合視力は0.1（20/200, logMAR1.0）であるが，4文字までなら，logMAR1.0＋0.02＝1.02に相当する視力となる。0.1以下の視力を測る時は1mに近づき屈折を補正して行う。最上段が全部読めると0.025（20/400, logMAR1.6）となる。よくETDRSチャートで15文字以上の改善（悪化）などというが，15文字の差があると，これは3段分なので0.3 log unitの違いとなり，視角にして半分（2倍）の違い，つまり視力が倍よくなった（悪くなった）と示していることとなる。

他にlogMAR対応の視力表として，ランドルト環の視標を用いた荻野-新井氏視力表（HP-1235, はんだや）がある。

このような視力表がない場合は，0.2の視標が見える距離を測定することによって，0.1と0.2の間の視力を換算する方法もある（例；4mで0.2の視標が見えれば，0.2×4/5＝0.16）。

検査距離が1mの視力表（Colenbrander 1m chart）もロービジョン患者に適している 図2。20/1000つまり0.002の視力から測定できる，基本デザインはETDRS チャートと同じで，1mの検査距離を正確に保つため1mのひもが付いている。+1.0Dの補正が必要である。

表1 ICO（International Council of Ophthalmology）標準視力検査表

ICO		WHO/ICD-10 (2013年版)			小数視力	分数視力 米国表記	6m表記	logMAR	文字カウント ETDRS	ICO
正常範囲		正常範囲			2.0	20/10	6/3	−0.3	100	115
					1.6	20/12	6/4	−0.2	95	110
					1.25	20/16	6/5	−0.1	90	105
					1.0	20/20	6/6	0	85	100
					0.8	20/25	6/7.5	0.1	80	95
軽度視覚障害		軽度視覚障害			0.63	20/32	6/10	0.2	75	90
					0.5	20/40	6/12	0.3	70	85
					0.4	20/50	6/15	0.4	65	80
					0.32	20/63	6/18	0.5	60	75
ICO：low vision	中度視覚障害	WHO：旧low vision（ICD-9）	中度視覚障害	Cat. 1	0.25	20/80	6/24	0.6	55	70
					0.2	20/100	6/30	0.7	50	65
					0.16	20/125	6/36	0.8	45	60
					0.125	20/160	6/48	0.9	40	55
	重度視覚障害		重度視覚障害	(0.1)	0.1	20/200	6/60	1.0	35	50
				Cat. 2	0.08	20/250		1.1	30	45
					0.063	20/300		1.2	25	40
					0.05	20/400	3/60	1.3	20	35
	高度視覚障害	WHO：Ⅲ	盲	Cat. 3	0.04	20/500		1.4	15	30
					0.032	20/600	2/60	1.5	10	25
					0.025	20/800		1.6	5	20
					0.02	20/1000		1.7	0	15
ICO：Ⅲ	盲同然		盲	Cat. 4	CF, HM, LP			1.8		10
								1.9		5
	盲		盲	Cat. 5	NLP			2.0		0

ICO：International Council of Ophthalmology, WHO：世界保健機関, ICD：疾病及び関連保健問題の国際統計分類, Cat：カテゴリー, CF：指数弁, HM：手動弁, LP：光覚弁, NLP：光覚なし, logMAR：logarithmic minimum angle of resolution, ETDRS：Early Treatment Diabetic Retinopathy Study

（柏井聡：新しくなった眼科用語集第6版について.日眼会誌, 2018, 122：607-611. 図2より）

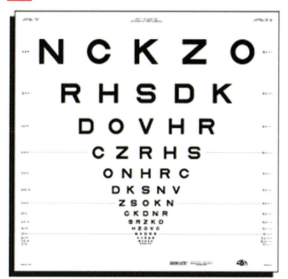

図1 ETDRSチャート

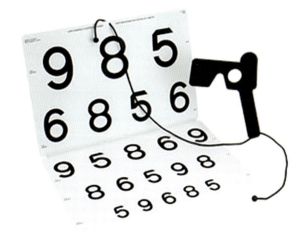

図2 Colenbrander 1m chart, 数字表記の製品

実際的な視力評価

より実際的な視力評価を行うためには，視野障害や，グレア・コントラスト，明暗順応の程度なども考慮しなければならない。

現実問題として，日常的環境下では，通常の視力表のように文字が1つ1つ個別に出てきたり，一定の間隔をおいて並んでいる状況はまず考えられない。また，漢字の多いわが国では，Landolt環視標によるベスト視力はあくまでも目安でしかない。視標が"見える"と，"すらすら読める"とはまったく異なるのである。このため，新聞の活字をさまざまな倍率に拡大した視標 図3 を用いたり，日常の照明を再現するなどの工夫も必要であろう。

これらを理解したうえで，単純に視力だけを独立させず，総合的な"個人の視覚"として評価をするべきである。

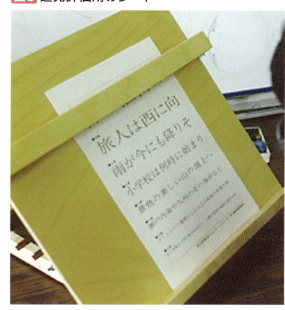

図3 近見評価用のシート

文献

1) 柏井 聡：新しくなった眼科用語集第6版について. 日眼会誌, 2018, 122：607-611.
2) Levi DM: Visual Acuity. Levin LA et al (eds)：Adler's Physiology of the Eye. Eleventh edition. Elsevier Amsterdam, 2011, p627-647.

3 視覚の評価のしかた

視野の評価と重要性

はじめに

　視野の異常は日常生活に大きな影響を与え，QOL低下をもたらす。ロービジョン診療において視野評価は視力検査同様，最初に行われるべき基本的な検査である。視野障害が前面に立つ疾患でなくとも視野異常を呈する眼疾患は多い。黄斑変性・ぶどう膜炎・網脈絡膜萎縮・網膜血管閉塞症・糖尿病網膜症などの慢性疾患においても病状に応じて適切に視野検査を行うことを心がけたい。

ロービジョンケアにおける視野検査の意義

視野障害パターンからQOLへの影響を予測し効率よく効果的なケアプランを立てる

　特に視覚補助具の適応や使用の難易度は視野の状況に大きく左右されるため，障害の状況に合わせて選択や使用練習を行う。

身体障害者手帳や障害年金などの福祉サービス制度利用につなげる

　視野障害が身体障害者手帳や障害年金の障害認定基準に該当しているかを判断する。これは補装具処方，拡大読書器申請から年金等の経済的補償まで多岐にわたる福祉サービス活用の第一歩であり，視野データをもつ眼科医の重要な責務である。ロービジョンケアの最初の段階でまずきちんと判定し，病状に変化があればその都度再検討する。基準に該当していれば，本人の意向を確認のうえで申請につなげる。
　2018年7月に身体障害者手帳の「視覚障害」認定基準が大幅に改正された。視野障害についても判定の方法が大きく変わったため，これまで視野障害と認定されなかった事例でも認定される可能性がある。2018年7月1日以降の申請は新基準に基づいて判定される（p.203「視覚障害認定基準の手引き」参照）。

基本的なロービジョン診療における視野評価

広範な視野障害が予測される場合や，視野状況の予測が難しい場合，ロービジョンケアの最初の段階ではGoldmann視野計による動的視野検査を行いたい。周辺視野を含めた視野障害の全体像を直感的に把握し，QOLへの影響をある程度予測でき，小児や高齢者，重度のロービジョンでも検査が可能な非常に有用な検査である。ロービジョンケアにあたっては患者や家族に視野の状況を理解してもらうことが大変重要であるが，全体像を提示できるGoldmann視野は一般の人にも理解しやすい。自動視野計のみで評価する場合は最低でも一度は周辺視野評価プログラムを行う必要がある。もちろん視野障害が中心に限局していることが確実であれば周辺視野計測にこだわる必要はない。

周辺視野障害の有無にかかわらず，中心視野の障害が強い場合には自動視野計による中心10-2プログラムを行う。計測点が2°間隔のため詳細を把握することができる。30-2，24-2などのプログラムは検査点の配置が6°間隔であるため中心視野の評価には粗すぎる。

自動視野計が難しい患者や，変視のある患者ではAmslerチャートも実用的な中心視野範囲を知るために有用である。Amslerチャートは一辺が10cmの正方形で，検査距離30cmで半径10°の中心視野に外接する。内部は5mm方眼になっており1目盛が視覚1°に相当する。

ポイント：身体障害者手帳の「視覚障害」認定の新基準で，自動視野計の場合は「両眼開放エスターマンテスト」と「中心10-2プログラム」併施が定められたことから，ロービジョンケアにおいても自動視野計ではこの2つのプログラムが事実上スタンダードとなると予想される 図1。

図1 「両眼開放エスターマンテスト」と「中心10-2プログラム」

身体障害者福祉法に基づく身体障害者認定の「視覚障害」認定基準が改正され，2018年7月1日から適用された（詳細はp.203参照）。視野障害の判定においては従来のGoldmann視野計と並列の形で自動視野計による視野障害の判定が取り入れられることが大きな改正点である。
自動視野計での申請にあたっては，どの自動視野計にも標準装備されているスクリーニングプログラム「両眼開放エスターマンテスト」と「中心10-2プログラム」の2つの検査を行う必要がある。「両眼開放エスターマンテスト」の検査範囲は左右約80°，上方約40°，下方約60°で，120個の計測点はQOLにより影響が大きい下方視野に重みづけをして配置されている。「中心10-2プログラム」の検査結果は，良いほうの眼の成績に重みづけをして両眼の成績を統合しスコア化される。

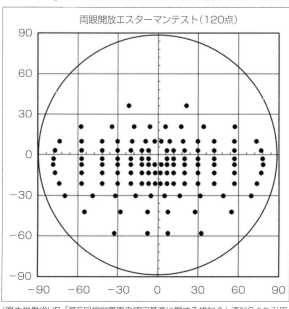
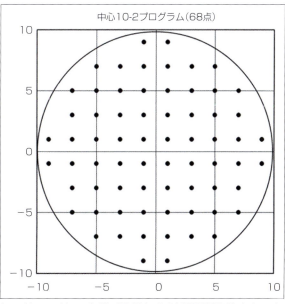

（厚生労働省HP「第5回視覚障害の認定基準に関する検討会」資料3より引用，http://www.mhlw.go.jp/file/05-Shingikai-12201000-Shakaiengokyokushougaihokenfukushibu-Kikakuka/0000189648.pdf）

知っておきたい「視野障害とQOL」の基本事項

眼科医は，視野検査データは見慣れているが，視野データから見え方やQOLとの関わりをイメージすることができている医師は案外少ない。折に触れて日常生活のなかで視野を意識していくように心がけたい 図2 ～ 図7 。

近年は，自動視野計による視野障害とQOLに関する定量的・統計学的解析がトレンドであり，視野感度の測定点単位でQOLへの影響が細かく検討されるようになった。また，眼底視野計により眼底の病変部位と中心視野感度の関係を知ることもできるようになった。こうした新知見は重要であるが，ロービジョンケアの初心者の段階では，まずは下記の基本ポイントを押さえて個々の患者の視野と向き合うことをお勧めする。

①常に「両眼で見たときどのように見えるか」（どこが見えないか）を考える 図11 ～ 図13

両眼視部分の視野感度は両眼加算による上昇があるといわれている。一方で片眼の中心～傍中心視野障害が強い場合には「悪いほうの眼の暗点が他眼の見え方の邪魔をする」という訴えが読書検査時にしばしば聞かれる。

②中心視野・周辺視野ともに，上方よりも下方の視野が日常生活には重要な役割を果たしている

近業は主に固視点から手前（下方）の視野で作業をする。また，歩く足元の確認は下方視野が主体である。このように下方の視野障害は上方視野よりもQOLへの影響が大きい。

③視野異常の影響は視距離によって変化する

中心暗点や視野欠損部分は視距離が短いほど（近くで見るほど）小さく，離れるほど見えない範囲が広がる。残存視野は近いほど狭く，離れるほど広がり視野に入る情報量が増える。当たり前の現象であるが自覚できていない患者が多いため，視野の状況に応じて有効活用できるようアドバイスする 図4 。

④中心視野障害は，読書・手元の物の確認・人の顔の判別・標識や看板の判読などに支障をきたすため社会生活への影響が大きい 図5 ～ 図12

特に，半径3°以内の中心視野領域の異常はスムーズな読書を難しくする。読書困難は眼科で主体的にかかわるべきニーズである。適切に屈折矯正をした

うえで残存している中心視野の中で最も感度が良く，まとまった面積のある部分を意識して，視覚補助具を上手に活用して読むことができるように指導を行う。拡大読書器はたいへん有用であることが多い。残存視野の中で最も感度が良い部分を患者に自覚させ，偏心固視ができるよう指導を行うことも有用である。

⑤大きな中心暗点があると足元が危ない

視野障害が半径10°以内の中心暗点のみの場合，周辺視野がしっかりしているため歩行や移動に支障を訴える例は少ない。しかし10°を超える大きな中心暗点の場合には大きさに応じて歩行や移動にも影響が出る。まず「足元の段差や障害物」の視認に困難をきたすことが多い 図10 ， 図12 。

⑥周辺視野が広範に障害されると，歩行・移動に支障をきたす

空間内での自分の位置や，周囲の状況の把握が難しくなるため，自宅外での歩行や移動に支障をきたす。

⑦求心性視野狭窄の患者は残存視野の半径が10～20°程度になるころから歩行や移動の困難を自覚し始めることが多い。

周辺視野が広範に障害されていても半径20°程度の中心視野が残存している場合には，眼球運動により視野狭窄を代償することができ，日常生活に大きな支障を感じていない患者が多い 図13 。

⑧高度の求心性視野狭窄では，視力が良好でも読書に障害をきたす

中心視野半径が3～5°程度まで狭窄している場合，視力が良好でも読書時に読みたい箇所を視野にとらえるのに努力を要し，困難を自覚するようになる。特に改行時に読むべき場所を見失いやすく読書の効率が低下する 図8右 。高度の求心性視野狭窄にも拡大読書器は有用であることが多い。拡大倍率は低めに抑え，白黒反転やコントラスト調整で文字を見やすくしたうえで，視線を画面の1カ所に固定させ，XYテーブルを活用して視野に文字を流し込みながら読むテクニックが有用である 図11 。

⑨重篤な中心視野障害を持つ患者は残存する周辺視野を頼りに生活している

こうした患者では周辺視野をどのように活用でき

28 視覚の評価のしかた

るかがQOLに大きく影響するため，ロービジョンケアにおいては周辺視野の評価（残存視野の位置・面積・感度など）が特に重要である。周辺視野の評価をしっかり行い，視機能の有効活用につなげる必要がある 図14, 図15。

⑩同名半盲などの中枢性の視野障害患者では，高次脳機能障害の合併に注意する

左同名半盲では病態失認や半側無視が，右同名半盲では純粋失読の合併の可能性がある。高次脳機能障害による記憶力低下，集中力低下，易疲労性もロービジョンケアに影響する。

図2 正常視野のイメージ（全体像）

中心部は錐体領域であり解像度が高く色の判別も良好である。周辺に行くほどぼやけて色の判別もできない。周辺視野でとらえたものをよく見るには視野の中心にくるように眼球運動を行うが，周辺視野が狭いとそれが難しくなる。

※標準的なサイズのトイレットペーパーの芯を目にあてて覗き込むとおおむね半径10°の視野が体験できる。

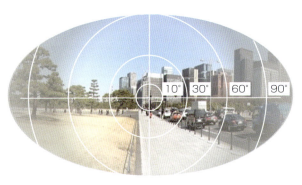

図3 正常視野のイメージ（運転席）

10°の求心性視野狭窄では，正面を見ているときには10m幅の道路の両側が見えるのは30m先である。
車体のすぐ前方の左右の歩行者・自転車の急な飛び出しは視野に入らない。

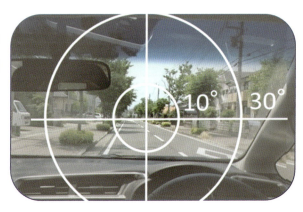

図4 1.5mの視距離で42型テレビを見たときの視野範囲

半径10°の視野は視距離1.5mでは直径約50cmとなる。もし，60cmまで近接した場合は直径約20cmの範囲となる。つまり，中心暗点の場合はテレビに近接したほうが相対的に暗点が小さくなり見やすくなる。求心性視野狭窄ではテレビから離れたほうが視野が広がり多くの情報を視野に入れることができる。

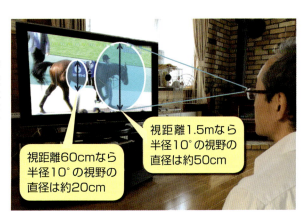

視野の評価と重要性　29

図5 **正常視野のイメージ**
（文庫本を距離30cmで読む①）

中心3°以内は「識別視野」とよばれ，解像度・色覚ともに良好な領域である。周辺にいくほど視力は低下し，半径10°のラインでは0.1程度に低下する(Wertheim, 1894)。

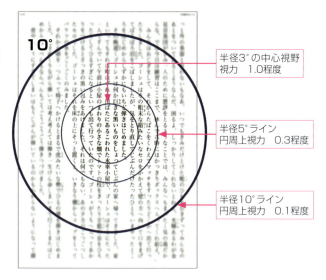

半径3°の中心視野
視力　1.0程度

半径5°ライン
円周上視力　0.3程度

半径10°ライン
円周上視力　0.1程度

図6 **正常視野のイメージ**
（文庫本を距離30cmで読む②）

自動視野計の「中心10-2プログラム」の測定点を重ねたもの。

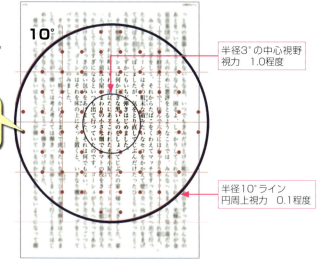

赤点：自動視野計による「中心10-2プログラム」の測定点(68カ所)

半径3°の中心視野
視力　1.0程度

半径10°ライン
円周上視力　0.1程度

図7 **視距離45cmでの日常の視野**

視距離45cmでは半径10°の視野は直径約15cmの範囲となる。
食事，ノートパソコン作業などの日常作業の視野を示す。

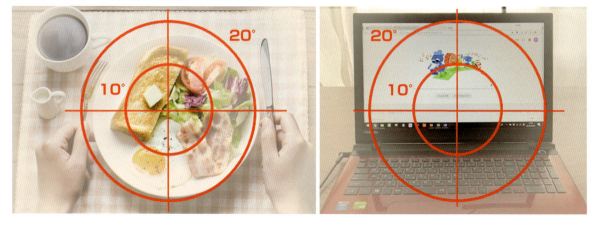

図8 視距離30cmで文庫本を読んだときの視野障害のイメージ

中心暗点では，半径5°，3°といった小さい暗点でも最も解像度のよい部分の障害のため読書への影響は大きい。
求心性視野狭窄では，内部の視野感度が良好であれば5°程度まではあまり不自由を訴えないが，3°程度になると文字は読めても行を追うことが難しくなる。求心性視野狭窄の代表的な疾患である網膜色素変性では，中心視野が3°程度まで狭窄している場合，網膜錐体領域の視細胞変性もかなり進行しているため視野感度の低下を合併することが多く，さらに読書を困難にする。

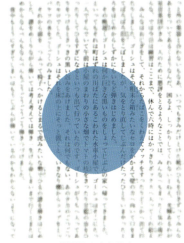 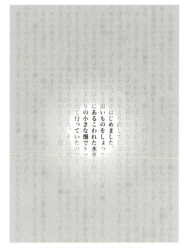

半径5°の中心暗点　　　　　　半径3°の求心性視野狭窄

図9 視距離90cmで幼児と対面したときの視野障害のイメージ

視距離90cmでは半径10°の視野は直径30cmの範囲となり，大人の顔でもすっぽり入る範囲である。

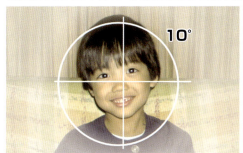 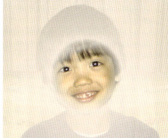 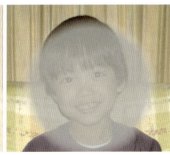

半径5°の求心性視野狭窄　　　半径10°の中心暗点

図10 視距離150cmから足元を見たときの中心暗点のイメージ

半径10°の中心暗点ではなんとなく周辺の情報から段差の情報を得やすい。半径20°の中心暗点になると，「足を踏み出す一歩先」の情報が非常に得にくくなる。

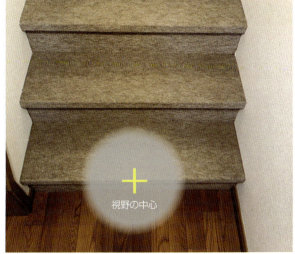 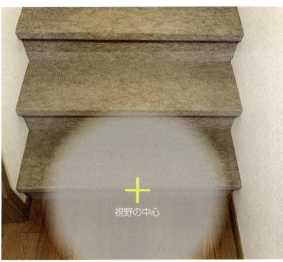

半径10°の中心暗点　　　　　　　半径20°の中心暗点
視距離150cmでは直径50cmの範囲　　視距離150cmでは直径100cmの範囲

図11 中心視野と周辺視野の障害（進行期緑内障の動的視野と静的視野）

湖崎分類でステージIVにあたる進行期緑内障の視野である。
動的視野にて中心視野が狭窄し孤立しつつあり，内部に比較暗点も認められた。周辺視野は上方にはほとんどなく，下方も足元はどちらの眼でも残存視野の境界部にあるため見えづらい。本人は不慣れな場所では足元に不安を感じている。読書にも困難を感じていた。中心視野は左右それぞれ中心3°以内にも感度低下が認められた。この患者では拡大読書器で文字のコントラストを調整し，狭窄した中心視野を上手に使うためのXYテーブル操作を指導したところ読書能力が向上し大きな満足が得られた。

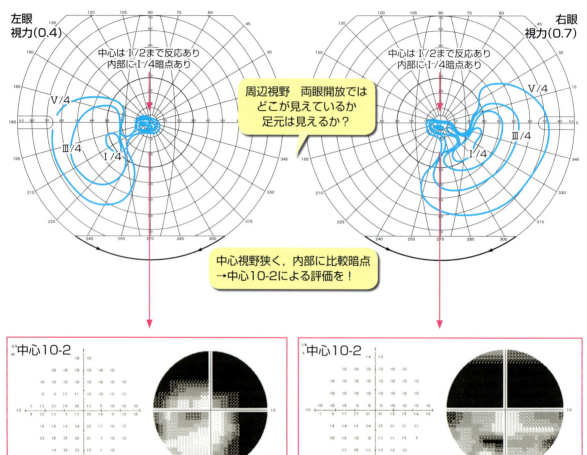

図12 両眼の大きい比較暗点（黄斑変性の動的視野）を見て考える

・両眼の中心暗点→読み書きや人の顔の見分けに苦労するだろう。信号も見えにくいだろう。
・比較暗点か絶対暗点か？→左眼は比較暗点だから拡大読書器の拡大機能とコントラスト調整機能で読書能力は改善が期待できそう。
・暗点が下方20°付近まで含んでいるか？→右眼の中心暗点は下方20°近く，左眼も10°を超えている。足元の段差やくぼみは見落としやすいかも。
・周辺視野の状況は？→両眼とも周辺視野はほぼ正常。自宅や知っている場所での移動にはあまり困らないだろう。

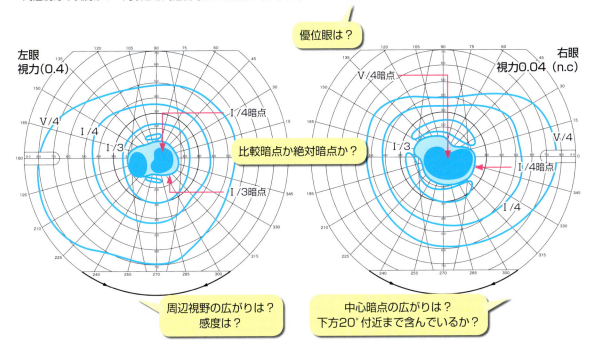

図13 求心性視野狭窄（網膜色素変性患者の動的視野）

求心性視野狭窄では，中心視野の広さと感度を確認する。中心視野が20°以上あり，かつ視力低下がない場合は生活に支障を自覚していないことが多い。慢性進行性疾患の場合，不自由を自覚する時期には個人差が大きいが，中心視野が10°程度になるとほとんどの患者が支障を感じるようになる。

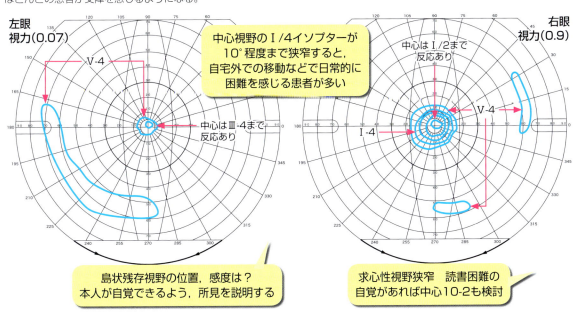

視野の評価と重要性　33

図14 HFA30-2で感度が極めて不良の症例（進行期緑内障）

75歳，女性。かかりつけ医に「5年以内に見えなくなるだろう」と言われたとのこと。「夫と二人暮らし。夫にお料理をしてあげられなくなり世話をかけるだけになるなら死んだほうがよい」と泣いていた。
このように中心視野障害が強い場合，自動視野計による30°以内のデータのみではQOLに関わる有効な助言することは難しい。

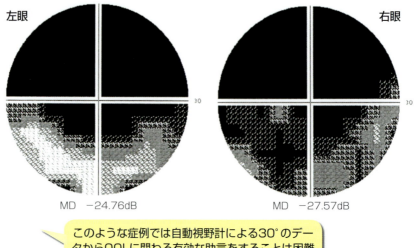

このような症例では自動視野計による30°のデータからQOLに関わる有効な助言をすることは困難
→Goldmann視野計による評価を！

図15 図14と同一症例　動的視野検査結果

わずかに残存する中心視野でRV＝(0.6)，LV＝(0.5)を得ていた。両眼の下方の視野は比較的広く残っており，感度も悪くない。経過からみて中心視野の喪失は避けられないが，眼圧は安定しており下方視野の予後は悲観する必要はないと思われた。短期間で完全失明の可能性は低いこと，中心視野を喪失しても，工夫して下方の視野を上手に使えば日常生活は自立でき，ベテラン主婦ならお料理もできることなどを助言することで抑うつ状態からの回復が得られた。3年ほどで両眼の中心視野を喪失し視力は0.1未満となったが，6年後の81歳現在，夫に料理を作り，家事をこなし，趣味の社交ダンスも仲間のサポートを受けながら続けている。

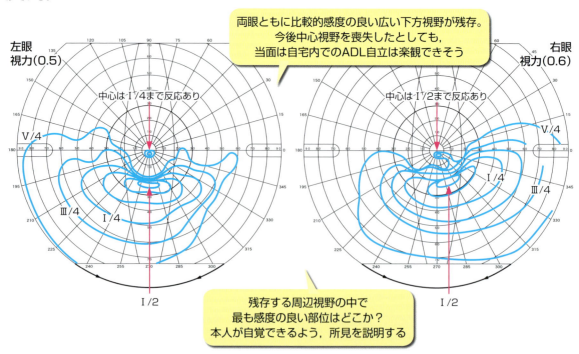

両眼ともに比較的感度の良い広い下方視野が残存。
今後中心視野を喪失したとしても，
当面は自宅内でのADL自立は楽観できそう

残存する周辺視野の中で
最も感度の良い部位はどこか？
本人が自覚できるよう，所見を説明する

おわりに

　以上の記述は残存する視野の感度に大きな低下がない場合を想定したものである。実際のロービジョンでは残存視野感度の低下や羞明の合併，眼振などの修飾を受けるため見え方は個人個人で異なる。また視野障害への適応能力・残存視覚活用能力にも個人差があるので，患者の状態に即して判断を行う必要がある。

　視野を判断するにあたり，視野障害の進行が速い場合には現状に合わせた指導を行うとともに進行を先取りする一歩先のケアの情報を提供しておくことで患者の不安を減らすことを心がける。進行が速いために視覚補助具の処方に慎重にならざるをえないこともあるが，ニーズに応じて音声対応機器をさりげなく紹介するなど，視覚に依存しない対応方法などの情報提供を行う。

3 視覚の評価のしかた

そのほかの視覚の評価（コントラスト感度，読み速度）

コントラスト感度

なぜコントラスト感度が大切か

ロービジョンケアに必要な視機能評価は，見えの様子，生活課題への影響，適切なケアを推測できる評価である。視力値がその役を担えれば効率的だが，実はそれほど万能ではない。視力値は本来なら二次元で捉えるべき見る機能（主に形態覚）のほんの一点を表すにすぎない値だからである図1①。

視覚認知に至る眼や脳の情報処理の過程では，網膜に映った光の配列が空間周波数へと成分分解される。聴覚で音波が周波数分解されるのと同様である。そして「見え」も「聞こえ」と同様，それぞれの周波数に対する感度（視覚はコントラスト感度）によって決まる。したがって同じ視力値をもつがコントラスト感度が異なる図1①，図1②では見えの様子，生活課題への影響，適した ケア内容が異なる。ロービジョンケアにコントラスト感度評価が重要なのはそのためである。

図1 視力とコントラスト感度
視力値は，高コントラスト視標のみを対象としたときの閾値であり，コントラスト感度曲線の中のほんの一点に相当する情報である。同じ視力値を持つ人でも，コントラスト感度が異なる①，②では見え方はまったく異なり，日常体験する不都合も異なる。

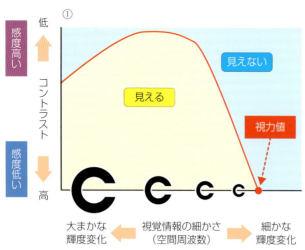
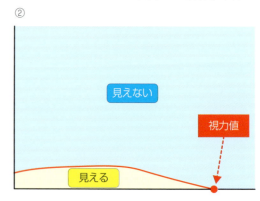

コントラスト感度の評価

検査の種類

コントラスト感度を測定する方法には大きく分けて3つある。①いくつかの空間周波数でコントラスト閾値を測定する 図2①，②感度曲線のピーク値を代表値として測定する 図2②，③低コントラスト視標での視力を代表値として測定する 図2③，方法である。

①は基本周波数の輝度変化で描かれた縞が視標となる 図3。厳密であるが測定に時間がかかる。②は感度が最も高いとされる空間周波数帯域の視標でコントラスト閾値を測定する。代表的なPelli-Robson Chart，MARS Letter Contrast Sensitivity Test 図4 は文字視標を順に読み上げる方式の測定で簡便である[1]。視力が低い場合は，文字認知が確実にできる距離で測定しそれを付記する。MARSは携帯性に優れ，視標のコントラスト条件が細かい。③は既存の視力値と同じ尺度で比較できる利点がある。

図2 コントラスト感度の測定方法

コントラスト感度曲線を推測する3つの方法。①各空間周波数のコントラスト閾値を計測する方法(CSV-1000E，Vistech Contrast Sensitivity Test，FACTなど)，②コントラスト感度のピーク値を推定する方法(Pelli-Robson Contrast Sensitivity Chart，MARS Letter Contrast Sensitivity Chart，CSV-1000LV-C，CSV-1000-1.5cpd，Evans Letter Contrast Testなど)，③低コントラスト視力表で視力測定する方法(CSV-1000ETDRS10%，CAT-CPなど)。

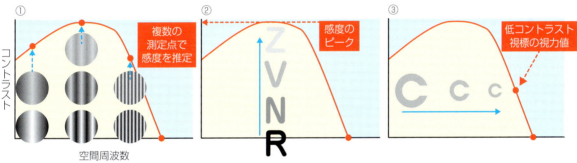

図3 VectorVision社製　CSV-1000E

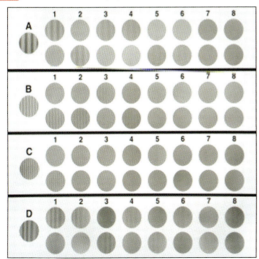

(http://www.chuosangio.co.jp/products/csv1000/csv1000_02.htmlより)

図4 MARS Letter Contrast Sensitivity Test

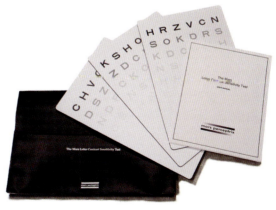

(http://marsperceptrix.com/downloadsより)

そのほかの視覚の評価（コントラスト感度，読み速度） 37

測定値に影響を与える要因

コントラスト閾値は，平均輝度，グレア光の有無，提示時間，年齢，屈折異常などの外的要因にも影響を受ける可能性がある。検査時は屈折矯正，照明環境への配慮は重要である。

また，視標の精度を保つために，印刷物の劣化に注意を払い保管方法の規定に従うこと，モニタ出力の場合はガンマ補正をすることに注意がいる。

数値の算出方法

輝度コントラスト

複数あるコントラストの算出方法のうち，代表的な2つを示す。比較する2つの輝度を輝度1，輝度2とする。

①背景輝度に対する視標の輝度の比率を求めたもの

　Weber Contrast ＝（輝度1 － 輝度2）／（輝度1）

②2つの平均輝度に対する両者の輝度差の比率を求

めたもの

　Michelson Contrast ＝（輝度1 － 輝度2）／（輝度1 ＋ 輝度2）

コントラスト感度

ぎりぎり見えるコントラスト閾値の逆数で表される。10を底にした対数（logCS）で表すこともある。

ロービジョンケアへの応用

コントラスト感度と困難課題

背景とのコントラストが低いものを検出する課題（家電のボタン，コンロの火，下り階段[2]，鉛筆書き等）は，コントラスト感度の低下により困難が生じる。さらに，一見視対象のコントラストが高いようにみえる「文字読み」，「表情認知」でもコントラスト感度低下は影響する[3]。

対象物に患者のコントラスト感度で検出できるぎ

りぎりのコントラストがあればよいというものではなく，閾値より十分に高いコントラストがあって初めて課題の達成度（文字読みであれば速度）が上がることが知られている[4]。これをcontrast reserveとよぶことがある。このように，日常生活内のあらゆる場面に関連する。

遮光の効果判定

遮光用レンズやフィルタなどの効果を定量的に評価するのにコントラスト感度測定が役立つ[5]。MARSなど携帯性にも優れたものは屋外での測定も可能にする。ただし，フィルタごしに見ると対象物

の配色によってはコントラストが低下してしまうが[6]，このモノクロのチャートではその見えにくさまでは再現できないので，効果の見極めには生活空間での試用も必要である。

読み速度

なぜ読み速度が大切か

　ロービジョンケアで文字読みの問題への介入頻度は高い。読み速度は，患者の読みの質を知り，適した読み環境を選定するのに非常に力を発揮する。最適なサイズ（必要な拡大）の把握や，読む条件の比較（縦書きと横書き，反転効果，片眼と両眼，遮光の有無など）を客観的視点で可能にする。それらの判断は，本人の自覚を聴取すればいいという考えもあろうが，Rubinらの大規模調査報告によれば，人々は日常生活では必ずしも最適な環境で文字読みをしておらず，本人が思う読みの状態は実際の読み能力と一致しない場合がある[7]ため，自覚応答の過信にはリスクが伴う。

読み速度の評価チャート：MNREAD-J，MNREAD-Jk

チャートの構成

　現在製品化されている日本語の読み速度測定用チャートはMNREAD-J（漢字仮名交じり文）とMNREAD-Jk（ひらがな単語）である 図5[8]。それぞれ縦書きと横書き版がある。

　MNREAD-Jでは，難度（小学高学年難度相当）や漢字頻度が統制された30文字の短文の音読速度を測定し文字サイズの影響を見る。サイズの変化は0.1 logステップで，大きいサイズから小さいサイズへと，1文字も読めないサイズまで測定する。測定の基準距離は30cmとなっているが，ロービジョン者の中にはこの距離では視標が小さすぎて正しく測定できない人があるため，個々の機能に合わせ距離を近付けて測定する。

　印刷版の購入者は開発者からPC版プログラムを取り寄せることができる。PC版では，所要時間の測定と速度の計算が自動なので印刷版よりはるかに簡便である利点と，大きなモニターの利用で印刷版より大きな文字条件が設定できる利点がある。

図5 MNREAD-J印刷版とPC版

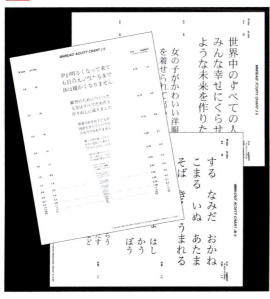
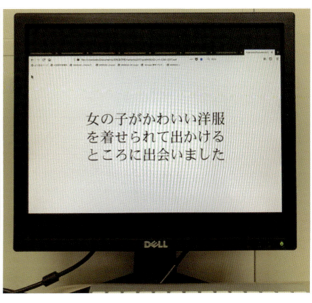

そのほかの視覚の評価（コントラスト感度，読み速度）

文字サイズと速度の関係

　横軸を文字サイズ，縦軸を読み速度としたグラフの一般的な形状は，あるサイズ［臨界文字サイズ（Critical Print Size；CPS）］を境に大きいサイズ側は一定の最大速度［最大読書速度（Maximum Reading Speed；MRS）］となり，小さいサイズ側は徐々に速度が下がる 図6①。ロービジョンケアでは，CPS以上のサイズを網膜に投影させる読み環境に繋げる。視野狭窄 図6② や，ドーナツ状暗点 図6③ ではMRSがでるサイズが限局する。

　MRS，CPSの推定は，各サイズ条件の速度を算出してからグラフを描いて視覚的に判断する方法，分析プログラムをダウンロードして自動計算する方法がある。PC版では自動計算される。

図6 文字サイズと読み速度の関係

各サイズ条件の読み速度は，（30－誤読数）÷（所要時間（秒）×60）文字/分として算出し，すべてのサイズ条件をグラフにプロットすると，①の典型的な形状になる。臨界文字サイズを境に，それより大きなサイズでは最大読書速度で読むことができる。視野狭窄になると②の形状に，ドーナツ状の暗点があると③の形状になる。

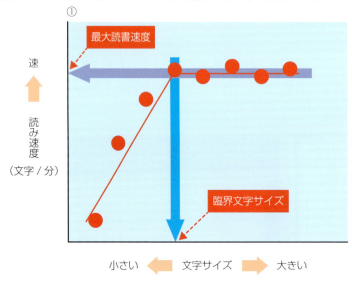
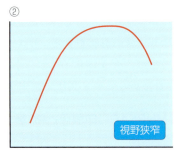
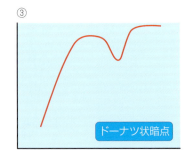

測定時の3つのポイント

ポイント1　適正な視距離を見つける

MRS，CPSが正しく推定されるためには個人の視機能に合わせた検査距離で測定する必要がある 図7 。練習用チャートを使い，大きい視標から4〜5番目まで最大速度で読める距離を求めてから本測定を行う。チャート余白に表記されているサイズは標準検査距離30cmに対応した数値なので，距離を変更した場合は，マニュアルにある換算表の数値を各視標のlogMAR値に加算する（例えば，視距離15cmで測定したら0.3を加算）。PC版ではこれらの計算は自動で行われる。

ポイント2　MRS，CPSの推定精度を上げる

読み速度の測定値は，教示により影響を受ける。「読める文字は最大限速く音読する」，「一度読んだ文字は読み返さない」，「誤読は気にしないでよい」は，被検者の態度要因を排除しMRS，CPSの精度を確保する。その他，検査距離に合わせた屈折矯正をし，照明光がグレア光とならない配置にする。

ポイント3　logMARの単位からポイント・cmへ変換

logMARは網膜に投影された文字のサイズを表す数値で，同じlogMARになる「対象物と視距離」の組み合わせはたくさんある。logMARの結果を日常に応用するには変換を必要とする。

表1 のような一覧表を参照したり，表計算ソフト等を利用すると便利である。0.1 logステップは等比変化（1/1.26 = 79.4％に減または×1.26に増）である，同一の視角では視距離とサイズは比例関係にある，という関係を理解すると簡単に算出できる。

図7 検査距離と提示可能な文字サイズ条件

紙面やモニタに文章として提示できる文字サイズには限界があるので，大きなサイズを必要とするロービジョンの場合は，検査距離を近づける必要がある。少なくとも4〜5条件が最大読書速度で読める距離を選択すると，臨界文字サイズを正確に推測できる。臨界文字サイズが異なる被検者A，B，Cには，それぞれ異なる検査距離を設定する必要がある。

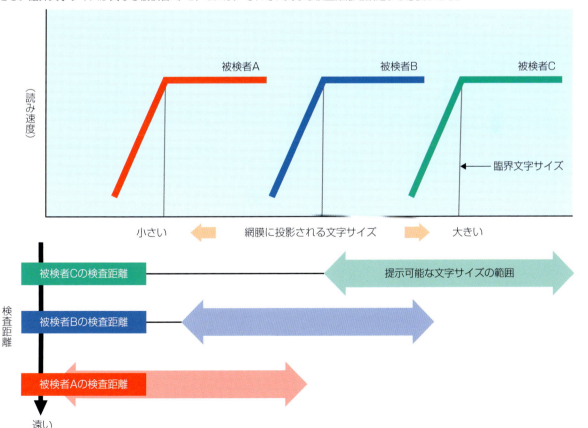

表1 臨界文字サイズの表記の変換

臨界文字サイズ (logMAR)	各視距離での文字サイズ［ポイント(mm)］				
	30cm	20cm	15cm	10cm	5cm
2.3	549 (165)	366 (110)	274 (82)	183 (55)	91 (27)
2.2	436 (131)	291 (87)	218 (65)	145 (44)	73 (22)
2.1	347 (104)	231 (69)	173 (52)	116 (35)	58 (17)
2	276 (83)	184 (55)	138 (41)	92 (28)	46 (14)
1.9	219 (66)	146 (44)	110 (33)	73 (22)	37 (11)
1.8	174 (52)	116 (35)	87 (26)	58 (17)	29 (9)
1.7	138 (42)	92 (28)	69 (21)	46 (14)	23 (7)
1.6	110 (33)	73 (22)	55 (17)	37 (11)	18 (6)
1.5	88 (26)	58 (18)	44 (13)	29 (9)	15 (4)
1.4	70 (21)	46 (14)	35 (10)	23 (7)	12 (3)
1.3	55 (17)	37 (11)	28 (8)	18 (6)	9 (3)
1.2	44 (13)	29 (9)	22 (7)	15 (4)	7 (2)
1.1	35 (10)	23 (7)	17 (5)	12 (3)	6 (2)
1	28 (8)	19 (6)	14 (4)	9 (3)	5 (1)
0.9	22 (7)	15 (4)	11 (3)	7 (2)	4 (1)
0.8	18 (5)	12 (4)	9 (3)	6 (2)	3 (1)
0.7	14 (4)	9 (3)	7 (2)	5 (1)	2 (1)
0.6	11 (3)	7 (2)	6 (2)	4 (1)	2 (1)
0.5	9 (3)	6 (2)	4 (1)	3 (1)	1

(注)文字の高さ(mm)は，フォントによって異なる。ここでは1ポイント0.3mmとして計算した。

結果のロービジョンケアへの応用

最大読書速度(Maximum Reading Speed；MRS)

測定されたMRSが目的の視覚課題を満足するレベルか判断する。サイズ調整しても速度が満足いくレベルに達しない，最大読書速度を出すサイズ条件でも疲労が顕著であるなどを判断材料として音声や触覚の媒体利用を検討する。

臨界文字サイズ(Critical Print Size；CPS)

患者がすらすら読める最小の文字サイズCPSは，補助具，視距離，印刷サイズの選択などに利用でき

る。目的の文字サイズ(A point)，基準距離(B cm)*でのCPS（C point)**があれば，接近視で拡大する場合の視距離[Equivalent Viewing Distance；EVD（D cm)]や遠方矯正状態で使う拡大鏡パワー[Equivalent Viewing Power；EVP（E Diopter)]は，以下の計算式で導ける。

$$D = B \div (A/C) = A \times B/C$$

$$E = 100/D$$

＊：基準距離は，検査距離でも他の距離でも，その距離に対応する CPS のサイズとセットで用いられればどの距離でもよい。
＊＊：A と C は同じ単位表記であれば必ずしも point でなくてもよい。

文献

1) Arditi A: Improving the design of the letter contrast sensitivity test. Invest Ophthalmol Vis Sci. 2005; 46: 2225-2229.
2) 川嶋英嗣ほか: 視覚機能の低下した成人歩行者の抱える問題と支援. 国際交通安全学会誌. 2003; 28: 14-24.
3) West SK, et al: How does visual impairment affect performance on tasks of everyday life? The SEE Project. Salisbury Eye Evaluation. Arch Ophthalmol. 2002; 120: 774-780.
4) Whittaker SG, Kovie-Kitchin J: Visual requirements for reading. Optom Vis Sci. 1993; 70: 54-65.
5) 阿曽沼早苗ほか: 加齢黄斑変性における遮光眼鏡の有効性. 眼紀. 2007; 58: 479-486.
6) 田中恵津子, 小田浩一: 光吸収フィルタ（遮光眼鏡）によるコントラスト変化. 視覚リハビリテーション研究. 2012; 1: 86-93.
7) Rubin GS: Measuring reading performance. Vision Res. 2013; 90: 43-51.
8) 小田浩一: 読書速度検査. 眼科診療プラクティス編集委員（編）, 眼科検査ガイド, 文光堂, 2004, p125-127.

4 基本の補助具と使いかた

単純な拡大

ロービジョンケアとは

　ロービジョンケアとは，視覚障害があるために生活に支障をきたしている人に対する支援の総称であるが，そのなかにはロービジョンエイドを使用しないでもちょっとした工夫を用いることで機能を最大限活用する方法がいくつかある。特に視力低下によるロービジョン者には，網膜像を拡大するために見たい対象物自体を拡大するという一番単純な方法がある。つまり，「見えにくければ拡大して見てみよう」であり，これはロービジョンケアの基本の1つである。
　光学的補助具を使用しない網膜像の拡大方法としては，視距離を変化させることによって実質対象物を大きく捉える拡大法と，見ようとする対象物そのものを実際に大きくする拡大法が挙げられる。また拡大読書器のように拡大した対象物をモニターに投影する拡大法などもあるが，この章ではロービジョンエイドを用いずに網膜像を拡大する方法である「視距離を短くする」と「対象物そのものを大きくする」というもっともシンプルかつ容易に用いることができる相対的な拡大法について述べる。

視距離による拡大法

　視距離を短くすることによって対象物を拡大させる方法のことである。簡単にいうと見たいものに近づいて見る方法である。視距離を短くするとその結果，網膜像にうつる対象物の視角が拡大する 図1 。
　しかし，ここで忘れてはならないのは視距離を短くするときには視距離に併せて調節が必要ということである。近見時の例を挙げると，最初視距離50cmのところで見ていた対象物を25cmという違う視距離で見た場合，その網膜像は元の大きさの2倍になる。一方で，25cmのところで視距離を合わせるためには，4Dの調節をして焦点を維持しなければならなくなるので，当初50cmの距離で見ていたときは2Dですんでいた調節が倍必要とされることになる。これにロービジョン者が対応できない場合には視距離に合わせてレンズの加入が必要になる。そのためには眼鏡や拡大鏡などの光学的補助具の併用も考えていかなくてはならない。視距離を短くすればするほど網膜像は拡大されるが，人にはそれぞれまでの生活から慣れている視距離というものがあり，視距離短縮自体に限界があること，その視距離に応じて必要な調節力に合わせた光学的補助具を考慮すべきであることを常に念頭に置いておかなければならない。

図1 視距離による拡大法

1mで見た案内図（①）は，2mで見た案内図（②）と比べて大きさが倍になる。距離によって調節負荷が変わるので，焦点深度が変わることを注意。
調節負荷の変化は1mの1Dと2mの0.5Dになる。

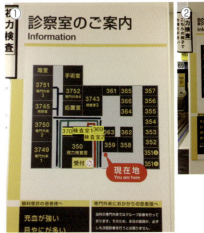
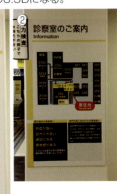

対象物そのものを大きくする拡大法

　視距離は変えずに，対象物そのものを大きくすることで得られる拡大法である。例えば対象物の拡大コピーなどが挙げられる。今の時代は，拡大教科書や拡大図書（大活字，図2）が市販されている。通常の文字サイズ12ポイントのものが拡大版24ポイントとなれば，単純計算して2倍になる。加えて視距離を近づけることでトータルの拡大率をさらに上げることができる。

　しかし上記の2つの方法で拡大を提供するやりかたには，ロービジョンエイドを使った拡大方法と比較して限界がある。先にも述べたが視距離を短くするには，焦点調節を余分にしなければならないということを忘れてはならない。調節をうまく長時間使えるかは，ひとりひとりの調節力がどの程度あるかに依存する。調節力は年齢や原疾患の状況などにより大きな幅があるため，限界に近い調節付加を伴う場合にはレンズ度数の加入が必要になる。しかも長年習慣的に使っている視距離を極端に変えることでかえって，作業能率を低くしてしまうこともある。そのようなときには，書見台や照明など長時間作業に耐えうる環境づくりに配慮することも大切である。また，対象物を拡大する方法にも限界があることは容易に想像がつく。すべての物を簡単に大きな活字に変換できるわけではない。紙面タイプのものであればコピーによる拡大は可能だが，拡大率によっては資料が膨大な量になり，結果として作業効率が低くなってしまう可能性がある。大活字を利用している子供の読む速度や能力は，文字を光学エイドで拡大して読んでいる子供に比べて限られてしまうといわれている[1]。パソコンやスマートフォンが普及した現代においては個々の機器に拡大鏡またはズーム機能が付いており，画面表示を簡単に拡大することができる。全面的に拡大するだけでなく，画面の一部を拡大する設定もあり，便利な機能を備えている。

図2 一般的な活字本と大活字本

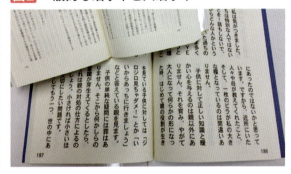

コントラストを利用したロービジョングッズ

　最後に，拡大法ではないが，コントラストを利用したロービジョングッズを紹介しておく。コントラストを強調することで，見易さを上げる方法である。コントラストの高い組み合わせは境界線がはっきりするため，判別しやすいといわれている。例えば，白いご飯に白いしゃもじはわかりにくいが，黒いしゃもじであればご飯をよそう際に量を見極めやくなる。コントラストをはっきりさせるためのこういった工夫は日常生活の多くの場面で応用できる。タイコスコープや罫線の太いノートなどで視覚を補助する方法もある。

まとめ

　ロービジョンについての知識が多くなくとも，たくさんのロービジョンエイドがそろっていなくても，紹介した拡大法やちょっとした工夫でロービジョン者の見え方が改善する場合があり，上記の方法やアイディアを伝えるだけでも見え方に苦しんでいる方々へのロービジョンケアの第一歩となると思う。

文献
1) Koenig AJ, Layton CA, Ross DB: The relative effectiveness of reading in large print and with low vision devices for students with low vision. J Vis Impairment Blindness. 1992; 86: 48-45.

基本の補助具と使いかた

レンズ，拡大鏡による拡大

本稿ではロービジョン者の保有視機能を有効活用するための補助具のうち，主として光学系を用いたものについて述べる。拡大読書器の進化，スマートフォンやタブレットなどデジタルデバイスの普及により光学的補助具への依存度は今後低下してくるかもしれないが，コストを含め入手しやすく，慣れれば直感的に扱えることから，光学的補助具はロービジョンエイドの第一選択肢である。また眼科医にとってなじみ深い眼底観察レンズ（20D前後）は優れた高倍率の拡大鏡でもあり，これを使えば診察室でロービジョン患者に網膜像の拡大を体験させることができる。このようなことがロービジョンケアの入り口ともなることから，光学的補助具を具体的に理解しておいてもらいたい。

眼鏡の利用

読書用補助具として使われる手持ち式拡大鏡の表示倍率は，あらかじめ設定された読書距離とレンズの屈折力によって決まる。よって表示された倍率，読書距離で使用するなら完全矯正が必要となる。未矯正の場合，実際の倍率は遠視眼では弱くなり，調節力を必要とする。なお，矯正視力が向上する場合，視覚障害認定を受けていれば矯正眼鏡も給付の対象となることも，屈折矯正の必要性とともに患者に説明するとよい。

またハイパワープラス眼鏡は相対距離拡大法により近用補助具として処方できる。例えば25cmを標準の近見視距離とした場合，正視眼に＋8Dのプラスレンズを装用させると視距離は12.5cmとなり，網膜像は2倍に拡大される。つまり4Dが1倍に相当し，拡大が増すにつれ視距離は短縮する。眼鏡式の補助具は両手が使える状態で視野が確保される。

実際の処方

①国立障害者リハビリテーションセンター病院作製近見用読書チャートやMNREAD-Jを使い必要倍率の目安をつける。読書材料を読むために必要な視力と患者の視力の比を参考にしてもよい。例えば新聞を読むためには0.5程度の視力を必要とするので，視力0.1の患者は0.5/0.1＝5倍の拡大が目安となる 表1 。必要な倍率に相当するプラスレンズに遠見矯正値を加え，装用テストを行う。見え方に加え視距離，作業空間，明るさを確認しながら調整する。

②加入度数を強くすれば拡大を得ることは可能だが，両眼視の場合＋6Dを超えれば輻輳の補助のためにプリズムをbase inで組み込む必要があり，両眼視にこだわらず片眼を使うことを前提に処方してもよい。この場合，使わない方の目のレンズをプレーンにしてもよいし，眼鏡のバランスを考慮して両眼同じ度数を入れてもよい。

図1 読書材料を読むために必要な視力

印刷物	活字の大きさ	必要な視力 かな	必要な視力 漢字
教科書	3号	0.1	0.2
教科書	5号	0.2	0.3
新聞や書籍	9ポイント	0.3	0.4
新聞や書籍	8ポイント	0.4	0.4，0.5
辞書	6ポイント	0.5	0.6

（樋田哲夫：眼科プラクティス14 ロービジョンケアガイド，文光堂，p28，2007. 湖崎 克：弱視レンズの処方と使用法．眼科 7：893-909，1965. より）

拡大鏡

手持ち式拡大鏡 図1

　凸レンズに柄のついた単純な"虫眼鏡"の形態のもの，ライトのついたもの，外出時の携帯に適した小型のもの，視野が広く文章を読めるよう四角い形態のものなど種類は多い。物体が焦点距離にあるとき最も拡大が得られる。物体からの光線はレンズを通って平行となるため，遠見矯正の目でレンズからの距離にかかわらず像ははっきり見える。ただし，レンズと目の距離が近くなれば視野は広がる。近視眼や近見矯正でレンズに近づいて見る場合，より大きな屈折力が得られる。よく手持ち式拡大鏡を 図2 のように顔から離して使っている人を見るが，これではせっかく拡大された像が非常に狭い視野の中にあって読みづらい。このような人には 図3 のように拡大鏡を顔に近づけて使用するように説明する。

　手持ち式拡大鏡は印刷物全般に使用できるが，外出時に品物の値札・ラベルなどを見る際に都合がよい。携行できるので習熟すれば生活のあらゆる場面で活用できる。

図1 手持ち式拡大鏡
左から携帯型拡大鏡，通常の手持ち式拡大鏡，ライト付き手持ち式拡大鏡。

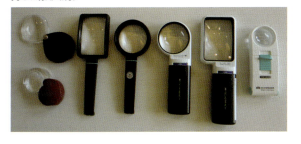

図2 手持ち式拡大鏡の使用法：悪い例
手持ち式拡大鏡を初めて使う患者に何も指導せず持たせると往々にしてこのような姿勢になりがちである。
・拡大鏡のレンズと視対象の距離が適正でなく焦点があっていない。
・レンズが宙に浮いており焦点距離の維持ができていない。
・拡大鏡と顔が離れすぎていて，レンズの像側焦点距離外にあるため結像していない。

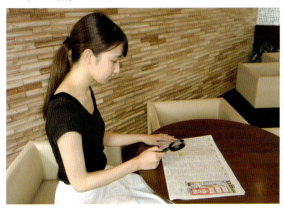

図3 手持ち式拡大鏡の使用法：良い例
・屈折異常がある場合は，必ず眼鏡などで矯正してから拡大鏡を使用する。
・慣れていないとレンズが高倍率になるほど焦点を合わせづらいので，いったんレンズ面と視対象を密着させ，少しずつ浮かせながらピントの合う位置を確認する。
・ピントの合う位置が確認できたら，視対象とレンズを保持している手の一部を接地させ，焦点距離を保持する。また文字を追う際も手を接地させたまま焦点距離を維持する。
・視界が広くなることを確認しながらできるだけ顔をレンズに接近させる。この場合高倍率のレンズになるほど前傾が強くなり頸部に負担がかかるので，書見台の使用（①）か書物等を手に持つこと（②）を勧める。

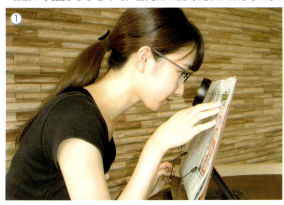

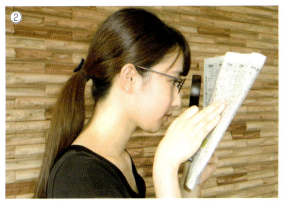

レンズ，拡大鏡による拡大　47

実際の処方

①目安となる倍率より低い倍率のレンズから遠見矯正下でトライアルを始める。選んだ製品にレンズと目の距離の指定がある場合，その距離に目を置いて最大の拡大が得られる位置にレンズを保持し焦点距離を確認する。このレンズで字が読めるか確認し，読めなければ倍率を上げる。

②字の読めるレンズを選んだら，次に読書スピードを確認する。一度に多くの字が認識できる方が読書スピードは上がる。この場合，読書チャートなどでの結果にとらわれる必要はなく，自然に読めているかを確認できればよい。

③目をレンズに近づけ，視野を広げ患者にとって最適な距離を確認する。適切な距離をとらないと見える像にゆがみが生じ長時間の使用では疲れの原因になるため注意する。

④実際に使用(可能ならば貸出)し，患者の見え方を確認する。不満があれば，倍率，ライトの有無，形状を変えながら①②③を繰り返し，患者の納得の得られるものを選ぶ。

スタンド式拡大鏡 図4

　スタンド式拡大鏡では，紙面から平行に焦点距離でレンズを保持する必要がなく，手の運動機能に問題のある患者でも使用が可能である。一般的にスタンドの高さは焦点距離よりも短くなっており，手持ち式と違いレンズから出た光は平行光線とならない。紙面より遠くにできた正立虚像をはっきり見るためには，正立虚像から目までの距離にあった調節力か近見矯正が必要となる 図5 。レンズに近づけば最大の倍率，視野が得られるが，例えばレンズ上面から虚像までの距離が15cmで正視の調節力がない目に4Dの矯正をしていればレンズ上面から10cm離れなければはっきり像を見ることができない。目から虚像までの距離はメーカー・製品ごとに設定されているが，目とレンズの距離が変われば目から虚像までの距離も変わる。実際に処方する際にはメーカーの設定した距離にこだわることなく，患者が持っている近見眼鏡で見え方を確認し，自然に読めるものを選択して構わない。またスタンドを置く紙面は水平でなければならず，本など厚みのあるものでは使いにくい。

　以上の条件を検討したうえで，手持ち式と同様にトライアルを繰り返し選択する。

図4 スタンド式拡大鏡

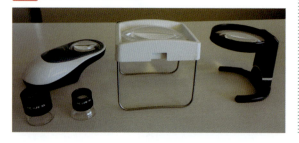

図5 スタンド式拡大鏡での見え方

①無調節
②眼前＋4D
③眼前＋6D

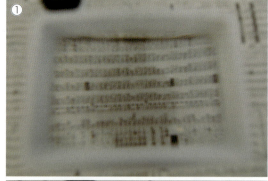

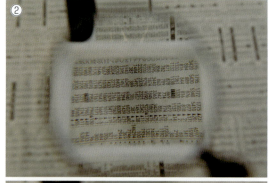

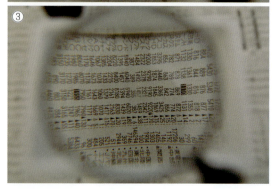

弱視眼鏡

駅の時刻表などの掲示，黒板やホワイトボード，楽譜など中間距離から遠くの対象物を見る際に用いられる。レンズの組み合わせでケプラー型 図6 とガリレオ型 図7 がある。ケプラー型は多くの焦点調整式単眼鏡に用いられ，遠くからごく近くまで見ることが可能である。ガリレオ型は掛けめがね式単眼鏡の主鏡として用いられることが多く，凸レンズのキャップを取り付けることで近用としても使用できる。

図6 ケプラー型単眼鏡
例えば4×12の表記であれば，4が倍率，12が対物レンズ有効径を表す。この径が大きいほど拡大された像が明るく見える。

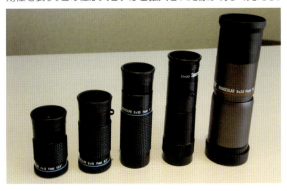

図7 ガリレオ型単眼鏡
上は検眼枠に取り付けたもの。左下は近用キャップ。

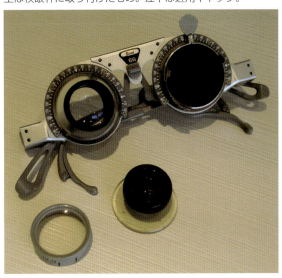

焦点調整式

種類が豊富で高倍率にも対応できるが，取り扱いには習熟が必要である。対象を捉え（スポッティング），ピントを合わせ（フォーカシング），読み進めるためにたどる（トレーシング）という手順を要する。選定する際には，読みたい文字が読める最小の倍率から試す。焦点調整を行う際，小口径の方が回転量は少なくて済む。対物レンズの口径は大きいほど明るい像が得られるが，見える視野の広さには関係しない。

掛けめがね式

両手を使って作業ができるため，授業中や楽譜を見るとき便利である。ガリレオ型の場合，遠視眼では実倍率が上がり，近視眼では下がる。また低倍率が主体となるため，遠視眼で視力が比較的保たれている場合，良い適応となる。

おわりに

メーカーが表示している倍率と実倍率には違いがある場合があり，患者の調節力や用意した近用眼鏡によっても実際使用する際の倍率は変わってくる。また読書チャートなどで必要な倍率の見当をつけることはできるが，この結果はあくまでも目安であり，おおむね正しく使えていれば患者が自然に見やすい補助具を処方して構わない。

レンズを用いた補助具は種類が豊富で安価で携帯できるものも多い。購入のハードルは低いが，使用には慣れを要することが多く，患者によってはたくさんの補助具を購入して利用できていないこともある。補助具の選定の際には，患者の屈折も含めた視機能とニーズを考慮し，何度もトライアルを繰り返しながら，補助具の特性を患者に理解してもらったうえで処方するよう心掛けたい。

文献
1) 新井三樹: わたしにもできるロービジョンケアハンドブック. メジカルビュー社, 2000.
2) 樋田哲夫: 眼科プラクティス14 ロービジョンケアガイド. 文光堂, 2007.

4 基本の補助具と使いかた

遮光眼鏡

はじめに

遮光眼鏡は，比較的取り組みやすいロービジョン関連補助具の1つである。患者によっては，行政制度を利用し，補装具として遮光眼鏡を入手することが可能であり，眼科医療関係者の正しい知識が大切である。

遮光眼鏡の定義

日本ロービジョン学会のロービジョン関連用語ガイドライン（https://www.jslrr.org/low-vision/guideline）によれば，遮光眼鏡は視覚補助具の1つであり，学術的に「グレアの軽減，コントラストの改善，暗順応の補助等を目的として装用する光吸収フィルタを用いた眼鏡」と定義されている。

また，障害者総合支援法による補装具の種類に関しては，「遮光眼鏡とは，羞明の軽減を目的として，可視光のうちの一部の透過を抑制するものであって，分光透過率曲線が公表されているものであること」と規定されている[1] 図1。

このように遮光眼鏡と表現されていても，分光透過率曲線の公表の有無によって学術的には遮光眼鏡であっても行政が規定する遮光眼鏡に該当せず補装具の給付対象にならないことがあるため，留意が必要である。

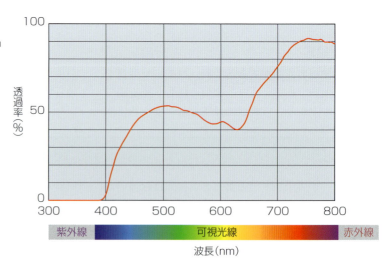

図1 分光透過率曲線
視感透過率50％の遮光眼鏡の例。400nm以下の短波長をカットしている。

羞明とグレア

　ロービジョン患者は疾患を問わず羞明を自覚することが多い[2]。屋外のみならず，屋内でも羞明が強い場合があり，個人差が大きい。羞明を軽減するだけでも，ロービジョン患者の見えやすさが自覚的に改善し，外出やパソコン操作等が楽になる症例はよく経験する。

　グレア（glare）とは，過剰な輝度または過剰な輝度対比（コントラスト）のために不快感または視機能低下を生じる現象のことである[1]。グレアは，不快グレアと障害グレアに分類されるが，これらは正常者と視機能に何らかの異常を有する者とのいずれにも生じることがあり，それぞれ羞明の要因として関与している。

　不快グレアは，視野内で隣接する部分の輝度差が著しい場合や，眼に入射する光量が急激に増したときに不快を感じる状態である。ロービジョン患者の場合には，角膜疾患，白内障，眼皮膚白皮症，無虹彩症等のため眼内で光が乱反射する場合に起こりやすい。

　一方，障害グレアは，眼組織において生じる散乱光により網膜像のコントラストが低下し視力低下をきたす状態をいう。また，光沢のある印刷面における反射光のために印字が読み難い場合等のような反射グレアも障害グレアの一種である。

　ロービジョン患者の場合には，不快グレアと障害グレアが混在していることが多い。

遮光眼鏡とサングラス

　可視光線のうち短波長領域の青色光は散乱しやすいという特徴がある[1]。遮光眼鏡は，青色光をカットするため，グレア軽減に有効である。

　遮光眼鏡の種類によっては一般のサングラスと見た目が似ているが，サングラスは可視光線領域を一律にカットするため，遮光眼鏡と比較すると暗い感じが出てしまうことが多い。遮光眼鏡は，羞明のもとになる短波長光を特定してカットし，他領域の波長光は透過させるため，過度に暗くならずに羞明を軽減し，コントラストが向上するという特徴がある。

遮光眼鏡の種類

レンズカラーは以前と比べると選択肢が非常に増えてきた[1,2]。従来の定番である黄・橙・赤系の色に加え，緑系，茶系，グレー・ピンク・紫系があり，一般のサングラスに近いレンズカラーの選択も可能になった。また，グラデーションレンズといって，遠見部の色が濃く，近見部になるほど色が薄くなるタイプのレンズもある。日陰に入ると途端に暗くなりすぎるという患者には有効なことがある。

遮光眼鏡向けに規定されたフレームデザインが何種類かあるが，一般のフレームも含めて作成パターンがいくつか考えられる。主には，①一般のフレームに遮光レンズを組み込む，②規定のフレームのフロントと両サイドに遮光レンズを組み込む図2，③一般の眼鏡に装着して使用する前掛式のクリップオン図3，④一般の眼鏡の上からも装用できる掛けめがね式のオーバーグラス図4，等がある。

各々のフレームデザインには特徴があり，患者のニーズや予算によって選択が変わってくる。①は，自分の好みのフレームを選べ，なおかつ度数を入れることも可能である。②は，度数も入れることが可能であり，サイドにも遮光レンズが入る分遮光効果がより高まる。③は，度数を入れることはできないが，既に自身が持っている眼鏡にクリップ式で使うことができ，複数の眼鏡で使用することが可能である。④は，直接装用もできるが，自身の眼鏡の上から装用する場合には，重さが出る反面，サイドにもレンズが入るため，遮光効果がより高まる。

図2 規定のフレームのフロントと両サイドに遮光レンズが組み込まれた例

①正面からみた装用例
②サイドからみた装用例
③正面
④側面
サイドの工夫に加え，上方からの光線が遮断できるデザインになっている。

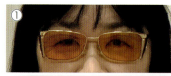
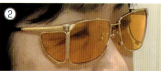
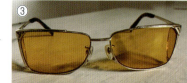
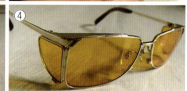

図3 一般の眼鏡に装着して使用する前掛式のクリップオンの例

①正面からみた装用例
自身の眼鏡の上から装用している。
②サイドからみた装用例
遮光不要時には，はね上げることができる。

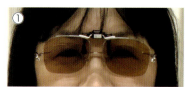
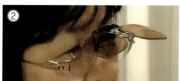

図4 一般の眼鏡の上からも装用できる掛けめがね式のオーバーグラスの例

①正面からみた装用例
自身の眼鏡の上から装用している。
②サイドからみた装用例
自身の眼鏡の上から装用している。
③正面
④側面
サイドの工夫に加え，上方からの光線が遮断できるデザインになっている

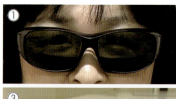
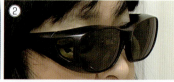
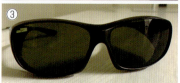
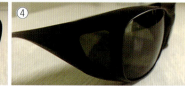

遮光眼鏡の選定

　前述した各々のフレームデザインの特徴を踏まえ，患者の手持ち眼鏡や用途に応じてフレームデザインを選ぶ。度数が入れられるタイプのフレームデザインを選択する際には，用途に応じて屈折矯正を必要時に行う。

　レンズカラーを選定する際には，実際に試すということが必要であり，各種トライアルセットが有用である 図5。レンズカラーとしては，茶系，緑系のほうが一般にはなじみやすいが，それでも羞明が軽減されない場合には，それ以外のレンズカラーで透過率が低いものを試す。このとき，屋外では太陽の向きや建物の陰等での違い，屋内では室内灯や画面モニター輝度等にも留意し，見え方の違いを確認する。

図5 各種トライアルセット

①フルトライアルキット（板状タイプ）の一部
両眼にかざしながら試すことができる。
②フルトライアルキット（板状タイプ）の一部
両眼にかざしながら試すことができる。
③検眼枠に入れて試すことができるテストレンズキット
④③のレンズ
各色とも2枚ずつセットになっており，必要時には検眼セットの度数入りレンズとともに検眼枠で試すことができる。
⑤フルトライアルキット（板状タイプ）の一例
⑥フルトライアルキット（板状タイプ）の一部
両眼にかざしながら試すことができる。

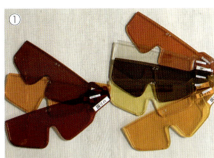
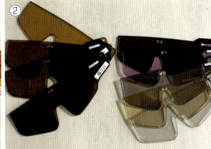
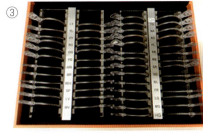
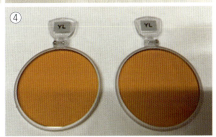
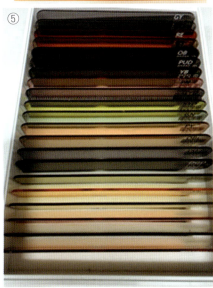
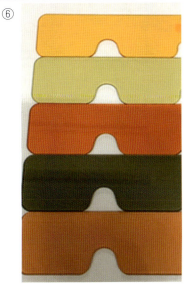

病院で試すのと，実際に自宅や勤務先等で試すのとでは，同じレンズカラーでも羞明の感じ方が異なる場合もあり，できる限りレンズを貸し出し，羞明軽減の様子，装用継続できるか，色の見え方に違和感がないか等を確認して，最終的に処方を行う図6。

行政的な補助には非該当だが，各種スポーツ系のサングラス，調光レンズ，偏光レンズ等も羞明軽減には有効なことがある。品物によっては比較的安価で求めやすいものもある。遮光眼鏡の選択には正解はなく，現状では患者の羞明軽減という自覚症状によって選定を行う。時にはサンバイザーや日傘等も組み合わせながら，患者に適した遮光眼鏡選択ができるとよい図7。

図6 色の見え方の例（多色が使われた菓子）
①通常の見え方
②赤系の遮光眼鏡装用下
赤系の遮光眼鏡装用下で見ると，正しく色の判別ができない。遮光レンズの色によっては同じ現象が起こるため，要確認である。

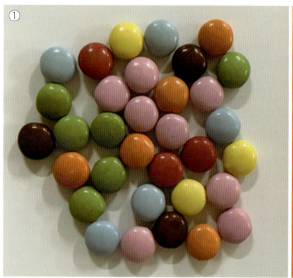 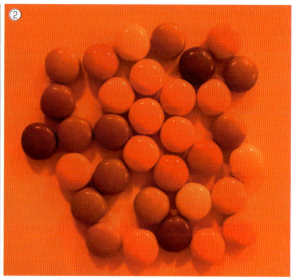

図7 遮光眼鏡とサンバイザーの組み合わせの例
①正面からみた装用例
屋内でクリップオンタイプの遮光眼鏡を装用し，屋外でサンバイザーを使用することで，各々の場所にあった羞明軽減を得ることができる。
②サイドからみた装用例
自身の眼鏡の上にクリップオンタイプの遮光眼鏡を使用しているため，屋内の遮光不要時には，はね上げることができる。

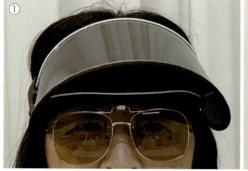 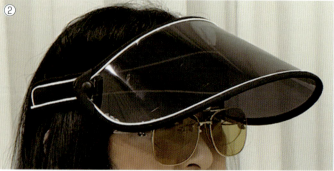

補装具として申請する場合

　視覚の身体障害者手帳(以下，手帳)所持者あるいは障害者総合支援法の対象難病が原因で視機能が手帳と同程度である患者の場合には，補装具費支給制度を利用した処方が可能である 表1 。自己負担は原則1割だが，前年度の世帯収入によっても異なる場合があり，詳細に関しては患者の住民票がある市区町村の障害福祉担当の課で確認したほうがよい。申請にあたっては，眼科医が補装具費支給意見書を記載する必要があるが，記載できる眼科医に条件があるため留意が必要である 表2 。

　補装具には耐用年数があり，眼鏡は原則4年である。眼鏡には，矯正用，遮光用，コンタクトレンズ，弱視用の名称があり，市区町村によっては耐用年数以内に遮光眼鏡でない他の名称の眼鏡を補装具として出しているため，補装具として認められないということもありうる 表3 。市区町村への事前確認は大変重要である。

表1 遮光眼鏡の補装具費支給事務取扱指針

対象者
以下の要件を満たす者
1) 羞明を来していること
2) 羞明の軽減に遮光眼鏡の装用より優先される治療がないこと
3) 補装具費支給事務取扱指針に定める眼科医による選定，処方であること

※この際，下記項目を参照の上，遮光眼鏡の装用効果を確認すること
　(意思表示できない場合，表情，行動の変化等から総合的に判断すること)
1) まぶしさや白んだ感じが軽減する
2) 文字や物などが見やすくなる
3) 羞明によって生じる流涙等の不快感が軽減する
4) 暗転時に遮光眼鏡をはずすと暗順応が早くなる

※遮光眼鏡とは，羞明の軽減を目的として，可視光のうちの一部の透過を抑制するものであって，分光透過率曲線が公表されているものであること。
※難病患者等に限り身体障害者手帳を要件としないものであり，それ以外は視覚障害により身体障害者手帳を取得していることが要件となる。

表2 補装具費支給意見書を作成できる医師

1. 身体障害者福祉法第15条第1項に基づく指定医又は指定自立支援医療機関において当該医療を主として担当する医師であって，所属医学会において認定されている専門医
2. 国立障害者リハビリテーションセンター学院において実施している補装具関係の適合判定医師研修会を修了している医師
3. 都道府県が指定する難病医療拠点病院又は難病協力医療機関において難病治療に携わる医療を主として担当する医師であって，所属学会において認定された専門医(注　難病患者等に限る)

表3 補装具としての遮光眼鏡

品目	名称		耐用年数(年)
眼鏡	矯正用		4
	遮光用		4
	コンタクトレンズ		4
	弱視用	掛けめがね式	4
		焦点調整式	4

おわりに

　ロービジョン患者は羞明が軽減されるだけでも見え方が楽になることが結構多い。行政制度利用で遮光眼鏡を入手できる患者では利用を検討する。仮に利用できない患者でも，その他の眼鏡や工夫を取り入れることで羞明を軽減できることは多い。羞明対策はロービジョンケアの基本事項の1つであり，遮光眼鏡はそのための有効な改善手段であることを押さえておきたい。

文献
1) 野田知子: 遮光眼鏡. 山本修一編, 専門医のための眼科クオリファイ26ロービジョンケアの実際, 中山書店, 2015, p81-86.
2) 守本典子: これから始めるロービジョン外来ポイント　羞明への対応. Monthly Book OCULISTA. 2014; 15: 8-17.

4 基本の補助具と使いかた

非光学的補助具

はじめに

　非光学的補助具とは視覚補助具のうち光学系を用いない補助具の総称である。単独または光学的補助具との併用で使用し，ロービジョン者の日常作業を快適にする。非光学的補助具は日常生活用具（障害者総合支援法）から便利グッズに至るまでさまざまな種類がある。

　本稿では日常生活用具，便利グッズ，最新の補助具を紹介する。

日常生活用具

　日常生活をより円滑に行うための用具で，身体障害者手帳所有者や障害者総合支援法の難病，指定難病において給付が受けられる（自治体により差がある）。

❶ 拡大読書器（closed circuit television）

　拡大読書器は見たい対象物をズームカメラで拡大し，モニターに映し出す補助具である。視覚障害者手帳の等級にかかわらず給付（給付額は198,000円までの自治体が多い）が受けられる。矯正視力0.04以下の視覚障害者やロービジョン児に有効な補助具といわれている[1,2]。さらに，視力にかかわらず視野欠損や中心暗点がある患者では拡大鏡の長時間使用は困難であり，拡大読書器が勧められる。使用者の年齢，視機能，使用目的や使用場所などを考慮し，必ず実機に触れ選定することが望ましい。

　拡大読書器使用時は目とモニターの距離（一般的には30cm）に合わせた近用眼鏡が必要になる。大きく分けて据置型と携帯型の2種類がある。

据置型拡大読書器

　本や新聞など見たい対象物を可動テーブル（以下XYテーブル）に置き，見やすい大きさに拡大し，モニターに映し読み書きができる。羞明患者に有効な白黒反転機能（黒い背景に白文字）を標準装備している。縦書きおよび横書き文章に対して，拡大読書器酔いを防ぐため，XYテーブルを縦，横，各々でロックできるタイプが勧められる。読み書きだけでなく携帯電話を拡大し操作をしたり，野菜の汚れをチェックしたり，爪を切ったりすることができ日常生活全般に活用できる。

NVS-X1（株式会社ナイツ）図1
・21.5型液晶ディスプレイ，倍率2.7倍〜50倍。
・大きな操作ボタンは誤動作防止のため低く設定され，倍率や色の変更操作を音声で知らせてくれる。高齢者にお勧めの機種。

クリアビュー C One22
（株式会社システム ギアビジョン）図2
・22型液晶ディスプレイ，倍率2.4倍〜50倍。
・XYテーブルの左側に画面を支えるアームが配置されているので，新聞や大型の書物をテーブルの奥まで広げて読むことができる。テーブル前部のコントローラーは着脱式。

図1 据置型拡大読書器
NVS-X1（株式会社ナイツ）

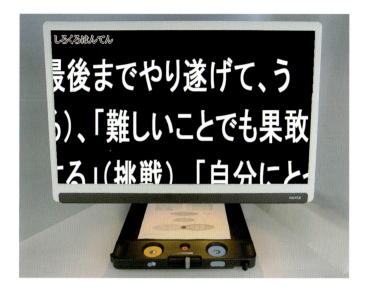

図2 据置型拡大読書器
クリアビュー C One22
（株式会社システム ギアビジョン）

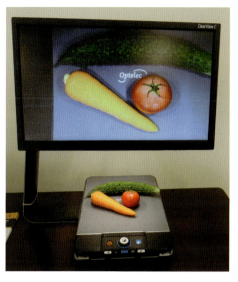

トラベラー HD
（株式会社システム ギアビジョン）**図3**

・13.3インチ液晶モニター，拡大率2.4倍～30倍。
・左右方向のスライドと前後方向のロール機能により，滑らかに移動しながら読字できる。別売りの専用スタンドに設置し，厚みのある本を読むことが可能。
・横36cm×縦24cm×幅49cm，1.9kg。
・充電時間：4時間，連続使用時間：2.5時間。

図3 据置型拡大読書器
トラベラー HD（株式会社システム ギアビジョン）

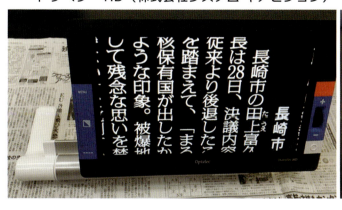
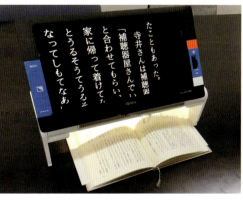

非光学的補助具　57

携帯型拡大読書器

　コンパクトで携帯可能な電子拡大鏡である。

クローバー10

(株式会社システム ギアビジョン) 図4

・10インチ液晶モニター，拡大率2.7倍～17倍。

・モニターに自分をうつして，鏡のようにも使用できる。遠用補助具としても利用可能。

・幅25cm×高さ20cm×厚さ2cm，680g。

・充電時間：5時間，連続使用時間：3時間。

図4 携帯型拡大読書器　クローバー10（株式会社システム ギアビジョン）

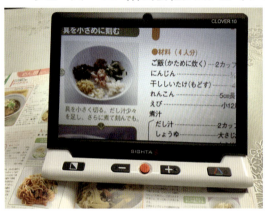
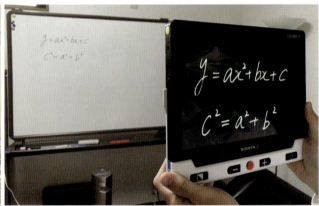

❷ 活字文書読み上げ装置

クリアリーダープラス

(株式会社システム ギアビジョン) 図5

・郵便物や書類の文字を撮影し，読み上げることができる。音量や読み上げ速度，音質等を変更できる。モニターを接続することにより，読み上げと同時に文字確認ができ，文字サイズは10段階まで変更可能。

・拡大読書器と活字文書読み上げ装置を重複して給付できる自治体は少ない。

・横22cm×縦24cm×幅10cm，2.5kg。

・充電時間：3時間，連続使用時間：5時間。

図5 活字文書読み上げ器　クリアリーダープラス（株式会社システム ギアビジョン）

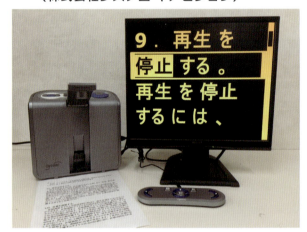

❸ 盲人用時計

　触読時計，音声時計（腕時計型・携帯型・置時計型）がある 図6。

　音量調整ができない機種もあり，高齢者や難聴のある患者には選択時に注意を要する。また，自治体によっては音声時計申請時に「高齢により手指の触感覚が鈍く，触知時計の使用は困難であり音声時計が勧められる」等の説明を記した意見書を要求されることがある。その場合，必ずしも正式な診断書でなくてもよい。

図6 盲人用時計

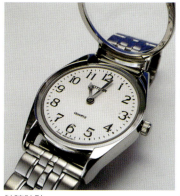
触読時計

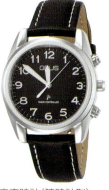
音声時計（腕時計型）

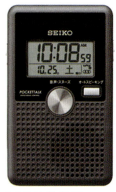
音声時計（携帯型）

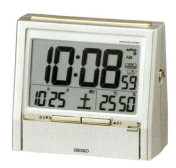
音声時計（置時計型）

❹ 音声体重計・音声体温計・音声血圧計・音声電磁調理器 図7

図7 音声生活用品

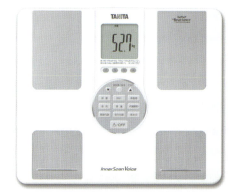
音声体重計（TANITA インナースキャンボイス）

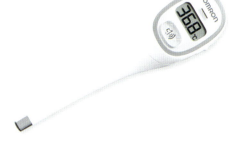
音声体温計（オムロン　けんおんくん）

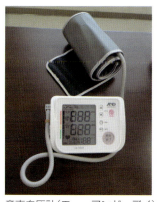
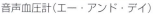
音声血圧計（エー・アンド・デイ）

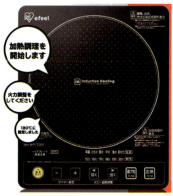
音声電磁調理器（アイリスオーヤマ）

非光学的補助具　59

❺ 視覚障害者用ポータブルレコーダー

音声デイジーCD図書の再生ができる。音声デイジーCDとは50時間以上の録音ができるCDで、視覚障害者用ポータブルレコーダーでのみ再生が可能である。身体障害者手帳所有者であればサピエ図書館（視覚障害者図書館）から、音声デイジーCD図書や大活字図書、点字図書の無料郵送が受けられる。音声デイジー図書はインターネットからダウンロードも可能である。

❻ タッチ式ボイスレコーダー

タッチボイスG-Talk
（株式会社システム ギアビジョン） 図8

付属のシールにメモ録音ができるボイスレコーダー。薬や食材など日用品の「名前」や「賞味期限」付けに活用できる。

❼ iPad®

iPad®が日常生活用具として給付される地域はまだ限られているが、付属カメラで携帯型拡大読書器として使用できる。iPad®の利点としては拡大読書器と比べて安価であり、白黒反転や自動テキスト読み上げ機能等のアクセシビリティ機能が標準装備されていることである。視覚障害者用のさまざまなアプリケーションソフトの搭載ができ、遠用補助具としても利用できる[3]。欠点としては触知できるのがホームボタンのみで、高齢者や盲の患者ではタッチパネル操作が難しいことが挙げられる。

図8 タッチ式ボイスレコーダー
タッチボイスG-Talk
（株式会社システム ギアビジョン）

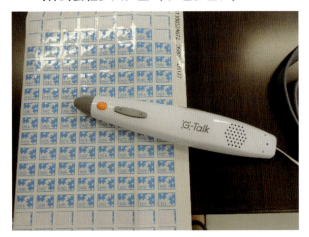

使い方

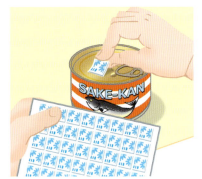

シールをサケの缶詰に貼る。

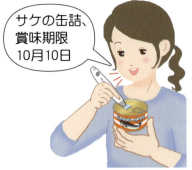

付属のシールにペン先をあて録音する。

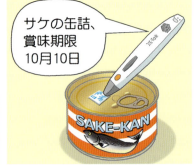

缶詰に貼ったシールにボイスレコーダーのペン先をあてると、「サケの缶詰、賞味期限10月10日」と読んでくれる。

便利グッズTOP10

日常生活の不自由さを軽減する多くのグッズがある。代表的な便利グッズTOP10を紹介する。

❶ 段々計量カップ

段差で測れる計量カップ（200mL，500mL）図9❶。

❷ 高倍率LEDライト付きミラー

ミラー周囲のLEDライトは明るさを調整できる。7倍以上の高倍率が勧められる図9❷。

❸ コインホーム

6種類の硬貨を収納できる小銭入れ図9❸。

収容量：500円×4枚，100円×5枚，50円×4枚，10円×5枚，5円×4枚，1円×5枚。

❹ 音声キッチン秤

音声で重さを教えてくれる秤図9❹。1g単位の計測で，最大計量は5kgまで。

❺ 書見台・照明・タイポスコープ

読み書きの3つの必需品。書見台の使用で前屈みにならずに楽な姿勢で読み書きが可能になる。照明は頭や手が影にならない位置にアームが自由に動くタイプを選択する。タイポスコープは読み書きしたい場所を黒い囲みで強調し，行間違いを防ぐ（p.88「必要最小限揃えるもの」に掲載）。

❻ ハイコントラストグッズ

黒色茶碗・しゃもじ図9❺・まな板図9❻・歯ブラシなど。

図9 さまざまな便利グッズ
①段々計量カップ（500mL）
②高倍率LEDライト付きミラー
③コインホーム
④音声キッチン秤
⑤黒色茶碗・しゃもじ
⑥黒色まな板

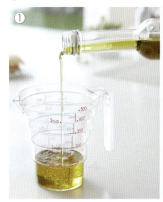
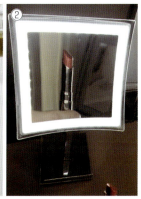
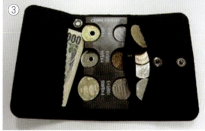
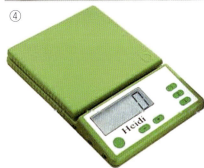
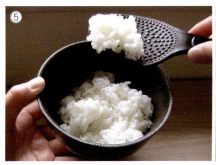
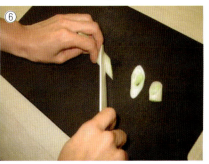

非光学的補助具

❼ フラッシュライト

網膜色素変性等による夜盲のある患者のための夜間歩行ツール。明るさは140ルーメン以上が望ましい。一般的な手持ちフラッシュライトのほかに，白杖歩行時にはヘッド装用フラッシュライトを首から下げられる製品があり両手をフリーにできる。

フラッシュライトGF-006RG（GENTOS株式会社）図10①

・明るさ140ルーメン。
・大きさ13cm，重さ105g（電池込み），連続点灯時間4.5時間，単3電池1本。

フラッシュライトGB-78FTR（GENTOS株式会社）図10②

・明るさ150ルーメン。
・大きさ13cm，重さ95g（電池込み），連続点灯時間6時間，充電時間2時間，USB充電。
・首から下げ使用する方法 図10③

❽ 白黒反転ノート・白黒スケジュール帳

白黒反転ノート 図11①

白い罫線の入ったB5判のブラックノート。罫線は17mmごとに太い線，罫線の中央には8.5mmの位置に細い線が引かれ，文字の大きさで使い分けができる。

白黒スケジュール帳（TONE REVERSAL DIARY）（株式会社19）図11②

白黒反転手帳。黒い背景に白文字の見やすい手帳。

図10 フラッシュライト
①フラッシュライトGF-006RG（GENTOS株式会社））
②③フラッシュライトGB-78FTR（GENTOS株式会社）

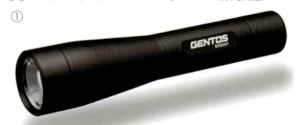
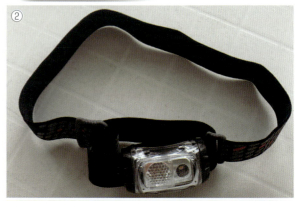
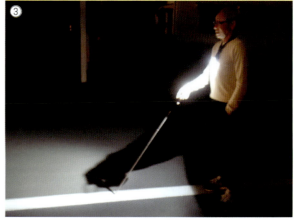

図11 白黒反転ノート・スケジュール帳（TONE REVERSAL DIARY）（株式会社19）

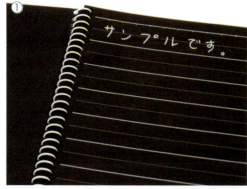
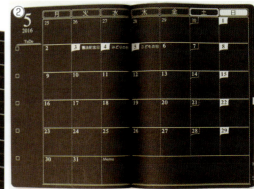

❾ 簡単サ印ガイド 図12

署名と捺印のためのガイド枠が付いた紙幣見分け板。千円，五千円，一万円紙幣を長さにより見分けることができる。紙幣を合わせやすくするためのすべり止め付き。

❿ 音声色彩識別装置　にじいろリーダー 図13

色を知りたい物に機械の操作部を当てると，「とても濃い青」，「薄い赤」など，微妙な色の違いを判別し読み上げてくれる。約40種類の色を判別できる。
横4.2cm×縦7cm×幅1.5cm，重さ38g，単4電池1本。

図12 簡単サ印ガイド

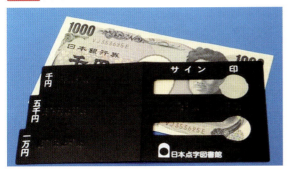

図13 にじいろリーダー

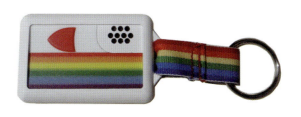

最新の非光学的補助具

❶ OTON GLASS（株式会社 OTON GLASS）図14

眼鏡型のウェアラブルデバイス。眼鏡フレームの左側のボタンを押すと，眉間部に搭載されたカメラが目の前の文字を撮影し，文字認識技術でテキストデータに変換し音声として読み上げてくれる。眼鏡フレームは有線で軽量小型コンピューターにつながっている。
横9.6cm×縦12cm，眼鏡重さ41g，付属ユニット215g，連続使用時間5時間，バッテリー USB充電。

図14 OTON GLASS（株式会社 OTON GLASS）

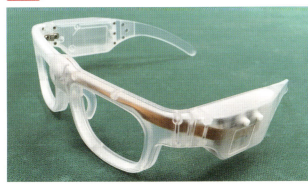
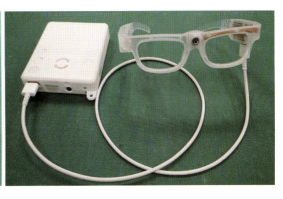

非光学的補助具　63

❷ MW10（HOYA株式会社）図15

　眼鏡型端末のウェアラブルデバイス。網膜色素変性等の夜盲患者のための暗所視支援眼鏡。暗所や夜間環境下の画像をMW10搭載の小型高感度カメラで撮影し，内側のディスプレイに明るく投影し見ることができる。視力の良い方の眼を使えるようにディスプレイは左右に設置されている。

　眼鏡とはめ込みレンズは5色のカラーバリエーション，カメラ120万画素。

　眼鏡部　横20cm×縦19.5cm，眼鏡重さ132g，付属ユニット（コントローラー）350g，連続使用時間4時間，バッテリー 3時間充電。

図15 MW10（HOYA株式会社）と見え方の例（夕暮れの横断歩道）

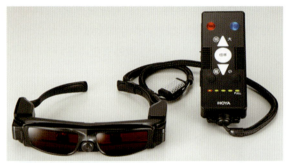

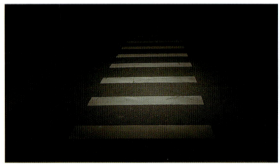

ディスプレイ非表示時

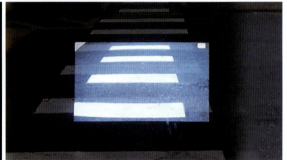

スイッチを入れ，ディスプレイ表示

（HOYA株式会社提供）

❸ OrCam MyEye 2.0（株式会社システム ギアビジョン）図16

　AI視覚支援装置。OrCam MyEye 2.0装置本体を付属眼鏡のテンプル部に装着することで，内蔵のカメラで目の前の人の顔や，物，文章，お札，色を認識し，耳元で読み上げてくれる。印刷物やデジタル機器の文章を認識し，新聞，本，レストランのメニュー，標識，商品ラベル，パソコンやスマートフォンのスクリーンなどをすぐに読み上げることができる。また，認識したい人の顔や商品，お札や色を登録しておくと，カメラの視界に入ったときに自動認識し，音声で知らせてくれる。顔登録は最大100人まで，商品は最大150個まで登録が可能。カメラの前で時計を見るようなゼスチャーをすると，時間や日付を教えてくれる。

　充電時間40分，連続使用時間1.5 〜 2時間，重量22.5g，横2.1cm×縦7.6cm×幅1.5cm。

図16 OrCam MyEye 2.0（株式会社システム ギアビジョン）

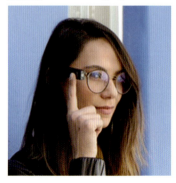
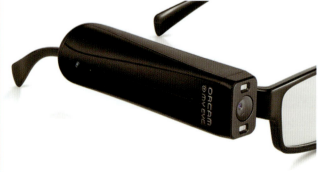

おわりに

視覚障害は情報障害ともいわれる。我々医療者が補助具の最新情報を入手し提供することが望ましいが，すべての補助具を揃えるのは経済的やスペース的にも難しい。視覚補助具の商品カタログは無料で配布されているので，医療機関に揃えておこう 図17。

図17 商品カタログの例

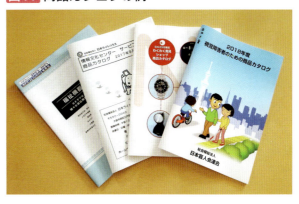

文献

1) 青木成美：ロービジョンへの対応．ロービジョン補助具の処方，ロービジョン補助具処方の実際．眼科診療プラクティス．2000; 61: 42-48.
2) 川瀬芳克：小児における補助具指導の導入と特製．眼科プラクティス14 ロービジョンケアガイド，文光堂，2007, p132-135.
3) 三宅 琢：iPad®を用いた小児のロービジョンケア．眼科臨床紀要．2015; 8: 319-321.

5 ICT機器の応用

iPad，iPhone，その他ICT機器の利用

背景

　現在の情報社会において，生活に必要な情報はインターネットを介して容易に入手や発信が可能となった。タブレット端末であるiPadやスマートフォンのiPhoneに代表されるICT（information and communication technology）機器を用いた情報支援は，拡大鏡や拡大読書器などに代表される従来型のロービジョンエイドに加え，新しいロービジョンケアとして機能する可能性がある[1]。

　アップル社製の携帯型ICT端末であるiOS端末（iPad，iPhoneなど）には，全盲を含む視覚障害者が使用するうえでの補助機能であるアクセシビリティ機能が初期設定の中に実装されており，全盲者を含む視覚障害者の使用に対応している。視覚障害者は移動障害を伴う情報障害者と表現され，大容量のデータ通信に対応したインターネット環境を利用可能なICT端末はロービジョンケアを考えるうえで今後重要なツールとなる。

　これらの背景を踏まえ本稿では視覚障害者の代表的な3つのニーズ（見る，読む，移動する）を軸に，ICT端末活用の要点と発展性について具体例を交えて簡単に解説する。

見る

　iPadに代表されるタブレット端末では，端末背面に搭載された高解像度のカメラを用いて視認したい対象の表示条件を最適化することが可能である。具体的には撮影した画像の拡大率，コントラスト，明るさ，色調等を簡便な操作にて調整することで視認環境を最適化する 図1，図2。

図1 タブレット端末での拡大・縮小操作
撮影した画像を2本の指によるピンチ操作（画面に接触した指の間隔を調整）で拡大率を調整している様子

図2 タブレット端末でのアクセシビリティ操作
アクセシビリティ機能のショートカット機能に色の反転を割り当てたことから，物理的なボタンであるホームボタンを3回押すことで瞬時に表示画像の色調を反転することが可能である。
設定方法：設定→一般→アクセシビリティ→ショートカット→色の反転機能を有効

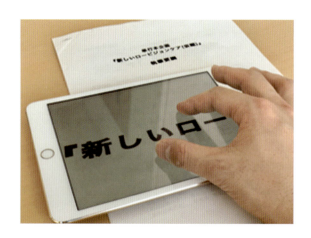
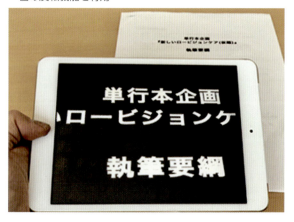

要点

　対象画像の拡大率や色調，明るさの調整を直感的かつ瞬時に行えることは，視覚情報へのアクセス性を向上させる。また最新の端末ではカメラ機能等をSiri（Speech Interpretation and Recognition Interface）という音声コマンドで起動することが可能になった。視覚情報に頼らない操作方法で対象物を最適な表示環境で視認できることは情報へのアクセス性を飛躍的に向上させ，見ることの意欲低下を防止する。

発展性

　視覚障害者が利用することを想定した安価なアプリケーションソフトウェア（以下アプリ）も多数販売されており，今後さらに視覚障害者のニーズ別に特化したアプリの開発が期待される 図3 〜 図7 。

図3 拡大読書器アプリを用いてレシートを拡大して閲覧している様子

アプリ名：明るく大きく（販売元：Kazunori Asada）

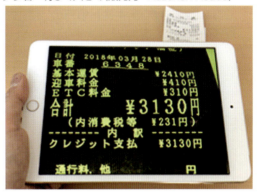

図4 紙幣識別アプリにて背面カメラにて映し出された紙幣を識別して音声で読み上げている様子

アプリ名：NantMobileマネーリーダー
（販売元：IPPLEX Holdings Corporation）

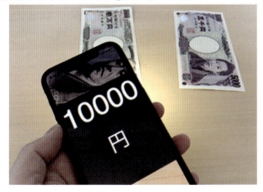

図5 端末の背面カメラを用いて照度を数値と音の高低差に変換している様子

アプリ名：Light Detector
（販売元：EveryWare Technologies）

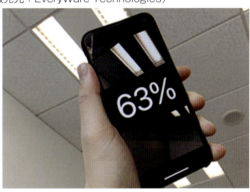

図6 端末の背面カメラを用いて画面中央に表示された対象物の色情報を音声に変換している様子

アプリ名：ColorSay－世界をカラーで聞こう！
（販売元：White Marten UG haftungsbeschränkt）

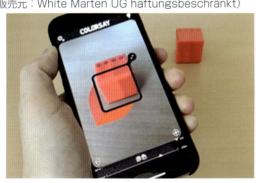

図7 端末の前面カメラを用いて拡大できる手持ち鏡として利用している様子

アプリ名：はるかがみ！〜シンプル高機能の鏡アプリ
（販売元：Haruka Togawa）

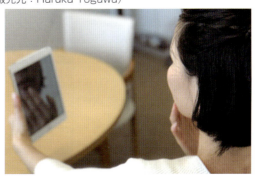

iPad，iPhone，その他ICT機器の利用

読む

　これまでの拡大機能による読書補助に加えて、ICT端末においてはテキスト情報の書体の最適化を行うことで読字環境の最適化を行うことが可能である。具体的には電子書籍における表示文章の文字サイズ、書体、文字色、背景色、行間、余白、縦書き・横書きの選択など、さまざまな設定を個別の嗜好に合わせて設定することで読書、読字環境を最適化する 図8 、図9 。

図8 ICT端末におけるテキスト情報の書体の最適化（メール）

初期設定のメール（①）および最適化後のメール表示画面（②）の比較。
設定方法：設定→アクセシビリティ→さらに大きな文字（有効）、文字を太くする（有効）、コントラストを上げる（有効）等

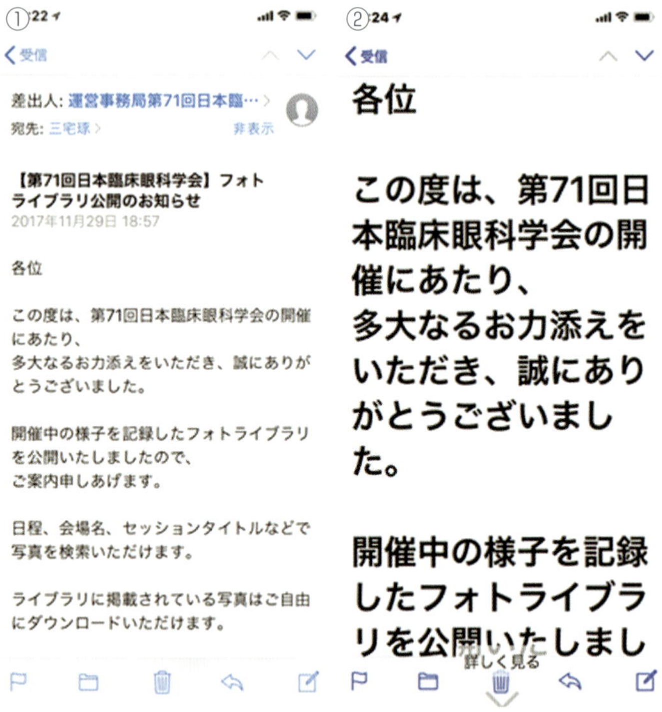

図9 ICT端末におけるテキスト情報の書体の最適化（電子書籍）

電子書籍リーダーの図表の閲覧モード（①）では、拡大率の変更や書き込みが可能である。リフローモード（②、③）では視覚障害者むけの書体の選択や文章の再構成表示、任意の文章の音声読み上げが可能である。
アプリ名：UDブラウザ（発売元：KAGA EDUCATIONAL MARKETING CO.,LTD.）

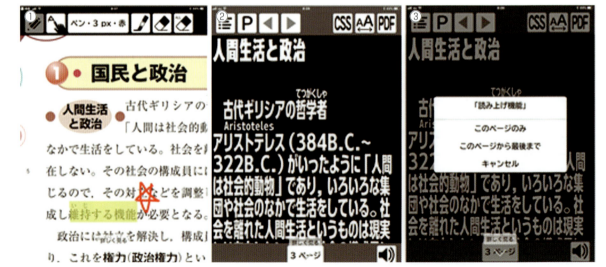

要点

　従来型のロービジョンエイドによる一文字ごとの拡大ではなく，電子書籍では書体や文章構造を含めた最適化を行うことで，電子書籍を視機能に合わせた最適な書籍に表示し直すことが可能である。テキスト情報の受け取り方を個別に最適化することは，視覚障害者自身が変動する視機能に合わせて読書困難を軽減することで読書意欲の低下を防止できる。

発展性

　音声読み上げ機能の併用による読書方法の選択肢の増加，画像情報から画像内にある文字情報をテキスト化するOCR機能（optical character recognition reader）の普及により印刷物の文字情報を音声情報に変換することが容易になった 図10， 図11。眼鏡型のウェアラブルデバイス等の普及に伴い，視機能に依存しない読字方法が開発されることで視覚障害者だけでなく，読み書き障害に代表される学習障害者，さらには外国人への活用等，利用可能性の拡大が期待される[2]。

　読書の選択肢が増える社会的な変化に伴い，教育の現場では印刷物の読字に困難さを抱える学生への合理的配慮として，教科書のテキスト情報をデジタル情報として受け取れるサービスも試行されている[3]。

図10 眼鏡型のウェアラブルデバイス

眼鏡に装着されたカメラが捉えた文字情報をインターネット上のOCR機能と翻訳機能を応用して，音声情報として受け取ることが可能なデバイス。
眼鏡型音声読み上げ読書器OTON GLASS（販売元：株式会社OTON GLASS）

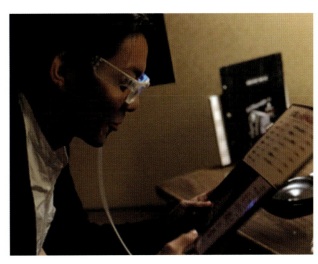

図11 iBooksオーディオBook一覧

オーディオブック等の普及により同一端末内で朗読や音楽等の付加情報を含む音声情報として読書を楽しむことも可能である。

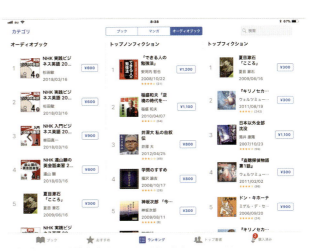

iPad，iPhone，その他ICT機器の利用　69

移動

　ICT端末では移動時に必要な方位やナビゲーション情報を音声や振動信号に変換することが可能である。ICT端末は従来移動時に所持していた補助器具を，アプリという形で単一の端末内に格納でき，移動時の所持品をより少なくする図12，図13。

図12 端末の長辺方向の方角を音声で案内するアプリ(①)や画像情報に依存することなく音声のみで歩行ルート案内を行うナビゲーションアプリ(②)
①アプリ名：コンパス(iOS標準アプリ)
②アプリ名：Via Opta Nav
（販売元：Novartis Pharmaceuticals Corporation）

図13 進行方向を実際の風景に投影することが可能なナビゲーションアプリ
AR（拡張現実機能）を利用して，進行方向を実際の風景に投影することが可能なナビゲーションアプリも登場し今後ロービジョン者への移動支援に活用できる可能性がある。
アプリ名：Yahoo! MAP（販売元：Yahoo Japan Corp.）

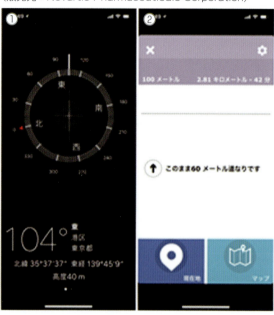

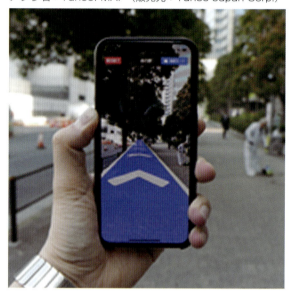

発展性

　移動時に携帯していた支援機器をアプリとして単一のICT端末内に格納することで物理的な負担が軽減し外出意欲の低下を防止する。また移動時に支援する遠隔支援機器等の開発により，これまでとは異なる形で支援者と当事者が繋がる機能代行を行うサービス等も登場する可能性がある図14。

図14 移動支援ロボット
テクノロジーで身体機能をシェアする遠隔の移動支援ロボットの開発も進んでいる。
BODY SHARING ROBOT "NIN_NIN"（開発中）

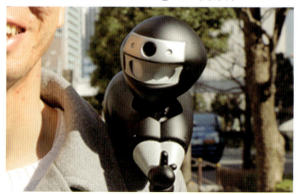

人と社会をつなげる情報ケア

最近のICT機器にはiOS機器のSiriに代表される対話型音声コマンド機能を搭載している端末も普及している。視覚障害者は端末に話しかけることで視覚情報を介さず情報の入手や発信が可能である図15。

またSiriのような人工知能を搭載したスマートスピーカーも登場し，視覚障害者が視機能の制約を受けることなく情報の入手・発信できる機会は今後ますます増加することが予想される。

要点

ICT機器は人と情報をつなぐ端末であり，これらの端末が視覚障害者の利用を想定したアクセシビリティ機能を実装することで視覚障害者が情報障害に陥ることを防止できる可能性がある図16。

これらの端末をロービジョンケアの一環として紹介するうえで医療者が知っておくべき代表的な支援情報の一覧を以下に記載する。

図15 Siriの画面
Siriに「Siriは何ができる？」と質問することで，最新の機能一覧と話し方例を確認することが可能である。

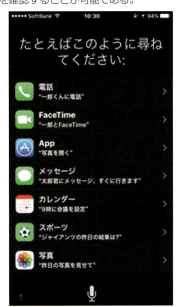

図16 映画館等での映像情報を音声でガイドするアプリ（①），
飲食店等のメニューを音声で確認することが可能なアプリ（②，③）。

①アプリ名：UDCast（販売元：Palabra Inc.）
②③アプリ名：きけるおしながきユーメニュー（販売元：有限会社 時代工房）

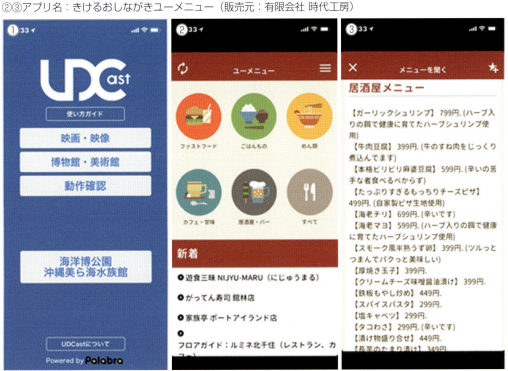

iPad，iPhone，その他ICT機器の利用　71

支援情報

❶ 便利アプリ情報サイト

　障害種別の支援アプリの機能紹介，価格，レビュー等を網羅されている情報サイト[4]を当事者に紹介することで，当事者本人がニーズに最適なアプリを試用，選定することが可能である。

❷ 導入支援，操作方法学習アプリ

　自宅で利用できる視覚障害者用（全盲者用）の音声操作（ボイスオーバー機能）による操作を学習するアプリ。居住エリアによる制約を受けることなく学習を行うことが可能である 図17 。

図17 操作方法学習アプリ
iOS端末本体にアプリをダウンロードすることで，ボイスオーバー機能による操作を実機において学ぶことが可能。
アプリ名：視覚障害者向け使い方教室 for iPhone
（販売元：SoftBank Corp.）

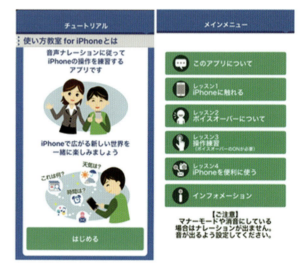

おわりに

　視覚障害者の見る，読む，移動するといった代表的な困難さは，ICT機器を用いた情報ケアにより多くの場合が軽減することが可能な時代となりつつある。ICT機器を導入することは，情報の受け取り方を視機能や個別の嗜好性に合わせて最適化することを意味する。

　情報社会におけるIoT（Internet of Things）とは，さまざまな物がインターネットに接続されることで，相互に情報交換を行い制御する仕組みである。自動運転やさまざまな家電のコントロールをはじめ，多くの物がインターネットを介して自動制御を行う時代の到来は，従来型の視覚情報依存型の情報経路による情報障害に陥っていた視覚障害者にとって朗報となる可能性をもつ。本稿の情報を活用することで，より多くの医療者が視覚障害者を情報障害に陥ることを防ぐ一助になれば幸いである。

文献・サイト

1) 三宅　琢：IT機器と眼科医療 わかりやすい臨床講座　ICT端末を用いた情報保障としてのロービジョンケア．日本の眼科．2017; 88(2): 134-137.
2) 魔法のプロジェクト　https://maho-prj.org
3) アクセスリーディング　https://accessreading.org
4) 東京都障害者IT地域支援センターウェブページ内の便利アプリ一覧　http://www.tokyo-itcenter.com/700link/sm-iphon4.html

5 ICT機器の応用

視覚障害対応の読み上げ機器，ソフトの紹介

はじめに

　本稿ではロービジョン，全盲を含む高度な視覚障害対応の音声読み上げ機器，ソフトの紹介および使用例について述べる。近年のIT機器の開発の向上に加え，社会の障害者への理解が深まったことにより，この数年各IT機器メーカーとそれに付随するソフト作成者によってこの分野は目覚ましい速度で新機種の開発が行われている。

　視覚障害者向けのコンピュータ開発は1950年代に始まったが，初期の実用化は欧米でも1980年代であった。わが国では1980年代は手作業の点字板が主体で，1990年代に自動点訳ソフトのニーズが文書のテキストデータ化を促し，その結果，音声読み上げ製品の開発速度が向上した。その一方，同時期に個人向けのPC自体は「マウスによるアイコンクリックといった視覚に頼った作業」を行うGUI（graphic user interface）操作端末が主流となり，このことが視覚障害者にとってインターフェイス操作性の障害として大きな問題となった。当時の米国ではすでにこれらの問題への対処法の開発が着手されており，「リハビリテーション法508条」，「障害をもつアメリカ人法」といった法案の成立および視覚障害者の2団体が電子教科書の読み上げの機能のない電子書籍会社への訴訟を行うなどといった社会的な動きの歴史があり，結果として先行的な利便性の高い機器とそのソフト（GUI対応スクリーンリーダーなど）の開発に至ったと考えられている[1]。

　わずかな範囲であるが著者が行った実際の使用者[2]への聞き取りおよびweb上での情報[3〜5]を見る限りでも，2012年山口らの，電子書籍の読み上げに関する報告[1]と比べたとき，多数の機種，ソフトのバージョンアップ，新たな開発，改善がみられ，いまだ完全あるいは十分とは言えないまでも視覚障害者に対するこれらのIT機器の利便性，利用方法は費用面も含め大幅な進化が認められる。これらは先に述べたさまざまな先人達の努力の結果であると考える。

　これから紹介する機器，ソフトは現在進行形でさまざまな形に進化，発展をしている。そのため使用者にとって何が最適であるのかについては，視機能の程度，将来的な進行，職種，生活環境，IT機器へ親和性の変容などの多種の要素により大きく異なるものと考えられる。したがってこの項を参考とされる際は，視覚障害者自身のニーズおよび生活上不便な点がどこにあり，我々医療者がこれらの点につきどのようにサポートしていくのか，またこれらの機器やソフトの現状での限界および将来の発展の方向性についても把握することが重要であると考えられ，日常的にアップデートされる内容に関してはwebサイト，視覚障害者間の情報などを通じて最新の状況に触れることを心がけていただきたい。また視覚障害ではない著者の主観により，紹介内容の偏りや正確性に欠ける点があることをご容赦いただきたい。

読み上げ機能と使用者の特性

　ここで視覚障害の使用者側のニーズとしての読み上げ機能と，その使用者の特性を理解するため，縦軸を視機能，横軸をIT機器への親和性とした図を示す 図1 。さらに読み上げを必要とする視覚障害を楕円の中とし，「大きな文字であれば読むことができる」と「ほぼ全盲」，またIT親和性を「IT得意」，「IT不得意」に分け，それぞれA，B，C，Dに分類し述べることとする。

　「IT得意」と「IT不得意」の差は，繰り返しになるがおおまかに先のGUI操作「マウスによるアイコンクリックといった視覚に頼った作業」のためのスクリーンリーダーの必要性を意味し，その操作ができるか否か，とご理解いただきたい。「IT不得意」での読み上げ機能は，ほぼ文字どおり音声出力で読み上げることが主体となり，自分で行ったキーボードや音声の入力の確認作業を含んだ使用者への情報出力のサポートが主体となる。しかしながら多くのPC作業，あるいはweb上で必要とされる操作においては，アイコンの位置情報の認識と実行，つまり「アイコンで選びクリックする」ことにおける使用者の入力サポートといった点が大きく異なるという点を重ねてご理解いただきたい。

図1 読み上げ機能と使用者の特性
縦軸を視機能，横軸をIT機器への親和性とし，読み上げを要する視覚障害を楕円の中とし，「大きな文字であれば読むことができる」と「ほぼ全盲」，またそれらを「IT得意」，「IT不得意」に分け，それぞれA，B，C，Dに分類した。

A：文字識別困難でIT得意
B：文字識別困難でIT不得意
C：ほぼ全盲でIT不得意
D：ほぼ全盲でIT得意

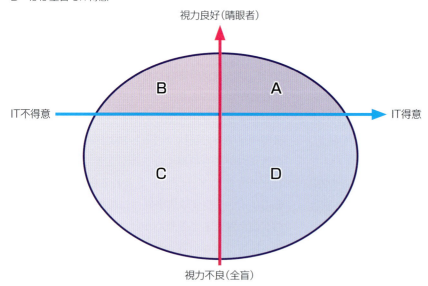

読み上げ機器について

　実際の種々の読み上げソフト紹介例については後述することとし，先のニーズと特性からみた，読み上げ機能の分類のA，B，C，Dにおけるそれぞれの立場における利便性の良いと考えられる機器を**表1**に示す。実際の現場では読み上げ機能の必要性は使用者によりさまざまで，視覚障害の程度および必要とする細かな機能によって異なるが，現在では多種多様な機器，とりわけソフト（アプリ）が開発され

ており，時には晴眼者でも便利な機能も多く販売に至っている。これらは今後さらに進化するものと考えられる。

　著者の主観であるが，現時点では普及率，当該企業の方針からPCを用いたオフィスワークにはWindows®が主流で，他機種にわたる画像認知機能を含めた入出力の複合的機器にはApple®のiOS®が主流といった傾向が認められる。

表1 使用者の特性にあった利便性の良い機器

B　文字識別困難でIT不得意		A　文字識別困難でIT得意	
必要とされる機能	使用機器	必要とされる機能	使用機器
・拡大と読み上げ ・将来的にGUI[*1]操作および 　OCR[*2]機能，VoiceOver® 　画像認識[*3]を使えると便利	・拡大読書器 ・ガラケー ・らくらくホン® ・AIアシスタント[*4]	・細かい文字の読み上げ ・GUI[*1]操作が必須 ・OCR[*2]機能が便利 ・VoiceOver®画像認識[*3]が便利	・スマホ（大画面） ・タブレット ・PC ・AIアシスタント[*4]
C　ほぼ全盲でIT不得意		D　ほぼ全盲でIT得意	
必要とされる機能	使用機器	必要とされる機能	使用機器
・文字の読み上げ ・将来的にGUI[*1]操作および 　OCR[*2]機能，VoiceOver® 　画像認識[*3]を使えると便利	・ガラケー ・AIアシスタント[*4]	・すべての文字の読み上げ ・GUI[*1]操作が必須 ・OCR[*2]機能が便利 ・VoiceOver®画像認識[*3]が便利	・スマホ ・PC ・AIアシスタント[*4]

*1：GUI；graphic user interface。近年のPC，タブレット端末にみられる視覚に頼った「画面上の画像アイコンをマウスでクリックする」という作業を行う操作端末。この機能によりPCの操作性が格段に向上したが，マウスを用いたポインティングが不可能であるため視覚障害者には非常に大きな障害となった。そこで障害者団体などの働きかけによりスクリーンリーダーを，正式にPCに組み込むようになり，GUI対応スクリーンリーダーの開発が加速した。

*2：OCR；optical character recognition reader。さまざまな帳票の手書き文字や活字を読み取りコンピュータに入力するデータ入力システム。

*3：VoiceOver®が画像の内容を説明できる機能。写真に写っているものが木なのか人の笑顔なのかを伝え，画像の中の文字を読み上げることも可能。

*4：個人のタスクまたはサービスを実行できるソフトウェアエージェント。AIスピーカー，Siri®がこれらに該当する。

Ⓐ 文字識別困難でIT得意

携帯する機器はスマホあるいはタブレットで，仕事上用いるものはPCが多い。この領域の使用者はオフィスでの普及率からWindows®のPCで画面を使用する職業の就労者であることもあり，先述したインターフェイスの開発が大きな役割を担っていると考えられ，文字情報およびExcel®などの表中の文字の読解のみならず，GUIによるカーソルの位置情報による操作が必要とされ，このことが視覚障害者の職域を保ち，広げることに役立つと考えられる。後天的視覚障害で，進行性の場合，この「A」でPC作業を習得し，将来の「D」に備えるといった方向性の技能習得が効率的な就労支援であると思われる。文字情報の入力は携帯端末では音声入力のサポート，PCではキーボード入力が主体である。

Ⓑ 文字識別困難でIT不得意

IT不得意であり現在の高齢の視覚障害者に多いことが予想される。しかしながら従来型の拡大読書器のみでなく，タブレット端末を用いることにより，より大きな拡大倍率，色調の変更による文字や画像の識別が可能となる。電話機能，単純なメール操作に関しては「ガラケー」，「らくらくホン®」などが用いられている。「ガラケー」は操作ボタンに触知可能な凹凸があることにより，表面が平滑な「スマホ」と比べ視覚障害者にとってその操作性は著しく異なり，操作が楽で「スマホ」より「ガラケー」が好んで選ばれているのが現状である。しかしながら「iモード®」をはじめ，2017年「従来型携帯の生産終了」[6]といった問題もあり，IT不得意な視覚障害者のためのより簡便な新たな読み上げ機能の開発が期待される。

使用者側からの文字情報の入力は，ガラケーでは携帯電話の端末を指で操作する一方，近年多くのIT機器で音声入力が可能となっており，漢字変換など自分の音声入力文字情報を読み上げ機能で確認，修正することが多い。

Ⓒ ほぼ全盲でIT不得意

視覚障害の中で最も社会的弱者と考えられ，読み取り機器，ソフト（アプリ）の恩恵にはあまり触れることがない。従来型携帯の「ガラケー」を使用し，IT機器に不慣れでも読み取り機能としてメールをやりとりする使用者も多いようである。しかしながら前述の「従来型携帯の生産終了」により，「スマホ」使用が必要となり「C」から「D」への移行が重要なテーマであると考えられる。

しかしながら，先の音声入力機能，後に触れるAI（人工知能）スピーカーやOCR機能（optical character recognition reader：光学文字認識)，といった技術革新，特にApple®のiOS®画像認識機能（VoiceOver®画像認識）を有した機器を生活に導入することが可能となれば実際の生活のなかで大きな助けになることが予想される。

Ⓓ ほぼ全盲でIT得意

先に述べたように進行性の視覚障害である場合の「A」からの移行である場合は，技能の習得が生来の視覚障害の場合に比較しある程度容易な可能性が考えられる。GUI操作としてのスクリーンリーダーは必須の機能であり，OCRによる文字列の認識，さらにVoiceOver®画像認識機能を使用できる機器であれば視覚障害による不自由さを極力低減することが可能である。今後これらとAIスピーカー他のインターネット接続のAIシステムの組み合わせによって，より操作性の良い環境が提供されるのではないかと考えられる。

読み上げソフトについて

文字情報に関しては前記のIT不得意なB，C領域の使用者では，ほぼ機器に搭載されている読み上げ機能が主体となる。ここではA，Dの領域，GUI操作が必要となるスクリーンリーダー機能，OCR機能，画像認識機能で視覚障害者[2]の使用者の立場で利便性が高いとの評価があったいくつかの代表例について記すこととする。これらの詳細な情報は著者が参考としたweb情報[3~5]に随時新たに更新，記載されているので，興味のある方は是非ご参照いただきたい。

2018年現在，業務用PCのOSはWindows®が主体であり，「Word®」，「Excel®」，「PowerPoint®」といったOffice®ソフトを用い，OSに付属するソフトの音声対応はスクリーンリーダー「PC-Talker®」，「JAWS®」などが使用される傾向にありビジネスユースの傾向がある。一方Apple®はインターネット接続によりAIを用いることにより入出力を複合的にサポートしている。スマホ，タブレットを主体とした写真画像からのOCR，画像認識ソフト（アプリ）が利用される傾向にある。Windows®主体のソフトを**表2**に，Apple®（iOS®）主体のソフト（アプリ）を**表3**に示す。

表2 視覚障害対応のWindows®ソフト：現行のビジネスユース向き

スクリーンリーダー，ワープロ機能	
PC-Talker®	視覚障害者の中で最も使用されているスクリーンリーダー。Adobe® Reader，Flash®に対応しているほか，点字の入出力へのさまざまな配慮がされており音質もよく，漢字の詳細読みもていねい。OCRエンジンを標準装備。
MyWord V Pro（マイワード・ファイブ・プロ）®	PC-Talker®の開発元のワープロソフト。Word®形式で文書を保存でき作成した文書をWebページとして公開できる多彩な機能を有する。
OCR機能（光学式文字認識）	
MyRead7（マイリード・セブン）®	PC-Talker®の開発元のOCRソフト。スキャナで読み取った文字を音声で読み上げるOCR機能および拡大読書機能を装備。ブレイルリーダー（オプション）を使用すれば点字原稿を音声で読み上げ可能。デジタル書類(PDF)への対応が強化された。
新聞・ニュース閲覧ソフト	
MyNews2018（マイニュース・2018）®	読みたいニュースを[↑][↓]で選んで[Enter]を押すだけで読むことが可能。全国紙・地方紙・天気・趣味・テレビ・ラジオ・期間限定など多彩なチャンネルを有する。
読書支援ソフト	
MyBook Ⅲ（マイブック・スリー）®	DAISY（Digital Accessible Information System)録音図書，点字データなどの読書を支援するソフト。一般のデジタル図書にも対応しているほか，PDFの読み上げも可能。
画像認識ソフト	
Office® Lens	Google® PlayのAndroid®アプリ。ホワイトボードや書類の内容を撮影した写真にトリミングや拡張を行い，読み取り可能なPDF，Word®，PowerPoint®ファイルデータに変換。
Seeing AI	カメラに映ったものを読み上げるiPhone®アプリ（2017/07/24時点では日本は対象外）。

表3 視覚障害対応のiOS®（Apple®）ソフト：AIを用いた複合的な入出力

iOS®	
VoiceOver®は画面を見なくてもiPhone®を操作するシステム。ホームボタンを3回クリックでアクセスでき，シンプルなジェスチャー（画面上をドラッグし，そこに何があるかを読み上げる）により操作可能。タップして説明を聞き，ダブルタップで選択。別の項目に移動したい時は画面を左右にフリックする。	
VoiceOver®の画像認識	画像の内容を説明できる。物体の認識，人の顔や表情の認識を音声で伝達。さらに画像の中の文字を読み上げることも可能。写真アプリケーションでは，写っている人々の表情をタッチして確認可能。画像の内容を説明させたいときは，3本の指で画像をタップする。70を超える点字ディスプレイとの完全な互換性。
Siri®	メッセージを送る，電話をかける，会議のスケジュールを設定するなど「VoiceOver®」と合わせAIアシスタント機能で視覚障害者のサポートが可能。スマホ，タブレット，MacPCといった多くのiOS®対応機種で使用可能。
音声入力（iPhone®）	文字を打つ代わりの音声による文字入力。
その他のiOS®ソフト	
Ariadne GPS（音声地図）®	現在地の住所を得るだけではなく，マップを使用して「音声で」周囲を探索することが可能。「周囲を探索」ボタンを押せば，表示されたマップ上をタッチすることにより周囲の住所を音声で知ることができる。「モニター」機能を使用すれば，予めセットされた目的地までの距離と方向を定期的に音声で通知。
はなすカメラ®	iOS11®の新機能でAIを用いカメラに映ったものを認識し，音声で出力。
OCR（対応OS：Android®，iOS®）	画像，写真から文字を認識するOCRアプリ。手書き，PC画面内の文章も読み込んだ文字をテキストに変換。
きけるおしながきユーメニュー®	登録されている飲食店のメニューを「きける」アプリ。画面読み上げ可能なスマートフォンを使って表示。
言う吉くん®	スマートフォンをお札に近づけると，カメラ機能でお札の金額を識別して，音声で読み上げる。

注目される新機能

現在進行形のAIの発達による新機能2つを記す。

OCR機能とVoiceOver®画像認識機能

近年のさまざまなインターフェイス機器に搭載された写真機能を用い，その中に含まれる手書きも含む文字，表，看板他の読み上げ機能がある。これを用いることによって生活のあらゆる場面において視覚障害者のニーズに添った読み上げ情報が得られる。またさらに一部のスマホ，タブレット，PC端末に搭載されている画像認識機能（iPhone®他iOS11®以降のVoiceOver®画像認識）では写り込んだ写真情報の解説を読み上げることができる。たとえば，「笑っている男の人2人，女の人3人が写っています」といった読み上げが可能となっている。この機能を用いることができると高度な視覚障害があったとしても読み上げの速度と理解による時間的問題は残るが，自分の周囲の状況を知るための非常に有用なツールとなることが期待される。

AIスピーカー

　まだ利用者は少ないが，各社から開発，販売されているAIスピーカー（Siri®，OK Google®など）は，インターネットを介した音声の入出力のみで各種情報の使用者側での入力（読み上げ）のみならず，GUI操作を要するスクリーンリーダーを介さずに入力（オーダー）ができる機能を有している。これらは晴眼者も含め，A，B，C，Dすべての視覚障害者がIT技能習得に関係なく使用できる点で大きな助けとなると考えられる。

最後に「読み上げ」について

　本項目のタイトルにもある視覚障害者における「読み上げ」作業は，過去の視覚障害者のための朗読のみならず，PC作業およびインターネット環境における「マウスによるアイコンクリックといった視覚に頼った作業」であるGUI操作の必要性により，単なる文字情報の音声変換ではなく，図や表の内容の「認識」，またそれらを選ぶ「操作」といった新たな次元を含む段階となった。さらにAIスピーカーなどでは，音声情報のみによる「認識と操作」といった，音声による人工知能を介したコミュニケーション手段として開発が進み，これらの機能は視覚障害者のITに対する障壁を少しでも下げる有効な手段となるものと考えられ，今後のこの領域のさらなる発展が期待される。

文献ほか

1) 山口　翔ほか: 視覚障害者向け音声読み上げ機能の評価　電子書籍の普及を見据えて. 情報通信学会誌. 2012; 30(2): 68-80.
2) 日本視覚障害者コーチ協会（略称JBCA）[http://aliceprojyectc.web.fc2.com/] 著者注：視覚障害者の"聴く能力"を生かし，コーチングでクライアントを支援する「コーチング」を学び育成する障害者団体。参加者の全体の約70％が全盲に近い視力障害。
3) 特定非営利活動法人 視覚障害者パソコンアシストネットワークSPAN. 視覚障害者用ソフトウェア一覧 [www.span.jp/useful/appli_list/index.html] 著者注：SPAN（スパン）とは，「(S)視覚障害者，(P)パソコン，(A)アシスト，(N)ネットワーク」の頭文字を取った略称。視覚障害者のパソコン利用促進を通して，視覚障害者と晴眼者，企業と個人など，さまざまな人や団体の「架け橋」となるべく設立。
4) 特定非営利活動法人 日本視覚障がい情報普及支援協会（JAVIS）[www.javis.jp/]
5) かながわ障害者IT支援ネットワーク. 公益社団法人 かながわ福祉サービス振興会 [http://shien-network.kanafuku.jp/allappli/?applios=all&appliusage=watch]
6) 従来型携帯の生産終了　国内各社，17年以降. 2015/4/24付日本経済新聞　電子版. 概要：日本の携帯端末メーカーが独自の基本ソフト（OS）を載せた従来型携帯電話，通称「ガラケー」の生産を2017年以降に中止する。

5 ICT機器の応用

学校教育への応用

はじめに

特別支援教育は2007年4月に，幼稚園，小学校，中学校，高等学校，中等教育学校および特別支援学校において実施されることが法的に位置付けられた。それまでの特殊教育は，視覚障害，聴覚障害，知的障害，肢体不自由，病弱の障害のある幼児児童生徒が特殊学校で受ける教育のことを主に指しており，対象や場所が限定的であった。平成19年度より，それまでの障害に加え，知的な遅れのない発達障害も含め，特別な支援を必要とする幼児児童生徒が在籍するすべての学校において実施される特別支援教育へと制度が転換された。視覚に障害のある幼児児童生徒の場合，まずは地域の小学校や中学校などの教育制度一般のなかでの就学が検討されることになる。

学びの場

視覚に障害のある幼児児童生徒の学校教育を受ける場は，大きく2つある。1つは地域の小学校や中学校等の通常の学校であり，もう1つは，視覚特別支援学校(盲学校)である 図1 。比較的，障害が重かったり，視覚以外の障害を併せ有しているなど，通常の学校での指導が困難な場合，視覚特別支援学校に就学するケースが多いようである。しかし，点字を利用して通常の学校で学び大学進学を果たす子どももいるため，一概に障害の程度のみで決めることはできない。

通常の学校で学ぶ場合，通常の学級または弱視特別支援学級に籍を置くことになる。小学校では，漢字や計算，さまざまな観察などの基礎的内容や，鉛筆の持ち方やノートの使い方，弱視レンズや拡大読書器など視覚補助具の使い方，タブレットなどの視覚補助具や学習支援機器の基本的な操作技能を学ぶため，少人数でていねいな指導が必要な場合は弱視特別支援学級を選択する。弱視特別支援学級に籍を置いている場合であっても，状況によっては，同学年の通常の学級での授業を受けることも可能である。

図1 学びの場

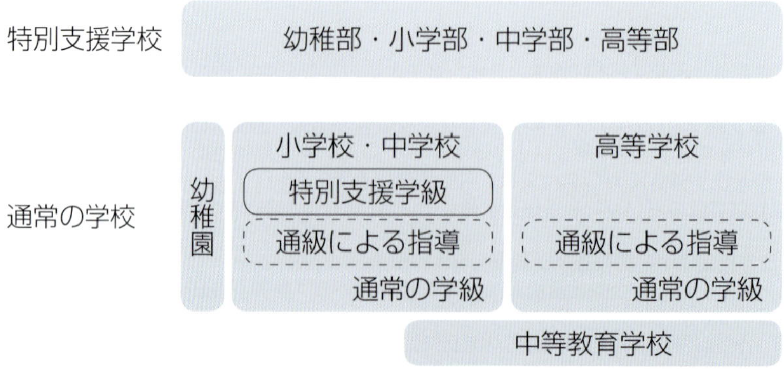

視覚活用教育の基本的なアプローチ

弱視教育の基本的なアプローチは、①見えにくい教材などを無理に見せない、②見えやすい教材で、楽しみながら見て学習する、③見る抵抗を最小限にする工夫、④特に小学校の段階では、長文の読み教材は、まず適切な文字サイズの拡大本を用意する、である[1]。これを実現するために、エレファックスとオフセット印刷による拡大印刷[2]、拡大読書器を活用した漢字指導[3]、弱視眼鏡の活用[4]、拡大鏡や単眼鏡の活用[5]など、弱視教育の実践者や研究者は、尽きることのない熱意をもって、最新のテクノロジーを積極的に導入しながら、さまざまな工夫と、挑戦、検証を続け、これまでの弱視教育の発展を推し進めてきた。近年、教授材・学習材・補助具・情報処理機器の役割を果たす新たなテクノロジーとして、タブレット端末がある[6]。このように、さまざまな弱視者への教育的アプローチは試みられている。

本稿では、「見て、気づく」（第1段階）、「見る楽しさを知る」（第2段階）、「見ようとする気持ちを見出す」（第3段階）、「よりよく見ようとする態度の醸成」（第4段階）の視覚活用教育の指導段階 図2 [7] に沿って、実際の弱視者の視覚活用教育を紹介する。ここでの視覚活用教育とは、視覚を最大限活用して、外界をより効率的に認識できるようになるための素地を形成するための教育を指す。

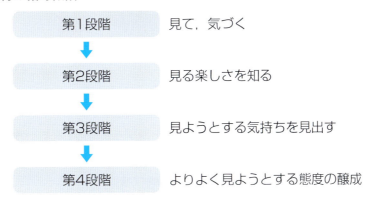

図2 視覚活用教育の指導段階

- 第1段階　見て、気づく
- 第2段階　見る楽しさを知る
- 第3段階　見ようとする気持ちを見出す
- 第4段階　よりよく見ようとする態度の醸成

第1段階　「見て、気づく」

より見やすい環境下で、視覚の存在を自覚する段階である。つまり弱視者支援の基本である、①適度に大きく、②はっきり、③適度にゆっくりといった視点で、より見やすい環境を整備し、私たちが見ているものと同じ「見える」を子どもにも経験させ、それを共有することを主目的とした段階である。

ブロックを触りながら見て行う型はめ、暗室での光遊び、視認性の高いベルに見て気づき、手を伸ばして振って鳴らす、拡大文字の絵本等で文字の存在に気づき文字を意識していく等々、さまざまな感覚も併用しつつ、「見て、気づく」活動を展開する。

光遊び

　暗室での光遊びは，光だけに注目させることができ，光の存在を周囲の大人と共有することが容易である図3。光を認視して視線がそちらに向いたり，光をゆっくりと点滅させると，点灯時に固視できたり，光を追視したり，光に手を伸ばしたり（リーチング）すると，見て気づいていることになる。

　この段階でも視覚活用教材の1つとしてタブレットのアプリ（例えば，光が画面に点灯したり，光が移動したり，画面をタッチすると光が点灯したりするようなアプリ）の活用は有効である。CampañaとOuimet[8]は，弱視乳幼児30人に視知覚教育を実施し，視覚的注意，リーチング，活動性において，iPad®が従来の指導法に比べ有意に視知覚を発達させたことを報告した。これからは，直接経験とタブレットを併用した関わりにより，より効果的な指導が可能となる。

図3 光遊び

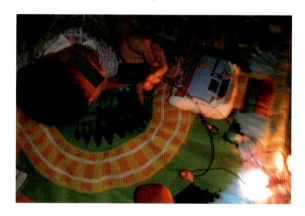

ブロックの型はめ

　ブロックの型はめは，しっかりと見ることと，触りながら確認することを基本とする図4。ここでいう「しっかり」とは，形のポイントを知覚することである。それを促すためには「角（とんがり）はいくつある」，「辺（まっすぐ）はいくつある」といった具合に図形の特徴を知覚しやすくするような言葉がけを行い，見所を言語化することが考えられる。

図4 ブロックの型はめ

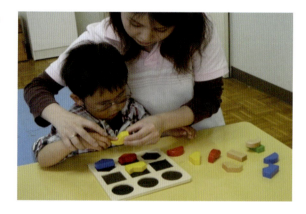

直接経験と視覚補助具の併用

　視覚活用教育にとって，触ったり，握ったり，動かしたり，積み上げたり，回したり，引っ張ったり，押したりといった手指や体を用いた直接経験は重要である。したがって，光るおもちゃや，見やすいおもちゃを中心に，拡大読書器やタブレットを直接経験と組み合わせて効果的に利用することで，効果的に視知覚の発達を促すことができる。

第2段階 「見る楽しさを知る」

　魅力的に感じる拡大法を利用して，楽しみながら視覚を活用する段階である。楽しみながら活動を行うためには，活動が機能的であることが大切である。例えば，タブレットで昆虫や花を拡大して見る（電子的拡大），ポンと置けば拡大されるスタンプ型拡大鏡を用いて図鑑の写真を拡大して見る（相対距離拡大），双眼鏡など身の回りの光学機器で工事現場や電車，景色を見る（角度拡大），巨大絵本や地図のポスターなどを床に置いてじっくりと見る（相対サイズ拡大），羞明を訴える場合はタイポスコープやオーバーレイで絵本を読む（網膜像のコントラスト増強），鳥が飛ぶ様子や友達が走る様子をスロー再生して見やすい速度で見る（速度の調整）など，本人にとって意味のある機能的に見る活動を展開する。

大きくして見せることは特に効果的

　例えば，相対サイズ拡大のなかでもストレッチドアウト（単純拡大）された地図 図5 を用いることで，子どもたちは自分の体を使って，実際の方位や距離感のなかで地図を学ぶことができる。このとき，拡大鏡を駆使して一生懸命見ながらでは子どものリソースが拡大鏡で見ることにも割かれてしまい，本質的な意味で見ることに集中できなくなる。この段階では，本質的な見る活動に集中して，見る楽しさを知る活動を展開することが重要である。

図5 相対サイズ拡大法による地図の拡大

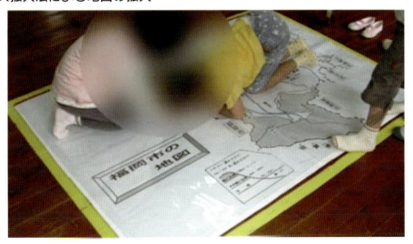

視覚表象獲得が重要

　拡大コピー，拡大読書器，タブレットは，拡大して見るのに広視界で見やすく，全体と部分の対応関係を把握しやすい。特に，タブレットはどこへでも持ち出せて，その場で撮影して，拡大したり，コントラストを増強したり，速度を調整したりして見せることができる。見えにくい弱視者にとって，見ることで形成される脳内のイメージ（視覚表象）が豊かで精緻に獲得されていくことは，後に，視覚での情報処理を効率的に行うのに大切な素養となる。つまり，視覚活用教育の本質といえる。この段階では，見やすい環境で，大人が言葉で説明したり，触れるものは触らせて，しっかり見せることが大切であり，その目的に適した視覚補助具を使用することがポイントである。

図6は，理科の授業で太陽の観察をしたシーンである。はじめ，太陽観察用グラスで弱視の子どもが太陽を視覚認知できなかったが，タブレットで，大きく，はっきり映し，さらに指導者が，画面上を指差して，示す指導を行った。その後，改めて太陽観察用グラスで見ると，本児は「うわー，太陽が見えた。」と発した。タブレットで見る前後の条件はまったく同じであるが，タブレットで見ることにより本児に太陽の視覚表象が形成されたことで，見えるようになったと考えられる。つまり，弱視児にとって，豊かで精緻な視覚表象を効率的に形成することが，その後の視覚活用のうえでいかに重要であるかということである。

図6 視覚表象獲得の指導の様子

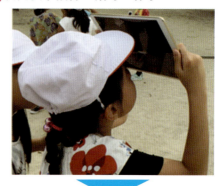

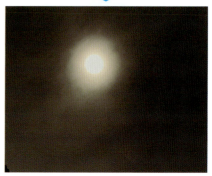

タブレットで太陽を大きく，はっきりと映して，視覚表象を形成する。

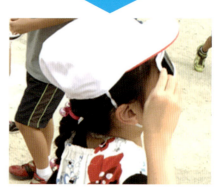

太陽観察用グラスで見ると，はじめは視覚認知できなかった太陽をしっかりと視覚認知できるようになる。

見る喜びの経験

本人があまり使いたがらない拡大法を精神論で利用させるようなことはあってはならない。特に人前で利用する場合は注意が必要である。この段階で，補助具を利用する場合は，トレーニング色を前面に出さず，楽しさを感じて利用できることを大切にすることが重要である。猪平[9]は，「子どもにとっては見ることが快く，喜びの経験と重なって初めて，見ようとする意欲が養われ，見る力を発達させることができる。」と，視覚活用の原動力として，「見ることによる喜びの経験」の重要性を指摘している。佐島[10]は，「まず視覚を活用することの楽しさに気づき，保有視覚の積極的な活用とその基礎的能力を育て…。」と指摘している。この段階は，これらの指摘と同様のねらいをもっている。

第3段階 「見ようとする気持ちを見出す」

視覚活用をより効率化するための視覚補助具の利用技術を熟達させる段階である。拡大鏡・単眼鏡・拡大読書器・タブレットなど，どれか，またはいくつかの視覚補助具を使いこなし，使いこなすことでより見えることを体験させ，さらに努力して使用技術を向上させ，見ようとする気持ちを見出す活動を行う。

視覚補助具の練習

既に第2段階までに，見る楽しさを十分に味わい，見ることの意義を実感している場合は，トレーニング的なアプローチも有効である。タブレットで見る練習をする際は，特に年齢が小さい弱視者の場合は，両手掌にタブレットの左右の下の角を載せるとか，肘を机につくとか，脇をしっかりと締めるなどして，手ブレなく，腕への負担ができるだけ少なくなるようにするとよい図7。また，撮影の際は，ピントを手軽に合わせる方法，撮った写真を効率的に見る方法など，視覚補助具として知っておくべき内容を指導するとよい。さらに，撮影の際は，1枚撮って満足するのではなく，2，3枚撮るようにする。そうすることで撮り損ねた際のバックアップとなる。

図7 タブレット端末で遠くのものを見る練習

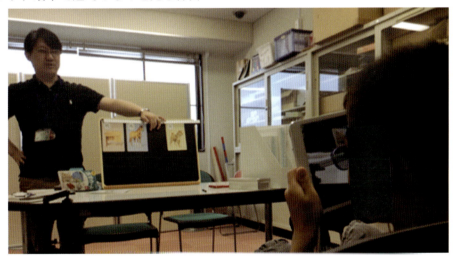

見方を伝える

視覚補助具の練習の際，はじめは，既に知っているモノを示して，足は何本あるか，翼はあるか，何色か，どちら向きか，耳はどこについているか，など具体的に見所を伝えるようなクイズを出すと，興味を持って，さらに見所を学習しながら見ることができる。次に，2つ，3つのカードを並べて，何が並んでいるか尋ねたり，「尻尾はどこが違う？」，「耳の形はどこが違う？」など，比較するポイントのクイズを出すと，比較しながら，違いを意識しながら見ることを学んでいく。そうやって，単に視覚補助具の操作のみに執着することなく，見方を伝えることも大切である。

目標は機能的に

ときどき，「何秒で見えました。」とか，「何秒縮まりました。」といった指導を目にするが，その時間が機能的活動にどう貢献しているのかを明確に押さえておく必要がある。短時間でピントを合わせられたことや，線を短時間で追えたことが，板書の文字を速く読んだり，辞書を速く引いたりするといった，機能的な活動とどのように関係しているのか，指導する側が説明できる必要があるだろう。線を速く追えたり，ピントを素早く合わせる時間の短縮が，辞書を速く引くとか，板書を速く写すといった機能的ニーズにどれほど貢献するのかについて，説明できればよい。しかし，その効果が限定的であったり，ほとんど影響しない場合は，トレーニング内容を見直す必要があるだろう。トレーニングのためのトレーニングにならないように，常にニーズや機能的活動を意識しながらトレーニングしたいものである。

そのほかのトレーニング法

トレーニングの実際についてはRandall（梁島・石田訳）[11]，稲本ら[12]，氏間[13]などの方法が参考になる。指導例は示されているが，トレーニングの際は，何のために利用するのか，その使用目的を明確にし，その達成に向けた指導が重要である。指導プログラムを実施することが目的とならないようにトレーニング計画を立てたり目標を設定することが指導者には求められる。

第4段階　「よりよく見ようとする態度の醸成」

目的に応じた補助具の選択と未熟達技術を獲得する段階である。不慣れだったり，人前での利用に抵抗感をもっている視覚補助具であっても，目的に応じてよりよい道具を選択して，よりよく見ようとする態度へと進化していく段階である。第3段階までが十分に経験できていることで，例えば，電車の電光掲示板をタブレットのカメラアプリで映して見たとき，問題なく映るタイプと，そうではないタイプがあることを知っている。これまでに利用してきた道具の短所についての自覚が，第4段階の態度の醸成を無理なく進める前提となる。

視覚補助具の使い分け

氏間[7]は，ある小学生が，単眼鏡のトレーニングのみでなく，iPadを利用して見る楽しさを感じながら，見ることの意義を認識することで，単眼鏡の扱いがより能動的になったことを報告している 図8。このような事例からも，いかに第1段階から第3段階までが重要であるかをうかがい知ることができる。

これらの，4つの段階は，スペクトラム状に移行するものであり，また絶対的な順序性があるとは限らない。しかし，視覚補助具を紹介したりトレーニングする際，現段階や次の段階を考える際の一助になると考える。

図8 タブレットと拡大鏡の使い分け
タブレットで見る活動を行ってきたことで,拡大鏡で見る活動も能動的になっていった。

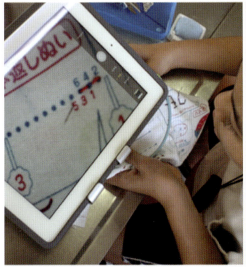
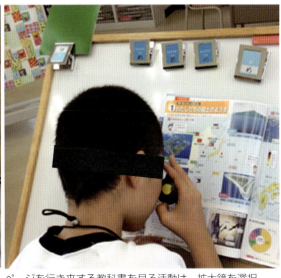

広い視界で,両手を使って行う,針の糸通しはタブレットを選択

ページを行き来する教科書を見る活動は,拡大鏡を選択

おわりに

　弱視者の視覚活用教育の一端を紹介した。現在,大学へ進学したり,就職する弱視者にインタビューすると,従来の弱視レンズよりもスマートフォンなどを視覚補助具として利用するほうが圧倒的に多い。しかし,単眼鏡がなくなると,それは困ると言う。また,タブレットのことが話題に上ることが増えているが,高校,大学,就職と進むのに伴って,パソコンのスキルは重要である。タッチタイピング,ショートカットキー,アクセシビリティ機能,ソフトの効率的な活用などなど,パソコンスキルは視覚補助具と同様,弱視者の将来を確実に支えるツールであるので,計画的な指導が求められる。

文献
1) 香川邦生: 視力の弱い子供の学習支援, 教育出版, 2009.
2) 伊藤知賀子, 竹内祥子: 拡大印刷操作の要点. 弱視教育. 1967; 5(2): 34-38.
3) 村中義夫, 千田耕基: TV式弱視者用拡大明視器を用いた書字訓練の効果について. 弱視教育. 1973; 10(6): 135-140.
4) 湖崎　克ほか: キーラー弱視レンズ長期使用者の使用状況. 弱視教育. 1969; 7(3): 45-50.
5) 田畑ヒサ: 特集 第18回弱視教育研究大会　研究発表: 視覚管理充実のための計画と実践　第1報　弱視レンズの検査と試装. 弱視教育. 1977; 15(4): 61-66.
6) 氏間和仁: 弱視教育におけるタブレットPCの活用の基本的考え方と活用事例. 弱視教育. 2014; 52(3): 21-33.
7) 氏間和仁: 小学校におけるタブレットPCの活用の効果－弱視特別支援学級のA児の指導過程を通して－. 弱視教育. 2015; 53(2): 1-11.
8) Campaña LV, Ouimet DA: iStimulation: Apple iPad Use with Children Who Are Visually Impaired, Including Those with Multiple Disabilities. J Vis Impair Blind. 2015; 109: 67-72.
9) 猪平真理: a.見ることを楽しませ,見る意欲を養う. 視力の弱い子どもの理解と支援(香川邦生編), 教育出版, 1999, p130-131.
10) 佐島　毅: 3.見る機能の発達を促す指導の基本. 小, 中学校における視力の弱い子どもの学習支援(香川邦生編), 教育出版, 2009 p59-68.
11) Randall TJ: Understanding Low Vision. American Foundation for the Blind, 1983. (梁島謙次, 石田みさ子監訳: ロービジョン理論と実践. 第一法規出版, 1992, p199-312.)
12) 稲本正法ほか: 教師と親のための弱視レンズガイド, コレール社, 1996.
13) 氏間和仁: MNREAD-Jkにより拡大鏡の妥当性を検討した1事例. 日本ロービジョン学会誌. 2011; 10: 63-67.

6 ロービジョン専門でないクリニックでロービジョンケアを始めるにあたって

必要最小限揃えるもの

はじめに

初めからすべてのロービジョンの人にケアを行うことは経験，設備，コストなどを考えても現実的ではない。最初は読書（読み）と羞明に対処するところから始めるとよいと思われる。上記のニーズに対応するために最初に揃えておくとよい補助具やその他のグッズを筆者の経験をもとに紹介する。使用方法や処方についての注意点などは本書「4．基本の補助具と使いかた」の各項を参照のこと。価格は税抜き価格。

最低必要なもの

❶ 検眼レンズセット

眼科診療施設には必ずある。通常の視力検査に用いるレンズセットのうちでプラスのレンズは拡大鏡のシミュレーションを行うときに使用できる。4Dが1倍に相当すると考えるなら＋12Dのレンズは3倍，＋16Dは4倍の拡大率と考えられる。患者が拡大鏡を使って見える像がどんな感じなのかを体験するのに便利である。拡大鏡のように少し目に近づけて，見る対象物からレンズを数cm離して使う。

❷ 拡大鏡

ブラックルーペ3.5倍（2655-750，Eschenbach，定価9,700円，図1），ブラックルーペ3倍（2655-150，Eschenbach，定価10,800円，図2），ブラックルーペ5倍（2655-60，Eschenbach，定価7,500円，図3）。

加齢黄斑変性などで視力は不良だが，文字を拡大すれば文章が読める患者に人気である。普通の虫眼鏡のようだが，黒い枠が周囲と拡大された像の境界をはっきりさせて使いやすい。四角い形は新聞などを読むときにわかりやすいという人も多い。5倍のルーペは文章を読むというより，スポット的に拡大したい患者のニーズが高い。3本とも比較的重くて大きめだが，グリップ部が十分大きく手で持ったときのバランスがよいので，少々長時間使用しても疲れは少ない，黒い太い枠なので，どこかに置き忘れたときも見つけやすい，などの特徴がある。逆に携帯には少し不便と思われる。

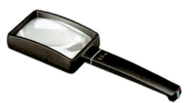
図1 ブラックルーペ3.5倍（2655-750, Eschenbach）

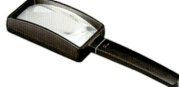
図2 ブラックルーペ3倍（2655-150, Eschenbach）

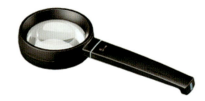
図3 ブラックルーペ5倍（2655-60, Eschenbach）

❸ 携帯型ルーペ(1710-14, Eschenbach, 定価3,900円, 図4)

　ケース一体型でコンパクト(約30g)なので携帯に便利である。レンズ直径は小さいため視野が狭い。倍率は4倍以上のものが市販されているが，基本的には4倍があればよい。外出先であまり目立たずにさっと使えることが長所だが，長時間の読書にはあまり向いていない。上記のブラックルーペより携帯性を重視する場合に考える。

図4 携帯型ルーペ(1710-14, Eschenbach)

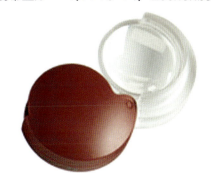

❹ ライト付きルーペ(1511-5, Eschenbach, 定価10,100円, 図5)

　拡大鏡を使用する際に自分自身の影で対象物が暗くなって見えづらい場合や，明るさが確保できない場合に便利である。対象物をルーペに内蔵されたLED電球で照らして見やすくする。使用方法はブラックルーペと同様であるが，長く文章を読むよりスポット的に見るのに使用されることが多い。また地図を見るのにも便利である。電池交換がロービジョン患者には難しいことがあるので説明が必要である。LED電球は消費電力が少なく電池交換の頻度は以前より少なくなった。

図5 ライト付きルーペ(1511-5, Eschenbach)

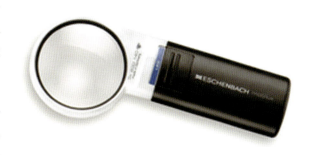

❺ 単眼鏡(Mono 4x12T, Carl Zeiss, 定価38,800円, 図6)

　離れたものを見るのに使用する。バスの行き先表示，鉄道の路線図や運賃などを見たりするときに使う。また1, 2m離れたもの，例えば美術館の展示品などを見るときにも使用できる。各社からいろいろな形や倍率のものが発売されている。Carl Zeissの単眼鏡は焦点を合わすのに鏡筒を前後にスライドする方法で，素早く焦点を合わすことができる。焦点をじっくりと合わせたい場合は他社(ケンコー他)の焦点リングを回して合わせるタイプのほうが目的にかなっている。好みが分かれるところである。高倍率のものは視野が狭く，暗くなるので，初めての場合4倍程度のものが使いやすいと思われる。

図6 単眼鏡(Mono 4x12T, Carl Zeiss)

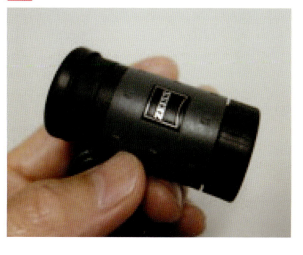

必要最小限揃えるもの　89

❻ **書見台**(103n，システム ギアビジョン，定価5,000円，図7)

　手持ちの拡大鏡を使用する場合，書物をテーブルに置くよりも楽な姿勢で読むことができる。いろいろなタイプのものが出ているが，楽に広げられて安定のよいものが好ましい。

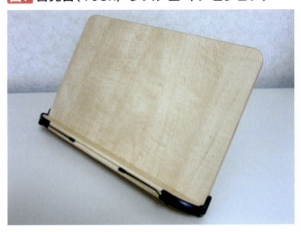

図7 書見台(103n，システム ギアビジョン)

❼ **タイポスコープまたはスミ字用ガイド**(ハガキ封筒宛名書き定規セットV，ジオム社，2,000円税込，図8)

　自分で作成可能であるが，製品も購入できる。図8のような宛名書き用以外にA4の紙などに合わせて記入できる定規や銀行の振込用紙の署名をする部分だけを開けた定規なども発売されている。

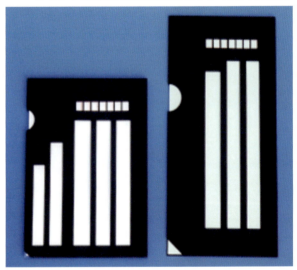

図8 タイポスコープまたはスミ字用ガイド（ハガキ封筒宛名書き定規セットV，ジオム社）

❽ **色つきの定規** 図9

　文具店などで入手できる(数百円)。中心暗点や緑内障で視野欠損のために読書中に行を間違える患者に便利である。透明な定規ではなく，濃い色のついた定規を行に当てて使う。

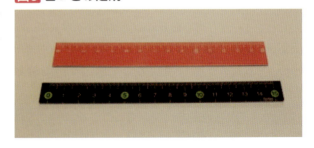

図9 色つきの定規

❾ 拡大読書器

携帯型(コンパクト6HD, システム ギアビジョン, 198,000円, 図10), 据え置き型(メゾフォーカス, システム ギアビジョン, 参考価格198,000〜210,000円, 図11)がある。拡大鏡などでは見えづらい患者にすすめるが, 著者の経験では据え置き型のほうが見やすいという人が多いようである。ルーペや後述のiPadとの違いがはっきりとわかるのは大画面の据え置き型であると思われる。高価で場所もとるが, 拡大鏡で対処できなかった次の手として, できれば揃えておきたい補助具である。メゾフォーカスは据え置き型であるが, 重量が比較的軽く(9.2kg), 折りたたむことができるので, 使用しないときは片付けておくことができる。置きっぱなしになって場所ふさぎにならないのがよい。

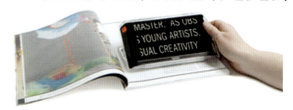

図10 携帯型拡大読書器
（コンパクト6HD, システム ギアビジョン）

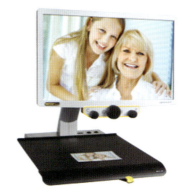

図11 据え置き型拡大読書器
（メゾフォーカス, システム ギアビジョン）

❿ iPad（アップル, 37,800円〜）

疾患の説明のためのアプリケーションを使用するために外来に置いているところも多いと思われる。内蔵のカメラで読みたいものを撮影し, その写真を画面に表示し見たいところを拡大するという単純な使いかたもできるが, p.66, 「iPad, iPhone, その他ICT機器の利用」で述べるように専用のアプリケーションを用いて, 携帯型の拡大読書器のように使うことも可能である。

⓫ 遮光レンズ

多くの種類が発売されているなかで, もっとも羞明が抑えられる色を選ぶので, 数種類のサンプルを揃えておく必要がある。東海光学のSTGテストレンズキット(32,000円, 図12)は検眼枠に入れて使用する。板状のもののように保持する必要がなく, 度付きの遮光眼鏡の処方にも使える。

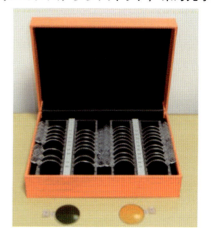

図12 遮光レンズ
（STGテストレンズキット, 東海光学）

6 ロービジョン専門でないクリニックでロービジョンケアを始めるにあたって

クリニックの中をロービジョンフレンドリーにしよう

はじめに

ロービジョンフレンドリーとは"視覚障害に配慮した対応と負担の少ない診療により，ロービジョン者にストレスを感じさせない"ことと理解している。環境整備と接遇について考えてみたい。

環境整備

アプローチ
- 段差などの注意を要する場所は点字ブロックや手すりの設置が望ましく，異なる素材や色で床面に変化をつけると位置がわかりやすい。
- 入り口は透明ガラスなど見通しのよい仕様であれば，屋外の患者について問題や危険の有無を確認できる。安全確保と誘導を兼ねて目の高さにシールを貼るとよい。

照明
待合や廊下など室内の明るさを一定に保つことを心掛けたい。ロービジョン者はわずかな明るさの変化に対しても順応に時間がかかる。窓のある廊下，明室から暗室への移動等，明るさが変化するたびに白けた状態と夜盲に陥るため，迅速に行動できない。

動線
- スポット照明の配置やカラーコントラストの工夫により空間の方向性や位置が把握しやすくなる 図1 。
- 床や壁面に移動方向と距離を示す印があれば位置の把握が容易となる 図2 。
- 室内のパーティションや壁に設けられた開口部の縁に色の変化をつけると，存在を視認しやすく，衝突防止に役立つ 図3 。テープ等で簡便・安価に対応できる。
- 壁の存在をわかりやすくするツールとして絵や写真を活用すると，さりげなく，誰に対しても居心地の良い空間となる 図4 。

図1 カラーコントラストの工夫
患者の傍にある処置用ワゴンは下敷きでコントラストをつけると存在がわかりやすく衝突を防ぐ。

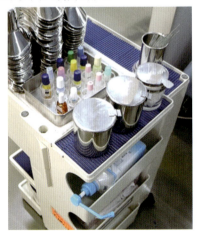

図2 移動方向と距離を示す印

診察室の入り口から椅子に向かう床面の目印が移動の方向と距離を示す。

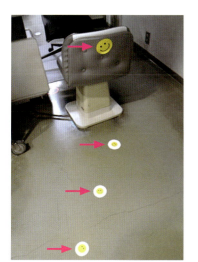

図3 開口部のふちに色の変化をつける

向う側と同色の壁の開口部の縁には、違和感のないコントラストで、位置をわかりやすく工夫。

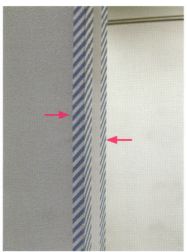

図4 壁の存在をわかりやすくする

絵や花を飾って壁の存在や位置をそれとなく知らせる。

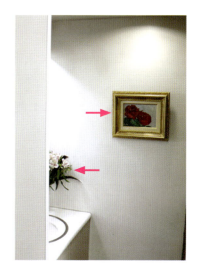

医療機器

- 複数の検査機器がある場合、設置面や椅子に別個の印をつければ、移動の方向と座る位置を説明しやすく、患者もわかりやすい 図5。
- 暗室では椅子や機器の角に蛍光シールを貼り、顎台の周囲にコントラストをつければ位置がわかりやすく、衝突防止に有用である 図6、図7。着席するまでの間、ピンスポット照明があればさらにわかりやすく安全である。

図5 異なる印をつけた検査用椅子

着席する場所がわかりやすい。

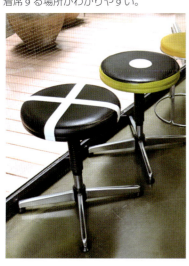

図6 検査機器の角に蛍光シールを貼る

暗室内も安全に移動。

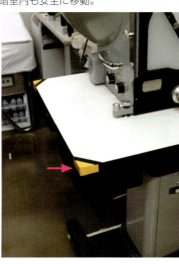

図7 高コントラストのカラーテープを貼る

顎台の位置をわかりやすく。

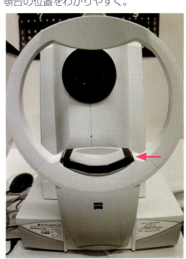

クリニックの中をロービジョンフレンドリーにしよう

トイレ

- カラーコントラストを工夫して，ドアのハンドルと鍵，便器，水流レバーや押しボタン，ペーパーホルダーなどの仕様と位置をわかりやすくする。

便座の開閉状態が一目瞭然となるトイレ用インテリアシートも安価に入手できる 図8 ，図9 。

図8 カラーコントラストで工夫
周囲に貼ったカラーシートで位置をわかりやすくしたドアのハンドルとスイッチ。

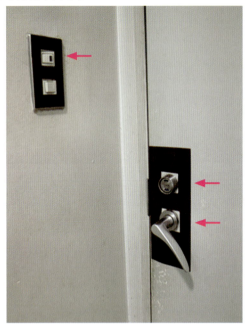

図9 トイレ用インテリアシートなどの利用
内部の状況と配置をわかりやすく改良。

①閉じた蓋

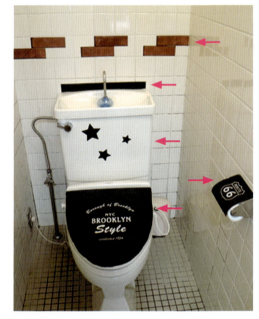

②開いた蓋

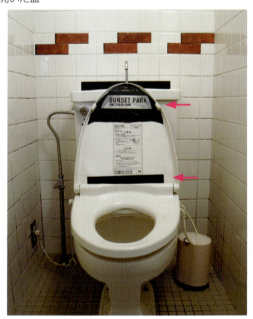

院内表示

- 案内板は白地に黒文字よりも黒地に白文字が白内障など混濁のある患者にわかりやすい。
- 通常は，明朝体よりも線の太さが縦・横均等なゴシック体が読み取りやすいが，文字の大きさに比して余白が少ない字体は判読困難となるので注意する。
- 掲示物と設置面にもコントラストがあれば発見しやすい。"壁面と掲示物"，"表示面と文字"の2段階のコントラストで掲示する 図10 。

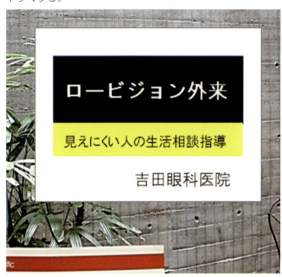

図10 案内表示

設置面とのコントラストで存在を知らせ，白黒反転文字で見やすくする。

接遇

手引き

　眼科で働く者のエチケットとして手引きの方法を知っておく。手引きの知識があれば互いに歩きやすく，視覚障害者が手引き者の動きを理解しやすい。視覚障害者の横，半歩前に立ち，腕を自然に下げた状態で「肘の上を持ってください」と声かけし，視覚障害者の肘に手か肘で軽く触れて手引き者の腕の位置を知らせ，視覚障害者の手を自分の肘に誘導して握らせ，そのまま歩調をそろえて歩く 図11 。

　患者によっては手を肩に添える，あるいは手を前に引くスタイルを好む場合もあり，場面によっても臨機応変な対応を求められるが，何かするときや環境の変化があれば，例えば「左へ曲がります」「狭くなります」「階段を3段下がります」「暗室に入ります」など，必ず一声かけて状況を共有した後に行動を開始することが大切である。

　着席する際には椅子の背もたれと座面に手を触れて向きと高さを知らせる。うしろや前から両肩を押すことは禁物である。

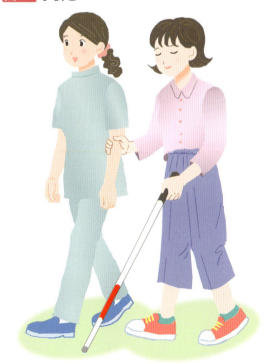

図11 手引き

投薬

　同じ形の点眼瓶を数種類処方する場合，薬剤ごとに各種の突起シール，セロハンテープや輪ゴムなどを利用して触覚で区別できるよう工夫したい。

会計

　ロービジョン者はお金の弁別が困難なことも多い。お金のやり取りは種別と数を声に出してわかりやすく手渡し，本人が確認するのをゆっくりと待つ。そのことを日頃から担当者に指導する。

コミュニケーション

　ロービジョン者が医療従事者に対して強く望むことは"気配り"と"コミュニケーション"を持てることである。患者の見え方は一人ひとり異なるため，必要な援助や応対についての要望も異なることから，何よりもコミュニケーションを取ることが大切で，率直にわからないことを聞くことで相互に安心感や信頼が高まる。

・屋外から建物内へ入ったロービジョン者は，暗順応障害のため，しばらくは周囲の様子がわからず入口で立ち止まる。受付や待合の位置はどこか，周囲の状況把握は視覚では不安なことから聴覚に頼ることが多い。
　受付から「こんにちは」の声掛けによって存在を認識されていることがわかり，声の方角から受付の位置を推察できる 図12 。

・視覚に問題があっても白杖を持たない患者も多く，白杖を持たないからロービジョンでない，とは限らない。どのような患者に対しても，入ってきた姿を目に留めれば直ちに挨拶の声掛けをするよう，受付担当者に指導しておきたい。

・診察や検査を待つ間にも目配りを忘れない。検査や会計でなくても洗面所の利用などで移動を要する場合もある。患者が椅子から立ち上がる姿を見れば患者の傍に行き「お手伝いしましょうか？」と声をかけるよう心掛ける。

・手引きが必要であっても見えにくいことを周囲に知られたくない患者も多く，手を貸してほしくない場面もある。声掛けや説明は聞こえる程度の声で，必要とする支援を，さりげなく，周囲から目立たず，自然な振る舞いに映るように心がけたい。

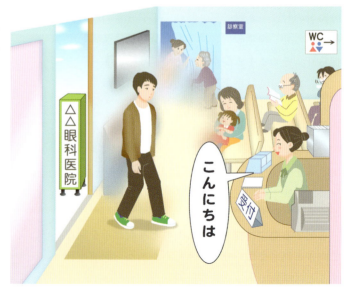

図12 コミュニケーション
暗順応が低下したロービジョン者は玄関を入っても，すぐには内部の様子がわからず立ち往生する。受付担当者の声を頼りに受付の位置を把握する。

6 ロービジョン専門でないクリニックでロービジョンケアを始めるにあたって

まずはこのような患者からスタート

はじめに

　白内障手術をこれから始めようとする医師がZinn小帯脆弱例や散瞳不良例ではなく，難しくない眼を最初の症例に選ぶように，ロービジョンケアを始めようとするとき，適切な症例を選ぶことが大切である。

　経験の浅いうちに難治症例にチャレンジしてうまくいかなかった場合，ロービジョンケアを続けていく気力がなくなることが予想される。そうならないように適切な症例についてオススメを述べたい。

まずは「羞明」に困っている，初期の網膜色素変性患者からスタートしよう

　網膜色素変性患者では，病期にかかわらず羞明を訴えることが多い。患者は必ずしも「まぶしい」という表現を使わないので，「天気の良い日は信号の色がわかりにくくないですか」，「手をかざしたほうが見やすくないですか」，「テレビやパソコンの画面のちらつきはないですか」などの日常生活に関連した具体的な質問をしてみよう。そこから，患者の気がつかない羞明の有無を聞き出すことができる。遮光眼鏡のトライアルキットを外来に備えておこう 図1 。

図1 遮光眼鏡トライアルキット26色（東海光学）（定価55,080円（税込み））

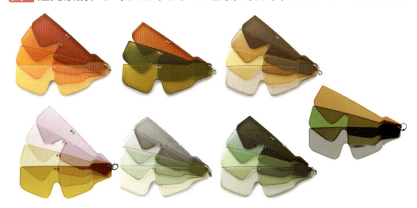

症例1：37歳，男性　網膜色素変性

視力は右眼0.8（1.2），左眼0.7（1.2），視野検査の結果を 図2 に示す。「屋外に出ると白っぽく見える，目が痛いときがある」との訴えがあった。

患者と一緒に屋外に出て，遮光眼鏡のトライアルレンズを目の前にかざすと，「白っぽく見えていたのが軽減し，物の輪郭がはっきりする」と言われる。羞明を軽減し，なおかつ暗く見えないカラー，今回はCCPシリーズのYLを選択した。フレームは前方光だけでなく，上下および左右光をカットでき，眼鏡の上からも装用できるオーバーグラスタイプを選んだ 図3 。さらに日差しの強い日は，つばのある帽子の併用を勧めた。

図2 症例1のGoldmann視野
両眼：中間周辺部に弓状暗点があるが，羞明の自覚症状はない。

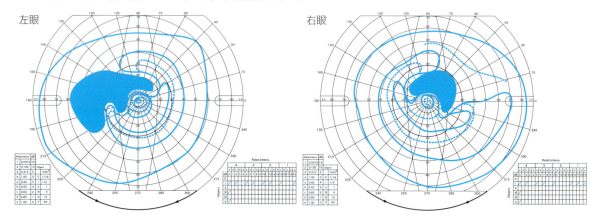

図3 オーバーグラス（タイプM）カラー YL（東海光学）

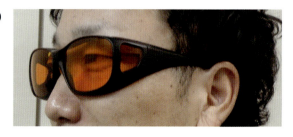

遮光眼鏡の選択

遮光眼鏡の選択は必ず羞明を感じる場面で実施することが原則である。晴天時や室内でのパソコン作業など，患者の羞明症状に合わせて，トライアルレンズを使い遮光眼鏡の選択をしよう。トライアルレンズは，中間のカラー（BR，FL，MG，OGなど）から開始し，まだまぶしさが残っているなら徐々に濃いカラー（FR，TR，UG，YGなど）に合わせていく，逆に暗く見えるなら明るいカラー（AC，LG，LY，NL，OY，SC，SP，YLなど）に合わせていく手順である。

ロービジョンケアのスタートに初期の網膜色素変性患者を選ぶ理由は，視力が良好で周辺視野も保有しているため，就労支援や歩行訓練などの難易度の高いロービジョンケアが必要ないことが挙げられる。

まずは「読み書き」に困っている，加齢黄斑変性患者からスタートしよう

「本や新聞が読みたい」，「日記を書きたい」など，ロービジョン患者の最も多いニーズは読み書きである。両眼性の加齢黄斑変性の場合，中心暗点によりコントラスト感度低下や歪視があるため読み書きに困る症例が多い。日本の身体障害者の認定基準は良いほうの眼の矯正視力が0.6，他眼が0.02以下である。これを基準にして，良いほうの眼の矯正視力が0.5以下なら，「新聞の文字は読めるか」，「署名は難しくないか」など，読み書きに関して困難がないかを具体的に質問してみよう。

症例2：82歳，女性　加齢黄斑変性

視力は右眼0.03（0.04×sph−0.75D＝cyl−1.50D Ax180°），左眼0.3（0.4×sph＋0.25D＝cyl−1.00D Ax90°）。視野検査の結果を 図4 に示す。若い頃から読書が好きで，「料理の本を読みたい」という相談で来院された。

加齢黄斑変性患者に限らず，現在の所持眼鏡の屈折度数が合っているかをチェックするのは最初にすべきロービジョンケアである。この症例の場合，所持眼鏡の遠近両用眼鏡はほぼ屈折度数は合っていたが，累進屈折力レンズをうまく使えていなかった。視野障害のある患者は最もよく見える範囲と累進屈折力レンズの範囲が合わないことがある。近方をシャープに見るために近用の単焦点眼鏡, nRV＝0.05 （0.09×sph＋2.25D＝cyl−1.50D Ax180°），nLV＝0.09 （0.2×sph＋3.25D＝cyl−1.00D Ax90°）を処方した。

3.5倍の手持ちルーペ（拡大鏡）を持参されたが，照明や書見台，タイポスコープ（p.90参照）を併用することで，2.8倍の手持ち拡大鏡でもスラスラ本が読めるようになった。拡大鏡は倍率が高くなるほど，レンズ内に入る文字数は少なくなるので，最もよく読める最低倍率を選択する。またiPad®をお孫さんと共有されていたので，キャスター付きの専用台に載せ，前後・左右に動かしながら読字できるiPad®用専用台を紹介した 図5 。

図4 症例2のGoldmann視野
両眼：中心暗点。

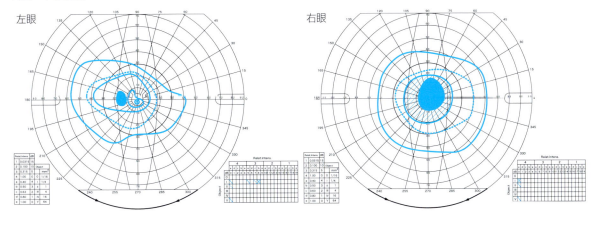

まずはこのような患者からスタート　99

図5 iPad®用専用台　コロコロ号（スタンドタイプ）（定価800円（税込み））
背面カメラで拡大読書器のように利用できる。

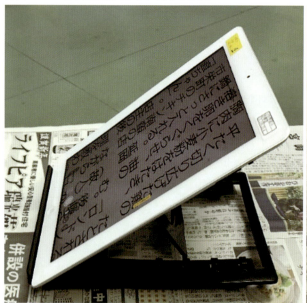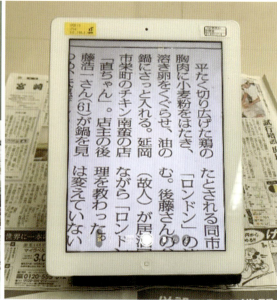

拡大鏡や拡大読書器

　中心暗点の症例では読み書きしたい対象物に近づいて見ることで，中心暗点が小さくなり見やすくなる。読みたい物を拡大コピーしたり，拡大鏡や拡大読書器で拡大する方法を紹介しよう。

　加齢黄斑変性はコントラスト感度低下があるため，一般的にはLEDライト付拡大鏡が勧められる。しかし拡大鏡は携帯できるため，商品の値段や詳細を見るのに活用できるが，長時間の読書には向いていない。

　時間をかけてゆっくり読み書きをしたい場合は拡大読書器を勧めよう。拡大読書器は見たい対象物を可動テーブル（以下XYテーブル）に置き，モニターに映し出す補助具である。拡大読書器の選択は，XYテーブルが縦書き，横書き時に単独で動くことが1つのポイントになる。身体障害者手帳を所有していれば日常生活用具として給付される。機器操作に抵抗のある高齢者が多いが，読み書きだけでなく，「薬や食品の賞味期限が確認できる」，「お孫さんの写真を拡大して見ることができる」，「野菜や果物の汚れをチェックできる」等の説明をすると受け入れやすい。

　ロービジョンケアのスタートに加齢黄斑変性を選ぶ理由は経済的に安定している年齢層であり，かつ中心暗点が主症状で就労支援や歩行訓練が必要ないことが挙げられる。注意点として，抗VEGF薬療法治療中は少なくとも3カ月間視力が安定してから，ロービジョンケアをスタートしたほうが良いことも覚えておこう。

6 ロービジョン専門でないクリニックでロービジョンケアを始めるにあたって

大学病院で始める場合

はじめに

大学病院では幅広い患者層に対応することや，学生，若手医師，視能訓練士などへの教育的な観点からもロービジョンケア(LVC)を行うことの意義は大きいと思われる．すでにLVCを行っている大学病院はよいが，未経験の大学病院が新しく始めようとすると意外と難しく感じるかもしれない．筆者らの施設でロービジョン外来を開設した経験をもとに，主に私見ではあるが大学病院でのLVCの始め方について述べる．

大学病院で始めるために大切な点

大学病院の特徴

高度医療を担う病院としての大学病院の立場からは次のようなことが言えるだろう．
1) 患者数も多く重症例が多いため，通院中あるいは入院中の患者にもLVCの対象となる患者が多い．
2) 近隣の医療機関からある程度高度のLVCを行う施設として紹介患者の受け入れを期待される．

しかし，実際のところ多くの大学病院でLVCに対する取り組みはまだまだ遅れていると思われる．それには次のような要因が考えられる．
3) 医師数は多いが専門が細分化されており，LVCを専門とする医師はおろか，まったく知識も経験もない医師がほとんどである．LVCに対する理解や情熱を持つ医師が少ない．
4) 医師の入れ替わりが激しい．
5) 何をするにも部長医師や事務方などの了解を取る必要がある．

しかしながら，実は大学病院というところは
6) 視能訓練士，メディカルソーシャルワーカー(MSW)などLVCに必要な人材がそろっている．
7) 医師数はある程度以上いるので，やりくりすればLVCに携わることのできる医師の確保は可能なことが多い．

というアドバンテージもある．

大学病院で行う方法

大学病院でロービジョンケアを行うには，ロービジョン外来を設置して集中的に行う方法と，各医師が自分の外来の中で個別に行う方法がある．

これには一長一短があり，どちらがいいというものではないが，LVCは時間や手間がかかるため，一般の外来中にLVCを行うと外来が渋滞してしまうことや，検査を担当する視能訓練士がLVCのために拘束されると他の外来患者の検査に支障をきたすため，ロービジョン外来を設置して行う方が運営はスムーズにいくのではないかと思う．筆者らの施設でもそのように専門のロービジョン外来を設け，完全予約制で外来を行っている．

ロービジョン外来開設まで

　大学病院において医師1人の力で新規にロービジョン外来を立ち上げ，運営していくことは不可能ではないかもしれないが，おそらく相当に困難なことである。ロービジョン外来は難しいのではないか，個人への負担が大きいのではないか，などと考えて断念してしまうケースも多いかもしれない。しかし，先だって述べたように大学病院はスタッフに恵まれているのだから，それをうまく活用することを考えるべきである。複数の医師や視能訓練士，看護師，MSW，事務職員などの協力を得て，病院全体で取り組むことが大学病院でのロービジョン外来の運営には不可欠であろう。

　一方，多くの人間を動かすには，誰か中心となってまとめ上げていく人間が必要で，これは眼科医師が担うことがふさわしい。

　そこで，まず中心となる眼科医師を1人決定することである。基礎知識の習得と診療報酬を得るための施設基準を満たすため，この医師は視覚障碍者補装具判定医師研修会(医師研)を修了しなければならない。医師研で学べばLVCがどのようなものかはだいたいわかると思うので，その中からできそうなことを選んで，参加してくれる職員を探し，役割分担を行う。これには診療部長の医師の理解と協力が必要であることは言うまでもない。

　もう1つ大切なことは，大学病院だからといっても，何もかもできるわけではないので，できないことはあまり無理せず，上手に他の施設につなぐことを心掛けることである。

著者らのロービジョン外来

　名古屋市立大学病院アイセンターのロービジョン外来について簡単に紹介する。本外来は筆者が中心となり2015年秋に開設された。今の体制は週1回午後に外来を行っており，主に視能訓練士が対応しているほか，医師1名が配置されている。対象患者は当アイセンター外来にてフォローしている患者が主ではあるが，病棟看護師からの依頼や他院からの紹介患者も受け入れている。

　筆者の役割は医師研に参加したことと，いろいろとお願いをして回ることが主であって，実務は視能訓練士2名が行い，患者およびロービジョン担当医はフォローに回っている。この視能訓練士2名はロービジョン外来を始めるにあたり，医師研の補助員を兼ねて国立リハビリテーションセンター病院で研修してもらった。問診によるニーズの把握から始め，ルーペや拡大読書器の処方 図1，遮光眼鏡の処方，MSWによる福祉相談などのLVCを主に行っている。これに付随して身体障害者手帳の申請をはじめとする書類作成の必要が生じるが，そのような書類作成を含め，原疾患のフォローアップはロービジョン外来ではなく，もともとの主治医が対応するようにしている。そうでないとロービジョン外来は回っていかない。

図1 ロービジョン外来の様子
①ルーペ処方しているところ(被験者はモデル)
②拡大読書器の訓練(被験者はモデル)

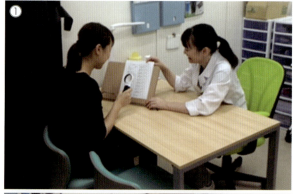

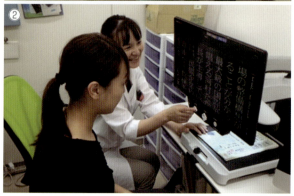

また，月に一度名古屋市総合リハビリテーションセンター（リハセン）視覚支援課から歩行訓練士が出張して外来に参加していただいている。そのため，著者らの施設内で簡単な歩行訓練などを体験していただくことができ図2。興味がある人は引き続きリハセンに通所してもらうこともできる。リハセンでは音声パソコンの練習や点字など高度な訓練も可能であるし，リハセンを通じてさらに他の施設へつなぐこともできる。本年度からは名古屋ライトハウスからも職員を派遣してもらうことになっている。このような懇意の福祉施設を持つことはLVCにおいて大きく役立つ。

　職員の技能向上と親睦を兼ねて，院内の勉強会も定期的に開催するようにしている図3。

図2 歩行訓練の様子（被験者はモデル）

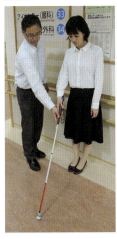
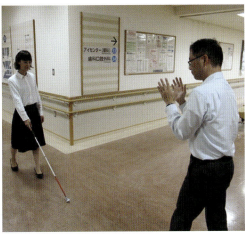
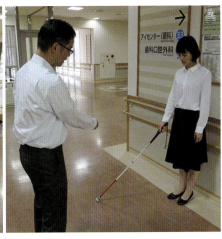

図3 院内勉強会
①遮光眼鏡の勉強会
②拡大読書器の勉強会

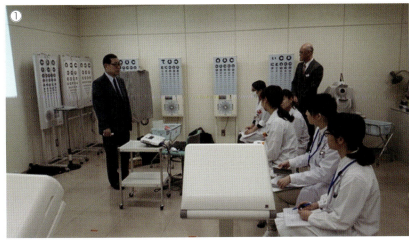
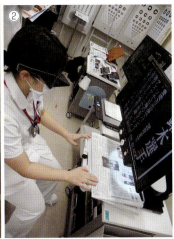

大学病院で始める場合　103

大学病院でロービジョン外来を成功させるコツの1つにLVCを必要とする患者のニーズをうまく掘り起こすことと，それぞれの患者に適したLVCを適切な方法で提供するということがあると思われる。すなわち，この患者にはLVCが必要であるか，どのようなLVCをお勧めするべきか，そしてお勧めしたLVCが有効に働きそうか，を見極めることが大切である。ことに高齢の患者ではLVCに対して興味や意欲を持ってもらえるかどうかが成功の決め手になるので，患者にとって身近で患者のことを理解している存在，つまり日ごろ診療に当たっている担当医師の役割は重要である（LVCには患者がやる気になってくれることが必要で，患者にとって役に立たないことや興味のないことを提案しても効果が期待できない）。しかし，先述したように一般の外来を担当する医師は，初期にはまだ十分な知識を持っていないことも多いので，どうすればよいかわからないことも多い。そのような時には，私たちの施設であれば筆者（各大学でLVCの中心になる医師）やLVCを担当する視能訓練士に相談してもらうようにしている。また，視力や視野の検査中に患者の訴えや患者の様子から，検査を担当した視能訓練士がLVCの適応があると考えた場合には，視能訓練士から担当医師に対してLVCの提案を行うこともある。このようにして各担当医師からうまくロービジョン外来に患者さんを誘導してもらうようにしている。ロービジョン外来を受診後には，施行したLVCの内容とそれに対する患者の反応などを，なるべく紹介医師にフィードバックし，知識の向上につなげるようにしている。

おわりに

今日LVCの必要性は日に日に増していて，大学病院でもLVCは避けて通れない分野になっている。LVCは一見難しいがやる気と工夫次第で大学病院でも十分に可能で，患者にも喜んでもらえ，やりがいもある。ぜひ挑戦してみていただきたい。

6 ロービジョン専門でないクリニックでロービジョンケアを始めるにあたって

総合病院で始める場合

はじめに

　ロービジョンケアを始めるうえで，医療者の役割として大切なことは，「見えないからできない」と患者があきらめていることに対して，患者の保有視機能と，聴覚，触覚などの視覚以外の感覚をともに活用し，「見えにくいけどできるかも！」と感じてもらえるようにすることである。

　ロービジョンケアは，眼科領域のリハビリテーションであり，そのリハビリテーションは治療と併行しながら，できるだけ早期に開始することが望ましい。というのは，総合病院では，医師および患者自身も「病院は治療をする場である」という考えを有する者が多く，特に患者は，「治療によって，いつか見やすくなるはず」という期待を持っているために，ロービジョンケアを受けたいと思っている者が少ない現状がある。そして，患者は視機能低下の期間が長期にわたると，日常生活に不便を感じていても，ロービジョンケアを受けることに積極的にならなくなるためである[1]。

　総合病院でロービジョン専門外来を開設するには，人員的，時間的不足から，困難であることが多い。それゆえに，多職種が連携して取り組む必要がある。さらに，ロービジョンケアには，何か特別な準備や取り組みが必要であると思われがちであるが，決してそうではない。クリニックや総合病院といった『かかりつけ』となりうる医療機関で治療と併行してロービジョンケアが導入されることで，『特別ではない』ロービジョンケアの実践が可能になると考える。

できる範囲で，できることから始める

　ロービジョンケアには，①ニーズの特定，②視機能評価，③書類作成，④社会資源の活用，⑤視覚補助具の紹介，⑥環境整備という6つのステップがある[2]が，日々の業務の中にも，この6ステップに対応するロービジョンケアの取り組みへの手がかりが多くある。これらの手がかりをていねいに分析することで，最初のステップであり，ロービジョンケアのポイントである「患者のニーズ」を特定することができる。ロービジョンケアを実践する際には，患者・医療者双方の視点で，患者とともに，できることから始めたい。

　当院では，これらの手がかりを見落とさないように，普段から心がけているキーワードが3つある。

キーワード①　「みる」

患者からのサインを見逃さない

　検査時，診察時には患者の様子をよく観察し，患者からのサインを見逃さないように心がける。

　例えば，患者が検査室や診察室へ入室する際にも，ちょっとした気配りで「患者のニーズ」について手がかりを得ることができる 図1。患者が入室するまでに時間がかかっていたり，移動の際に周囲を見回すような仕草が見られたりする場合には，「今日はおひとりですか？」などと声かけするとよい。そのひと言をきっかけに，"普段はどのように移動しているのか"，"移動支援のサービスがあれば希望するか"というように，ニーズの特定につながっていく。

図1　入室時の様子を観察

視野狭窄の患者の場合は，保有視野で安全を確認しようとする仕草が見られることが多い。
移動にご不自由されている様子がうかがえたら，「今日はおひとりですか？」と声をかけてみるとよい。

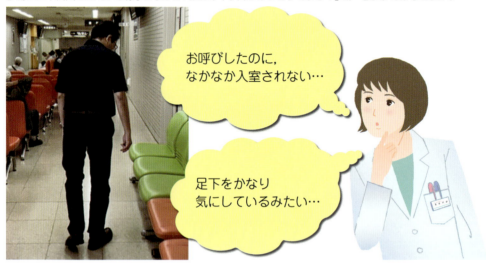

偏心視獲得の有無を確認

　また，中心暗点がある場合には，最初に患者の偏心視獲得の有無を確認する必要がある。偏心視が獲得されていない場合，患者は暗点内の見えにくい中心窩付近で対象物を捉えようとするため，補助具の必要倍率が高くなり，適切な補助具の選定が困難となるためである[3]。

　視力検査時に患者を観察することで，患者が偏心視を獲得しているかどうかを大まかに確認することができる 図2。偏心視が獲得できていない様子であれば，事前に測定しておいた視野検査の結果を参考に，視力検査用のLandolt環視標を動かしながら呈示し 図3，患者自身の視野の「見やすい」部分（偏心視域）を，患者と共有できるようになるとよい。

図2 偏心視の確認と中心暗点の見え方
検査時には患者の応答だけでなく，視線にも注意するとよい。

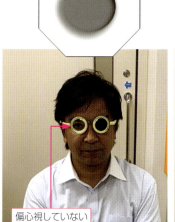
偏心視していない

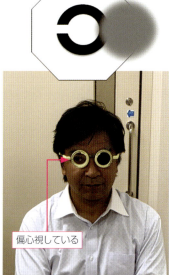
偏心視している

図3 偏心視が獲得できていない場合の呈示方法
患者に正面を見てもらい，検者が視標を動かす。どの位置に呈示すると見やすいか，患者とともに確認するとよい。

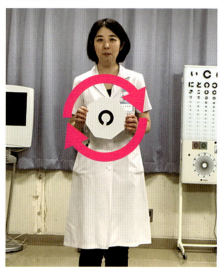

キーワード②　「きく」

　検査時や診察時の患者とのやり取りから，ニーズを聴き取る。患者の方から「ロービジョンケアが受けたい」との意思表示がなくても，医療者から「読んだり書いたりすることで，不自由されていることはありませんか？」と声かけしてみるとよい。医療者から発信することで，患者も見えにくさを訴えやすくなる。

キーワード③ 「つなぐ」

　自院や自職種で実践するのに少しハードルの高さを感じた時には，すみやかに他施設や他職種に相談することが大切である。また，他の診療科や他職種と連携したアプローチが可能な点は，総合病院でロービジョンケアを実践する際のメリットである。他職種と連携する際には，患者の見え方の特徴をていねいに伝えるとよい 図4。

　また，「つなぐ」には，未来へつなぐ意味も含まれている。ニーズはあるものの，患者の気持ちがロービジョンケアを受ける方向に向いていないと感じられた時は情報提供にとどめ，「何か不自由があったら，いつでも声をかけてくださいね」などと医療者が声をかけることで，患者のタイミングで，ロービジョンケアを受けられる体制へとつないでいく。

図4 他職種に見え方を伝える時のポイント
患者の見え方を専門用語は使わずに，具体例を挙げると伝わりやすい。

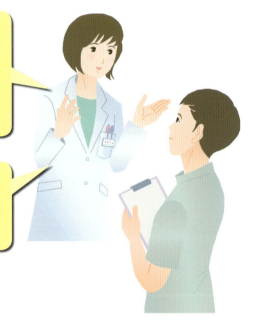

視力は○○です。拡大鏡をお使いになっていますが，通常の印刷物（12ポイント）では読みにくいと思います。
（施設の）電話番号などお伝えする際には，黒いマジックで大きめに書いて渡していただけるとよいと思います。

視野が狭くなっています。足下がかなり見にくいので，配線やイス等に注意して下さい。
視野の上の方に見やすい部分があります。

おわりに

　患者が医療機関で医療者に見せる姿は，患者の日常生活の中のほんのわずかな時間である。普段から患者の気持ちに寄り添い，患者の生活を思い描きながら，ロービジョンケアを実践していくことを心がけたい。

文献
1) 林　由美子ほか：富山大学附属病院眼科におけるロービジョン患者へのアンケート調査結果. 日本視能訓練士協会誌. 2013; 42: 191-199.
2) 仲泊　聡：ロービジョンケアとは. 大鹿哲郎ほか（編）：専門医のための眼科診療クオリファイ26 ロービジョンケアの実際, 中山書店, 2015, p2-8.
3) 三輪まり枝：ロービジョンケアの実際−視能訓練士の立場から−. 神経眼科. 2017; 34: 12-24.

6 ロービジョン専門でないクリニックでロービジョンケアを始めるにあたって

眼科クリニックで始める場合

はじめに

　著者は1997年に開業した眼科クリニックの医師で，内眼手術は行わず，1人で診療に当たっている。縁があって2009年9月から広島大学病院眼科で完全予約制のロービジョン外来を開設した。その一方，眼科クリニックのロービジョンケアの必要性を感じつつ，自院でロービジョン外来を開始するのは2014年3月と4年半の時間差が生じた。これは主に「時間的・人材的・経済的な要因が不十分である」と経営者としての判断であった。

　しかし，実際に始めてみると眼科クリニック特有の利点もたくさんあることがわかった。自身の経験から大学病院と比較した眼科クリニックのロービジョンケアの特徴とケアを始めるメリットおよびそのポイントを述べる。

眼科クリニックでの問題点と解決策

　まずは自院でロービジョン外来を開始するまでに感じた問題点とその解決策について述べる。

❶ 時間的問題

　1人で診療しているクリニックでは一般外来診療中にロービジョンケアを医師だけで行うことは不可能である。複数の医師で診療しているクリニックなら，うち1人が比較的余裕がある時間帯に予約診療の形で担当することは可能と思う。しかし，多くのクリニックは1人医師体制なので，ロービジョンケア専属の視能訓練士と相談をしながらロービジョン外来を行うのがよいと考える。この際の最大のポイントは，どんなに外来が忙しくても，予約時間内（当院では1人1時間半）は専属の視能訓練士がその予約患者だけに集中してケアを行い，それ以外の業務はしないことである。専属視能訓練士がロービジョンケアに集中することで責任感を持ち，スキルアップとやる気を得ることができる。また，患者の満足度も上がるからである。

❷ 人材的問題

　十分なスキルとやる気のある視能訓練士とはじめから一緒にロービジョン外来を開始することができればよいが，そのようなケースは少ない。多くは自院のスタッフを育てることから始める必要がある。一方，最初からケアに自信を持っている医師も少ないと思うので，始めるときには地域の先人に相談をして，そのノウハウやスキルアップの方法を求めるのがよいと思う。広島県では当院のロービジョンケア専属視能訓練士が積極的に各地の病院やクリニックに出向き，具体的なロービジョンケアの啓発活動を行っている。また，著者自身も定期的にロービジョンケア勉強会を開催し，地域のレベルアップを図っている。

眼科クリニックで始める場合　109

❸ 経済的問題

　著者がロービジョンケアに取り組み始めた2009年には直接的な診療報酬の設定はなかった。しかし，諸先輩の働きかけによって2012年の診療報酬改定でロービジョン検査判断料が新設され，視能訓練士の人件費相当の診療報酬が確保された。これにより少し経済的な問題は減少したが，ロービジョンケアの普及が広がるほどのインセンティブではない。とはいえ，後述のような間接的な利点を考慮すれば，自院の価値を上げるコンテンツとなる。

大学病院と比較した特徴

　次に大学病院眼科ロービジョン外来と比較した結果 表1 から，眼科クリニックでのロービジョン外来の特徴を述べる。

❶ 対象患者が高齢

　広島大学病院の対象患者と奈良井眼科の対象患者の年齢を比較すると約9年の高齢化を認めた。

❷ 対象患者が軽症

　大学病院と比べれば，障害者手帳4級以下や取得前の比較的軽症の患者が対象となることが多かった。

❸ 既知の患者から開始

　大学病院では紹介患者だけでなく院内の患者も初見からケアを始める必要があるが，自院のロービジョン外来は既知の患者を対象にロービジョンケアを始めることができる。

表1 **大学病院と眼科クリニックのロービジョン外来の比較**

	広島大学病院	奈良井眼科
診療域人口	280万人	1万5千人
常勤医	24人	1人
1日外来数	約200人	約90人
月最大予約数	4人	6人
開設日	2009年9月	2014年3月
予約待ち月数	5カ月	2カ月
登録患者数	100人	82人
患者平均年齢	55.6歳±23.8歳	64.8歳±22.6歳*
手帳3級以上	61%	38%**
最多疾患	緑内障	緑内障

* ：$p < 0.01$，student t-test
** ：$p < 0.05$，χ^2 test
（2018年2月末時点）

眼科クリニックの利点

以上から，ロービジョンケアを始める眼科クリニック特有のメリットを述べる。

❶ 一般診療の延長線上から始めることができる

既存のクリニックであれば，すでに患者との信頼関係が構築されていることが多いので，ロービジョンケアで一番難しい「心のケア」を行いやすい。

❷ 軽症の患者からケアを行うことができる

重症化する前にケアを開始するので比較的早期からの助言・支援を行うことができる。結果，日常生活・活動の改善や就労継続等につながりやすい。

❸ 診療時間や人材配置などの診療形態のデザインを自分で選ぶことができる

特に完全予約制のケアを行うことで，自院の限られた時空間的・人材的な資源を有効活用しやすい。例えば手術をしているクリニックであれば，手術時間中の空いている外来を利用して視能訓練士が予約ケアを行い，術後にその報告を受けてプランの作成や評価をするなど，自院にあった工夫ができる。

❹ 患者のニーズやクリニックの事情に合わせて補助具や機器の購入ができる

最初から高価な機器を揃える必要はないので，初期投資が少なくてすみ，かつ必要になったものだけを少しずつ購入すればよい。

❺ 地域の連携先と顔の見える関係を築きやすい

大学病院と異なり小回りが効く眼科クリニックであれば，自立訓練施設・障害者情報センターなど地域の支援施設だけでなく民間企業との連携も取りやすい。

❻ 高齢患者に対応するために地域医療や地域福祉の勉強ができる

地域包括ケアシステム等を活用することで，地域包括支援センターや介護療養型医療施設などの地域の医療・福祉関係の施設とも連携しやすくなる。

❼ 自身の年齢に関係なく始めることができる

スキル習得に若さが有利である手術とは異なり，患者の気持ちに寄り添う共感力や一般常識・教養が重要であるロービジョンケアはむしろ社会的な経験の豊富な方が有利である。

おわりに

ロービジョンケアや視覚障害リハビリテーションを行うことは手術を行うことと同様，患者に直接喜んでいただける。そして，そのスキルをケアマインドを持ったスタッフと共に勉強して身につけることは地域での評判を上げる特徴あるコンテンツの1つとなるので，結果として自院の経営が安定する。

また，目が不自由になった患者を地域の社会インフラにつなげて社会復帰を見届けることもこれからの眼科の標準医療であると思う。そのためには地域の多くの眼科クリニックが目のかかりつけ医としてロービジョンケアに取り組むことが必要である。それが結果として，眼科業界全体の社会的な価値を高めると考える。

6 ロービジョン専門でないクリニックでロービジョンケアを始めるにあたって

ロービジョン検査判断料

ロービジョンケアの診療報酬と請求できる資格について

2012年の診療報酬改定でロービジョン検査判断料（250点）が新設された。これは一般の眼科検査と異なり，一定の基準を満たした医療施設でないと診療報酬が算定できない。

D270-2　ロービジョン検査判断料　250点

注　別に厚生労働大臣が定める施設基準に適合しているものとして地方厚生局長等に届け出た保険医療機関において行われる場合に1月に1回に限り算定する。

(1)　身体障害者福祉法別表に定める障害程度の視覚障害を有するもの（ただし身体障害者手帳の所持の有無を問わない。）に対して，眼科学的検査（D282-3　コンタクトレンズ検査料を除く。）を行い，その結果を踏まえ，患者の保有視機能を評価し，それに応じた適切な視覚的補助具（補装具を含む。）の選定と，生活訓練・職業訓練を行っている施設等との連携を含め，療養上の指導管理を行った場合に限り算定する。

(2)　当該判断料は，厚生労働省主催視覚障害者用補装具適合判定医師研修会（眼鏡等適合判定医師研修会）を修了した医師が，眼科学的検査（D282-3　コンタクトレンズ検査料を除く。）を行い，その結果を判断した際に，月に1回に限り算定する。

特掲診療料の施設基準等については厚生局から「特掲診療科の施設基準及びその届出に関する手続きの取り扱いについて」という通達に記載がある。

第27の2　ロービジョン検査判断料

1　ロービジョン検査判断料に関する施設基準
眼科を標榜している保険医療機関であり，厚生労働省主催視覚障害者用補装具適合判定医師研修会（眼鏡等適合判定医師研修会）を修了した眼科を担当する常勤の医師が1名以上配置されていること。

2　届出に関する事項
ロービジョン検査判断料の施設基準に係る届出は，別添2の様式29の2 図1 に準ずる様式を用いること。

届出に関する手続きとして，「特掲診療料の施設基準等」の各号に掲げる施設基準に係る届出を行おうとする保険医療機関又は保険薬局の開設者は，当該保険医療機関又は保険薬局の所在地の地方厚生（支）局長に対して，別添2の当該施設基準に係る届出書（届出書添付書類を含む。以下同じ。）を正副2通提出するものであること。

図1 様式29の2 ロービジョン検査判断料の施設基準に係る届出書添付書類

1	標榜診療科（施設基準に係る標榜科名を記入すること。）
2	当該診療に関連する研修を修了した眼科を担当する常勤医師の氏名

［記載上の注意］
「2」の常勤医師の経歴（厚生労働省主催視覚障害者用補装具適合判定医師研修会又は眼鏡等適合判定医師研修会の修了証書の写し及び当該保険医療機関における勤務状況のわかるもの）を添付すること。

視覚障害者用補装具適合判定医の資格取得

　ロービジョンケアの診療報酬はロービジョン検査判断料として250点である。保険請求を無視してロービジョンケアを行うのであれば上に挙げた要件は考える必要はない。しかしロービジョンケアを行って診療報酬を得るのなら要件をすべて満たす必要がある。

　要件は2点、眼科を標榜する医療機関であること、厚生労働省主催視覚障害者用補装具適合判定医師研修会(眼鏡等適合判定医師研修会)を修了した医師がその施設の常勤医であることである。図1の様式は各地方の厚生局ホームページの特掲診療料の添付書類など検索してダウンロードするとよい。研修会の修了証書のコピーをつけて提出する。

　視覚障害者用補装具適合判定医の資格を取るためには国立障害者リハビリテーションセンターの開催する視覚障害者用補装具適合判定医師研修会(眼鏡等適合判定医師研修会)の受講が必要である。日程、プログラム、申し込み方法などは国立障害者リハビリテーションセンターのホームページ等で確認するか、視覚障害者用補装具適合判定医師研修会で検索されたい。木曜～土曜の3日間の講習のため、開業医にはハードルが高いという声もあるが、本書を手にする方なら申し込みが多く受講定員がすぐに埋まってしまうことのほうが問題かもしれない。

基本的な診察手順

一般眼科診療施設での基本的なロービジョンサービスの手順について説明する。

(1) 予約
(2) 問診票，病歴
(3) ニーズを考える
(4) 屈折矯正，他の検査
(5) 補助具の選択
(6) 補助具の説明および練習
(7) 補助具以外の事項
(8) 経過観察

予約

ロービジョンケアは通常の眼科の診察とは異なり，患者の反応をみながら進めて行くので，余裕をもった時間配分が必要である。このため予約制にするとよい。初めての場合であれば1時間取るようにする。これは大学病院のようにロービジョン外来が専門外来として独立している施設でも，1人で診療している施設でも同じである。通常の外来診療の流れからいったん外れてじっくりと行う必要があるからである。

ロービジョンケア時に患者の普段使用している眼鏡，読みたい書物や，編み物など趣味に使っているものなどを持ってきてもらうよう伝える。

またロービジョンケア初診までに屈折，矯正視力(遠方，近方)，Goldmann視野などの検査は済ませておく。

問診票，病歴

後述するニーズを絞り込み目標を決めるために問診票を使用する。ロービジョンケアを依頼した医師とロービジョンケアを担当する医師が異なる場合は問診票を使うと，病歴，できること，できないことなどを聞き漏らすことが少なくなり，患者の状態を把握することにばらつきが少なくなる。

通常の診療をしている医師とロービジョンケアを担当する医師が同一の場合，普段の診察時に困っていることなど聞き取っていると思われるが，患者の状態の把握に漏れが出ないように問診票を使ってもよい。

病歴については，病状の変化などにも対応することを考えるとロービジョンケアを担当する医師も把握しておくとよい。図1は鹿児島大学眼科で使用されている問診票である。同様のものを作成しておくとよい。

ニーズを考える

可能なことを抽出して，それに集中することが大切である。患者が特にニーズとして意識していないものは，はじめは考えなくてもよい。また実現が不可能なこと(例えば両眼とも矯正視力が0.1だが自動車運転をしたい)は行わない。

患者の「困っていること」を聞き出すことが重要である。目標を確立し，それを達成するために必要な補助具などを選択し，練習する方向に向かう，そのためにニーズを選び出す必要がある。複数のニーズがある場合は患者自身が最も重要だと思うものからクリニックで対応可能なものを選び，順に対応していく。

図1 ロービジョンケア質問票

鹿児島大学眼科で使用している例

ロービジョンケア質問票　　　年　　月　　日

ID（　　　　）名前（　　　　　　）身体障害者手帳　　級・無（申請希望）　職業（　　　　　　）
診断名（GL・DR・RP・AMD　　　）遠見視力RV=（　　　）LV=（　　　）近見視力NRV=（　　　）NLV=（　　　）

				ロービジョンケア
来院の動機はありますか				
病院へは誰と，どうやって来ましたか				
家族構成・同居の有無・患者会所属・その他				ロービジョンケア
現在使用中の補助具はありますか	拡大鏡・遮光眼鏡・拡大読書器・単眼鏡・白杖（　　　）			
見え方（近方）	新聞を読むことはできますか	できる	できない	拡大鏡・拡大読書器［日常生活用具］・眼鏡型ルーペ iPad®・タイポスコープ
見え方（近方）	手紙や書類を読み・書きできますか	できる	できない	iPad®・タイポスコープ
見え方（近方）	パソコンを使うことができますか	できる	できない	拡大ソフト・読み上げパソコンソフト［日常生活用具］
見え方（遠方）	テレビを見ることはできますか	できる	できない	眼鏡調整
見え方（遠方）	人の顔がわかりますか	わかる	わからない	中心暗点あり → 偏心視訓練
見え方（遠方）	駅のサイン（時刻表・トイレなど）は見えますか	見える	見えない	単眼鏡（補装具）・iPad®
歩行・移動	室内や知っている所を歩くことができますか	できる	できない	伝い歩き・高コントラスト環境調整
歩行・移動	屋外や知らない所を歩くことができますか	できる	できない	白杖（歩行訓練含む）［補装具］
歩行・移動	段差がわかりますか	わかる	わからない	白杖（歩行訓練含む）［補装具］
歩行・移動	人や物にぶつからずに歩けますか	歩ける	歩けない	白杖（歩行訓練含む）［補装具］
歩行・移動	夜間の外出はできますか（夜盲の有無）	できる	できない	フラッシュライト
羞明	屋外/室内でまぶしくないですか	まぶしくない	まぶしい	遮光眼鏡（補装具）・サンバイザー・帽子・日傘
日常生活	車の運転をしていますか（免許・事故歴）	している	していない	無自覚の視野障害あれば指導
日常生活	料理はできますか（ガス器具使用の有無）	できる	できない	音声電磁調理器［日常生活用具］
日常生活	薬の管理はできますか	できる	できない	大文字ラベル貼付（ピルケースや点眼薬等）
日常生活	食事は一人でできますか	できる	できない	長方形トレー使用・クロックポジション
日常生活	爪は自分で切ることができますか	できる	できない	爪やすり・拡大読書器利用による爪切り
日常生活	落としたものをひろうことができますか	できる	できない	視野狭窄→眼球運動トレーニング
日常生活	携帯電話を使用できますか	できる	できない	音声対応携帯電話・身体障害者電話料金割引の紹介
日常生活	時計を見ることができますか	できる	できない	音声時計・触知時計［日常生活用具］
日常生活	硬貨・紙幣の区別はできますか	できる	できない	仕分け財布・紙幣硬貨見分け板
日常生活	お化粧/ひげそりはできますか	できる	できない	LED照明付き10倍拡大ミラー
心理	落ち込むことはないですか	ある	ない	メンタルケア（食欲 睡眠障害等あれば専門外来紹介へ）
心理	趣味・好きなことはありますか	ある	ない	メンタルケア・就労支援・患者会紹介

基本的な診察手順

屈折矯正，他の検査

　屈折矯正，視力検査は必ずケアの初診までに行っておく。裸眼視力は書類に記入が必要な場合があるので同じ時に測定，記録しておく。logMAR対応の視力表が必要ということはないが，視力を評価する際にlogMARを参考にするとよい。患者が今使っている眼鏡について，その度数と眼鏡使用時の視力を記録しておく。複数持っている場合はすべて検査しておく。

　ロービジョンであるために自分の眼鏡の汚れや傷，フレームの異常に気がついていないこともあるので，見つかった場合は本人に伝え対処を考える。

　Goldmann視野検査は診察に先立って測定しておくことが望ましい。固視と暗点の位置関係や歩行などの障害になるような欠損，狭窄を知ることができるからである。また視覚障害者手帳取得の条件の判断にも役立つためである。

　コントラスト感度検査も，読むためにより明るい照明が必要かどうかを判断するために行っておくと便利である。

　読書に必要な倍率を知る簡単な方法として，著者は国立障害者リハビリテーションセンターで使用されている新聞活字を2～12倍にわたって拡大した表 図2 を用いている。これで新聞を読むために必要な大まかな倍率を知ることができる。具体的には，最初に近見視を補正するために遠見矯正に＋4Dを追加する。表から25cm（理論上焦点の合う距離）離れたところで，活字を大きいほうから声を出して患者に読んでもらう。順に小さな文字に移り，なんとか読める一番小さな文字の倍率が新聞を読むために必要な倍率である。新聞は日常における情報収集に一般的で手に入れやすく，そして文字がこのための書物で最も小さいということが，新聞の活字を基準にしている理由である。音読してもらうのは，患者は本当は見えていないのに，こちらに気を遣って「読めますよ」と答えることがあること，また，ロービジョンのために長い間読書をしてこなかったので，漢字を忘れてしまっている場合があるからである。もしそうであっても「読めないですか？」とか「字が難しいですか？」などと患者を傷つけたり，恥ずかしい思いをさせたりしないよう，配慮を心がけたい。検査時の照明は普通の室内照明でよい。患者の日常生活からかけ離れた，明るすぎる照明や逆に暗すぎる照明は避けるべきである。

図2 新聞活字を2～12倍にわたって拡大した表
国立障害者リハビリテーションセンターで使用されているもの。

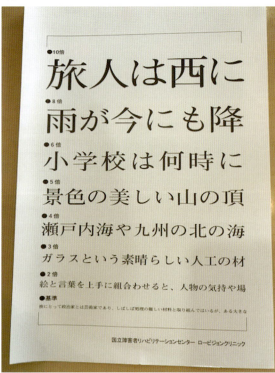

補助具の選択

　数ある補助具のなかから必要なものを患者のニーズによって選ぶ。適切な補助具を選び出すためには，患者の見え方やニーズの理解に加え，各種補助具についての医療者側の知識が要求される。補助具の使い方や見え方などを知らないまま処方するのは無責任である。また，同じ倍率でも異なった種類の補助具を用意して，患者の好みによって選ぶことも大切である。

　最も頻度の高い読書のニーズに対しても補助具の選択肢がある。ハイプラス眼鏡とよばれる，強い凸レンズの近用眼鏡を掛けて20cmよりも近づいて読む方法や，拡大鏡にも手持ち，スタンド型，眼鏡にクリップオンのタイプなどがあり，このなかから適切なものを選ぶ。拡大読書器も選択肢のうちの1つである。

　倍率で分類すると，目安ではあるが，3倍程度であれば近用眼鏡で対応できる。10倍以下なら拡大鏡で対応でき，それ以上の倍率が必要な場合は拡大読書器を考える。また，用途や習慣によっても補助具を選択する必要がある。両手で書物を保持する必要がある場合や長時間の読書をする場合には，近用眼鏡か首掛け型かクリップオンの拡大鏡を選ぶ。手が震えて拡大鏡の焦点距離を保てない場合はスタンド型拡大鏡を考える。強度近視の人が裸眼でものを見るときのように，読むときに書物に顔を近づける習慣のある患者ではハイプラスレンズの近用眼鏡を使うのに違和感が少ない。コントラスト感度が悪い患者にはライト付き拡大鏡を勧める。また，周囲の人に目が悪いと気付かれるのが嫌だと感じる患者もいる。この場合は 図3 に示すような一見拡大鏡に見えないデザインのものや，サイズの小さなものを選ぶとよい。

図3 拡大鏡の一例

①，②とも目立たず使用できる。

①ダイアリールーペ(Eschenbach 1523-0)
名刺大のフレネルレンズ，2.5倍。

②モビレント(Eschenbach 171014)
直径3.5cm，4倍。

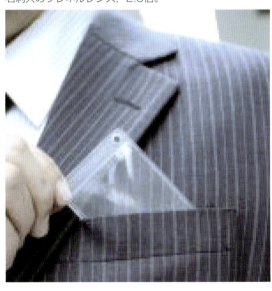
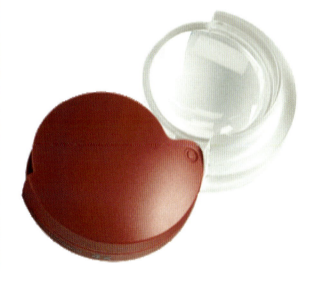

補助具の説明および練習

　これらの補助具を患者に単に手渡すだけではなく，その使い方についてもしっかり説明する。よく見る間違った拡大鏡の使い方として，拡大鏡を目から離して見ることが挙げられる。図4に示すように，拡大鏡は基本的に目に近づけて使うこと，そしてまず書物に近いところから徐々に離していって焦点を合わせることを説明する。スタンド型拡大鏡は対物焦点距離が固定されているため，近用眼鏡装用では焦点がボケることもある。加えて照明の併用も有用であることを伝える。

　単眼鏡は拡大鏡より練習を要すると思われる。単眼鏡用の訓練装置などはないので，院内の表示を使ったり，屋外で道路標識や信号などを見てもらったりする。単眼鏡は視野が狭いので目標を捉えるのが難しい。黒板などに簡単な迷路を書いて，それを単眼鏡で追いかけてもらうのも練習方法の1つである。

　遮光レンズは種類が多く，選択に迷うこともあるが，結局は患者の好みで選ぶことが多い。診察室内ではなく，実際に羞明を感じられるところ，天気の良い日であれば屋外で，いくつか装用して最も楽に見える好みの色を選ぶ。

　これらの補助具が決定しても，その場で処方せず，一度患者に日常生活の中で試してもらうとなおよい。眼科外来と患者の職場や家庭の環境は異なるため，診察時にはよいと思ったものでも，家に帰ると違って見える場合があるからである。診察時に，患者が普段読んでいる書物，または読んでみたいもの，趣味に用いる道具（例えば刺繍など）を外来に持ってきてもらい，実際にその作業に補助具を使ってもらうと，使い勝手を把握してもらいやすいと考えられる。

　また，患者がニーズに読書を挙げていなくても，補助具を用いて新聞や書籍を読んでもらうと医療者だけでなく患者自身の認識にも役立ち，これによって読書に対するニーズが新しく起こってくることもある。

図4 拡大鏡の使い方
拡大鏡はまず書物に近いところから徐々に離していって焦点を合わせ，目に近づけて使う。

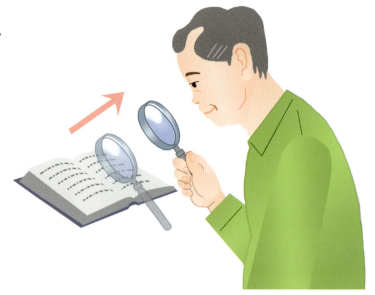

補助具以外の事項

　読書に関する補助具選びの後、筆記についても説明する。筆記用具、ノートやペン、定規などを用意しておき、実物を使用しながら患者に自分で筆記してもらう。

　読書、筆記以外の日常生活の工夫についても患者と話し合う。テレビが見えづらいと感じるとどんどん画面の大きいものに買い換える傾向が一般的にある。しかし、無闇に高価な大画面テレビの購入を考えるのではなく、それほど大きくない画面サイズ20～32型程度のテレビに少し近づいて見ると、結構楽に見えることがあることを説明する。離れたテレビを望遠眼鏡で見ることは、物理的に近づくのが不可能な場合を除いては意味がなく、上記の方法を試すことでテレビの買い替えが不要になることもある。

　患者は自分で考えて対応していることもあるが、時には不適切な方法を取っていることもある。こういう場合は言下に否定せず、こちらの勧める方法を試して比較してから、より楽に見える方法を選んでもらうのがよいと思われる。

　以上に述べた手順をすべて初回の診察で終了する必要はない。患者の反応を見ながら進めていき、疲れたなら途中で止めて残りを次回予約にまわす。また患者本人が乗り気でないとき、補助具処方を急ぐ必要はない。

経過観察

　可能であれば補助具を2～4週間、試用してもらって再診の予約をとる。患者が試用したものを気に入れば再診時に処方する。無理に補助具を1種類に絞る必要はなく、用途に合わせて複数持つことも勧めてみる。逆にダメな場合は、また補助具を選ぶところから始める。そして再度試用し、次回に処方する。決まらない場合には無理に処方せず、2、3カ月様子をみるとよい。

　補助具の処方が終われば、経過観察は半年に1度程度でよい。ただし短期間で病状の変化が予測される疾患、例えば糖尿病網膜症では間隔を短くしてもよい。

　これらロービジョンケアの記録は通常の診察同様にカルテに記載して誰が見てもわかるようにする。問診票もカルテに残しておく、電子カルテの場合はスキャンして保存する。

　経過観察時、視力、眼鏡のチェックは必ず行う。処方した補助具を日常的に使用しているかも必ずチェックする。補助具が有効な場合は、患者はある意味の欲が出てきて別のニーズが生ずることがあるので、可能なものには対応する。逆に処方した補助具を使っていない場合はその原因を調べる。補助具の不適切な使用が原因であれば、適切な使用法を再度指導する。適切に使用しているにもかかわらず期待した効果が得られないことが原因であれば、よく話し合って患者に納得してもらい、可能であれば別の補助具などを考える。病状の変動には注意を払って、必要な治療を行うことはいうまでもない。

8 ロービジョンをきたす疾患

緑内障

はじめに

　日本緑内障学会の多治見疫学調査報告によると40歳以上の5%に緑内障を認め，高齢者ほど緑内障の有病率は増加する[1]。わが国における視覚障害者数は164万人といわれ，緑内障は視覚障害の原因の第1位である。このように緑内障によるロービジョン患者は少なくないと考えられる。

　本稿では開放隅角緑内障を中心とした緑内障のロービジョンケアについて述べる。

緑内障によるロービジョンの特徴

　開放隅角緑内障では一般的に緩徐に進行する視野障害が特徴で，それは鼻側階段（nasal step）やBjerrum暗点などのように中心からは離れたところから始まる。これらは特に暗い部分があるようには感じられず，はじめは症状はほとんどない。視野障害が進行して，湖崎のⅢ期を超えるようになると視野に何か妨げを感じたり，かすみを感じたりするようになる。視野欠損が中心に及ぶと急激な視力低下をきたし訴えが強くなる。病期に左右差がある場合，良いほうの眼で悪いほうを補完することもあるが，逆に悪いほうの眼の障害が妨げになる場合もある。

どのように見えているのか，見えていないのか

　症状は視野障害によるものが主体である。上半分の視野欠損では食器棚の扉が開いたままになっているのに気づかず頭を打つ，運転中前の車を見ていたら信号に気づかなかったなどの訴えがある。下半分の視野欠損では読書時，行を飛ばしてしまう，家の中を歩いていて家具にぶつかる，つまずきやすいなどの訴えがある。求心性狭窄の場合は読書が困難になったとか，歩いていて急に自転車や歩行者が目の前に飛び出してくるなどの訴えがある。

　また，以前に虹彩切除術や虹彩切開術などでcolobomaのある患者では，colobomaから外の光が眼内に侵入して羞明，グレアを起こすこともある。羞明はcolobomaの有無にかかわらず，ある程度進行した緑内障患者でみられる症状でもある。

　ロービジョンケアを行う時期は，特に湖崎の何期になったら行うという基準はなく，患者が緑内障による視機能障害で不自由さを感じたときに随時考える。診察時には眼圧のコントロールのことが話題の中心になりがちであるが，上記のような症状や不自由していることがないか尋ねて，患者の訴えがあれば治療と並行してロービジョンケアを行うようにする。

ケアに必要な検査

　視力検査（遠方，近方），視野検査，コントラスト感度検査などを行う。

　視野検査についてはケアを行う側が，見える部分と見えない部分を想像できるGoldmann動的視野検査が好ましい。Humphreyフィールドアナライザーなどの静的視野検査装置しかない場合でも，中心部付近であれば視野欠損や狭窄による見えづらさを予想できる（後述する症例1の 図1 ， 図2 参照）。

ケアの実際

読書

　読書のニーズに対して，矯正視力が0.5以上ある例では手元用眼鏡の処方で対応できる。求心性狭窄が強く，眼鏡装用だけで困難な場合は定規（タイポスコープ）を当てながら読む方法をすすめる。視力不良例では拡大鏡の使用を考えるが，視野障害が強くなると拡大した視野の中に入る文字数が減少し，読みづらさを感じる場合がある。3倍程度であれば視野狭窄と視力障害のある場合でも使えるが，5倍以上が必要な場合は拡大鏡の使用は難しいと思われる。このような患者では拡大読書器が有効なこともある[2]。これ以上では視覚の有効利用が難しくなり，次の一手は音声機器や点字という方向になる。

歩行

　歩行については，防御姿勢が重要である。常時その姿勢を維持するのではなく，自分が不安を感じる際に防御姿勢をするよう伝える。また白杖の使用についても患者と相談して考える。白杖歩行は訓練が必要なので，地域の障害者センターなどに問い合わせる。求心性狭窄が強くなり，歩行が非常に難しい場合には盲導犬の取得についても考える。ある程度の中心視力があれば犬の世話もできる可能性があるので，完全に見えなくなるまで待つ必要はないと思われる。

羞明

　羞明は進行例でなくても訴えることがあるので，適宜遮光眼鏡の処方を考える。通常のサングラスや偏光レンズのサングラスを試しても良い。緑内障患者の羞明にあった色というのは特にないと思われるが，著者らは黄色系（東海光学CCP，YG），緑色系（同SA，SCなど），灰色（同LG，MG）などを紹介することが多い。

不安

　後述する症例2のように，視力不良で視野障害も非常に進行した患者で，眼圧コントロールはよく視力や視野は進行を認めないのに，診察のたびに「毎日どんどん悪くなっている。」と訴えることがある。よく話を聞くと，いつ見えなくなるのか不安だと思っていることが多い。話を聞いて，視力，眼圧，視野などの結果を数値で話して，不安を減らすよう努めたい。このような訴えに対して根気強く話をするのもケアの1つかもしれない。

緑内障の治療

　進行した緑内障視野障害の患者ではロービジョンケアを行っても期待するほどの効果を得られないことが多いと思われる[2]。最も大切なことは，ケアを必要としない状態またはケアが有効となる状態を保つことである。このため症状が軽いうちに手術を含めた治療を早め早めに行うことが必要と考える。症状がほとんどない状態での手術には抵抗がある（医療者も患者も）と思われるが，日頃からコミュニケーションをしっかりとって，ケアが手遅れにならないよう治療することが重要であると考える。

緑内障　121

症例1

53歳，女性。

4年前に両眼が霞むようになり眼科受診したところ，両眼の閉塞隅角緑内障と診断され白内障手術（眼内レンズ移植）を行った。術後は緑内障点眼で眼圧は落ち着いていたが，歩行が不安だということでロービジョン外来紹介となった。

視力は右眼1.0（1.2×S ＋1.0D），左眼0.5（1.0×S ＋1.0D）で，眼圧は右眼15，左眼14mmHgであった。両眼に緑内障点眼を行っている。視野は図1，図2のとおりで，両眼とも実質10°以内であった。

まず視覚障害者手帳取得の手続きを行い，2級を取得した。

現在困っていることは，外出時に歩いていると急に人や自転車が目の前に飛び出してきて，これまでに自転車とは数回接触したこともあり，歩行が不安であるということであった。また仕事で書類を見ながらパソコン入力をしているが，見えづらくて非常に疲れるとのことであった。安全な歩行と手元を見やすくすることがニーズと考えられた。

これまでは老眼鏡のみを使用していたが，新しく仕事用に60cmと30cmに焦点が合うように中近眼鏡を処方し，パソコン用，読書用の眼鏡も個別に処方した。これらを仕事の内容によって掛け替えるようにしたところ，以前よりは仕事で疲れにくくなった。また，パソコン上の文字サイズとポインターのサイズを拡大することにより見づらさが改善された。

視野狭窄による歩行時の不安はあるが，気をつければつまずいたりはしないということなので，周りに視覚障害者であることをわかってもらうため，白杖を入手し外出時に持つようにした。

今後視野狭窄が進行し，周辺の視野が消失することも考えられる。その時のために盲導犬についても考えているところである。

図1 症例1のGoldmann視野

求心性狭窄が著明だが周辺の視野もあり，下方はある程度見えていることが想像できる。

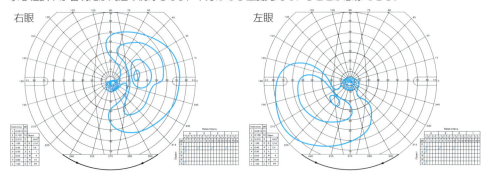

図2 症例1のHumphrey視野

周辺は判定できないが狭窄が強く，周囲がかなり見えづらいことが想像できる。

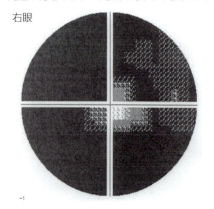
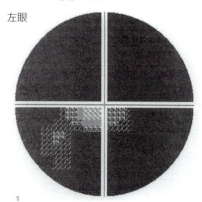

症例2

80歳，女性。

15年前から両眼の緑内障のため3剤点眼を続けてきたが，半年ほど前から両眼が霞むようになって，以前は0.7ほどあった視力が随分落ちた。読書が難しい，羞明が強いということでロービジョン外来紹介となった。

視力は右眼0.08（0.1×S −1.5D cyl= −1.0D Ax 110°），左眼0.08（0.2×S −2.0D cyl= −1.5D Ax 60°），眼圧は両眼とも10mmHg前後である。視野は 図3 のように著しく狭窄しており，右眼は中心に視野欠損が及んでいる。左眼は狭窄と中心感度の低下を認める。中心5，6°が有効な視野と思われた。視野の結果を見て，障害者手帳2級を取得した。

通常の3倍から6倍の拡大鏡では新聞や週刊誌が読みづらいということだったので，拡大読書器を試した。ポータブルと据え置き型の両方を試したところ，据え置き型で新聞などが読めた。据え置き型が使いやすいということでこちらを入手して，自宅に設置して使っている（システム ギアビジョン，クリアビューC One 22）。羞明については，遠方用眼鏡を遮光レンズ入り（東海光学CCP，LG）で処方した。遮光眼鏡により羞明はかなり軽減された。今後視力低下する可能性があるので，読書のニーズへの対応が難しくなると思われる。

この3，4年は眼圧の変動は少なく，視力，視野ともに悪化は認められない。しかし診察時には「毎朝起きるたびに見え方が悪くなっている。」と訴えることが多かった。この訴えに対して，眼圧の経緯，視力，視野の数値などを示して説明するようにしたところ，納得し安心する様子であった。

図3 症例2のGoldmann視野

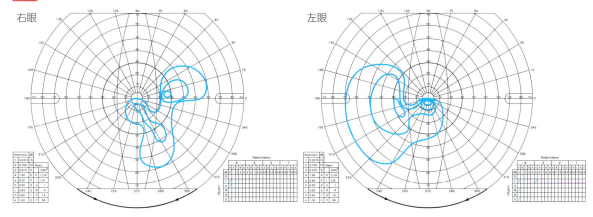

右眼　左眼

文献

1) 鈴木康之，山本哲也，新家 眞ほか: 日本緑内障学会多治見疫学調査（多治見スタディ）総括報告. 日眼会誌 2008; 112: 1039-1058.
2) Tasca J, Deglin EA: Common disorders encountered in low vision. Brilliant RL, Essentials of Low Vision Practice, p77-110, Butterworth Heinemann, Boston MA, 1999.

8 ロービジョンをきたす疾患

加齢黄斑変性

概要

　欧米諸国における中途失明原因の第1位である加齢黄斑変性（age-related macular degeneration；AMD）はわが国においてもその発生率は増加の一途をたどっており，緑内障，網膜色素変性，糖尿病網膜症に次いで中途失明原因の第4位となっている。近年，光線力学療法（photo-dynamic therapy；PDT）や抗VEGF薬の開発によって視力の維持または改善が期待できるようになってきたが，頻回な投与が必要なことや，脳梗塞や心筋梗塞などに代表される全身血管イベント発現の可能性があることが問題となっている。

　抗VEGF薬の治療方法としては，これまで悪化時に投与するPRN（Pro re nata）法が主流であったが，投与しながら受診間隔を伸ばしていくT&E（Treat and Extend）法を導入する施設も増加している。PRN法は受診当日の検査結果によって注射を行うかどうか決定するため，患者自身が施術（注射）のペースを把握できないデメリットがありドロップアウトの一因となることがある。一方，T&E法は受診ごとに硝子体注射を行うことが決まっているため，患者自身が施術（注射）のペースを把握でき，医療者と患者の双方が治療計画を立てやすいというメリットがある。

　しかしこのような治療を行っても黄斑部の菲薄化などが認められる場合もあり[1]，本疾患によるロービジョン患者は外来にたくさんいると思われる。

どのように見えるか

　加齢黄斑変性の主症状は，視力の低下および中心視野の欠損である。広範囲の網膜下出血をきたした場合以外は周辺視野狭窄や全盲となることはあまりない。よって，中途失明原因の上位3疾患（緑内障，網膜色素変性，糖尿病網膜症）と比較すると周辺視野は確保されることが多いため，視覚障害の性質が異なる。そのため加齢黄斑変性患者の視覚障害の評価は，患者自身が感じる日常生活の困難度（自覚的評価）と診察や検査による評価（客観的評価）にギャップが生じやすい。

　図1は，視覚に関連したQOLを測定するアンケート（VFQ-25）を用いた各疾患（緑内障，白内障，加齢黄斑変性）のQOV（Quality of Vision）である[2]。加齢黄斑変性は緑内障に比べて，多くの項目でQOVが低下しており（QOVは視力が最も強く相関する），罹患すると日常生活に大きな支障をきたすことがわかる。また加齢黄斑変性によって中心部の視機能が低下することで，直接的なQOV（見え方，近見，遠見）の低下だけでなくメンタルヘルスに関連した多くの項目（社会，自立，役割制限，心の健康）も同様に低下することが特徴的である。

図1 VFQ-25スコア：疾患別比較

眼痛，周辺視野を除くすべての項目で，加齢黄斑変性患者は，疾患なし，白内障，緑内障の患者に比べ有意にスコアが低かった。
＊：p＜0.05。

■：疾患なし　■：緑内障　■：白内障　■：加齢黄斑変性

性，年齢，併存疾患数で調整後，眼痛，周辺視野以外では加齢黄斑変性と他3疾患でp＜0.05で有意差があった。

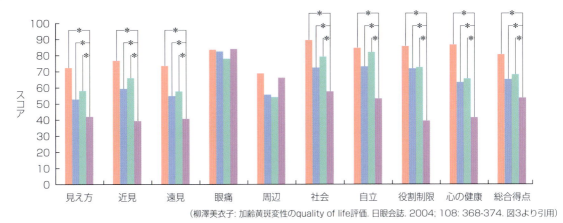

（柳澤美衣子：加齢黄斑変性のquality of life評価．日眼会誌．2004; 108: 368-374．図3より引用）

具体的ケア

病変が片眼のみの場合は日常生活であまり問題にならないことが多いが，両眼に病変が生じ視力低下をきたすとロービジョンケアが必要になる。

①見ようとする所が消える→偏心固視の訓練

健常網膜の傍中心領域（preferred retinal locus；PRL）をつかった偏心固視は，日常生活のなかで自然獲得している場合も多いが，時にうまくできてない患者も存在するため確認が必要である。MP-3などの微小視野計を用いると固視点が容易に測定できるが，動的視野検査やアムスラーチャートでも測定は可能である。視野結果において，中心暗点から最も近い健常視野部分がおおよその固視点である。

図2のように黄斑変性に相当する暗点が中心から上方にずれている場合，固視点は変性に隣接する下方の網膜にあることがわかる。固視点が暗点の下方にある場合，暗点が読み進む方向にないため，読みに対するロービジョンケアはそれほど難しくない。しかし固視点が暗点の上方にある場合は次の文字や行を暗点が遮るため拡大しても読書は難しい。患者によっては固視点に気づかず，今までどおりに黄斑付近でものを見ようとしている。このような場合は，患者に視標をいつもどおりに見つめてもらい，わずかに目を例えば上方に動かすと視標を認識しやすくなることを説明し，行ってもらう。視線を少し動かすことにより固視点をうまく使えることを理解してもらうことが大切である。暗点の上方に固視点のある患者では，暗点の下方に変更するよう指導する。

図2 加齢黄斑変性患者の動的視野検査例

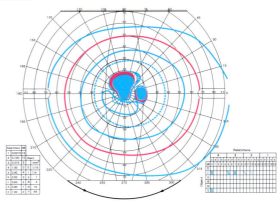

加齢黄斑変性　125

❷ 眼鏡をかけても書類や新聞の文字が読みにくい→最大読書速度に基づいた拡大鏡度数の選定

　加齢黄斑変性患者において，読書速度は文字を拡大すると上がっていくが，ある文字の大きさ以上では拡大しても読書速度はプラトーになりはじめる（ある文字の大きさ＝臨界文字サイズ）図3[3]。拡大鏡の度数選定は従来，最高矯正視力（読書視力）を元に選定していたが，快適な読書速度を得るためにはこの臨界文字サイズを元に拡大鏡度数を選定したほうがよい。

　臨界文字サイズは，ミネソタ読書チャート（MNREAD-J）で測定する図4[4]。MNREAD-Jは文字の大きさの違う文章が並んだもので，文字の大きさごとに単位時間あたりの最大読書文字数を測定し，プラトーとなりはじめた文字の大きさ（臨界文字サイズ）を測定する。新聞の読字に関して，新聞のフォントは2000年ごろに読字しやすいように扁平な文字フォント（縦8.6ポイント，横10.8ポイント）を採用しており，この文字サイズ（平均約9ポイント）をMNREAD-Jで得られた臨界視力の文字の大きさに拡大できるDiopter（D）のレンズを選択する。

　上記の方法が理想的であるが，簡便な方法を以下に述べる。良いほうの眼の視力が0.5以上の場合は近見用眼鏡（老眼鏡）の処方で通常の新聞を読むのに問題ないと思われる。0.2～0.4程度ではhigh plus lensを用いる。すなわち通常の老眼鏡より多い加入度数を入れて，書物に近づいて見る方法を試す。＋6Dまでを試して患者が使えそうな度数を決める。もちろん良いほうの眼の視力が比較的良くても拡大鏡を希望する患者はいるので，個別に考え，後述するように対応する。

　0.2以下では拡大鏡が必要と考える。拡大率が3倍程度のものから試していく。ライト付きのほうが見やすい場合もある。6倍を超える場合は文字が見えても読むのが難しいことがある。手持ちの拡大鏡が一般的であるが，本症は高齢者が多く，手持ちは疲れるという人もいるので注意したい。このような人にはスタンドタイプの拡大鏡を考える。拡大鏡が困難な場合は拡大読書器を試す。画面が6，7インチの携帯型も多く販売されているが，画面が小さいために拡大した場合の文字数が減少して読みづらいことが考えられる。20インチ以上の画面をもつ据え置き型も試したいところである。

図4 MNREAD-J

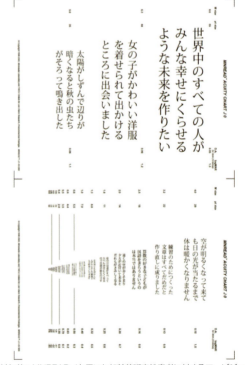

（中村仁美：MNREAD-Jを用いた加齢黄斑変性患者に対するロービジョンエイドの処方．日本視能訓練士協会誌．2000; 28: 253-261．より引用）

図3 文字サイズと読書速度の関係および読書評価の3つのパラメータ

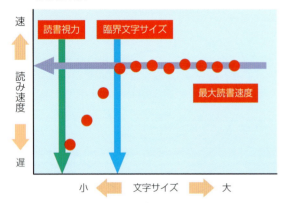

（小田浩一：読書速度検査．眼科検査ガイド，文光堂，東京，2004，p125-126．より引用）

❸パソコンの文字が見えない→表示機能および読み上げ機能の活用

ロービジョン患者はパソコンを利用するにあたって，「文字入力」と「読字」の2つのハードルがある。

「文字入力」について，WordやExcelなどのオフィスソフト，SafariやGoogle Chromeなどに代表されるウェブブラウザでは，音声入力機能がデフォルトで搭載されている。

「読字」については，拡大やフォント変更など表示機能を活用したり，読み上げ機能を利用する。フォントの種類は，一般的にハネや止めがある明朝体のようなフォントはロービジョン患者が読字しにくいといわれている。そのため，メイリオやゴシック体のようなフォントを選択することが望ましい。ただ拡大するとスクロールを繰り返す必要があることがあり注意が必要である。

読み上げ機能についてはWord（オフィスソフト），PDFファイル（Acrobat Reader），ウェブブラウザなど多くのソフトで読み上げ機能が付属しているので，これらを活用することで視覚に頼らず読字することが可能である。

症例

病歴

9年前から両眼の見えにくさを自覚。交通事故を起こしてしまったために眼科を受診し，両眼の加齢黄斑変性と診断。徐々に視力低下をきたし現在身障者2級。

視力

視力は右眼（0.1×IOL −0.75D＝cyl −0.75D Ax 105°），左眼（0.04×IOL −0.25D＝cyl −1.75D Ax60°）

視野

視野検査 図5 では両眼に中心暗点がみられた。右眼の健常視野は1〜2時方向（約12°）で最も中心に近かった。左眼の健常視野は8時方向（約13°）で最も中心に近かったが，感度が高く，近傍の視野が広いのは10〜12時方向（約15〜17°）であった。

ニーズ

新聞の文字を読みたい。

ケアの実際

視力は左眼よりも右眼のほうが若干良好であるため，右眼の偏心固視について指導および訓練を行った。視野1〜2時方向に対応する網膜部位，つまり7〜8時方向へ少しずつ視線をずらすよう指示した。具体的に何度視線を動かすようにとは指示できないが，眼前30cmの位置で12°は6cmに相当するため，これを参考に眼位を患者の対側に立って観察し誘導した。ある程度，固視をずらして視標が確認できるようになった後に拡大鏡を処方した。

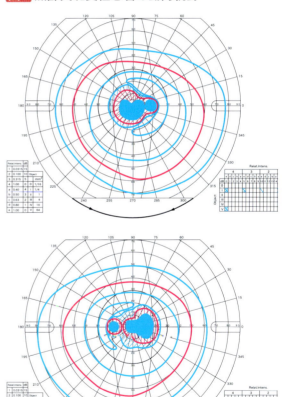

図5 加齢黄斑変性患者の動的視野

文献

1) Matsumoto H, Sato T, Morimoto M, et al: Treat-and-extend regimen with aflibercept for retinal angiomatous proliferation. Retina. 2016; 36: 2282-2289.
2) 柳澤美衣子: 加齢黄斑変性のquality of life評価. 日眼会誌. 2004; 108: 368-374.
3) 小田浩一: 読書速度検査. 眼科検査ガイド, 文光堂, 東京, 2004, p125-126.
4) 中村仁美: MNREAD-Jを用いた加齢黄斑変性患者に対するロービジョンエイドの処方. 日本視能訓練士協会誌. 2000; 28: 253-261.

8 ロービジョンをきたす疾患

糖尿病網膜症

糖尿病網膜症によるロービジョンの背景

2016年の国民健康・栄養調査によると，「糖尿病が疑われる人」と「糖尿病が否定できない人」を合わせて24.2％で，2007年以降減少している。一方で高齢化が進行し，70歳代男性の「糖尿病が疑われる人」が倍増しており，高齢男性の5人に2人，高齢女性の3人に1人が糖尿病かその予備軍に該当するとされている[1]。

糖尿病網膜症の発生率は年に38.3/1,000人，進展率は年に21.1/1,000人（Japan Diabetes Complication Study）[2]と報告されている。

治療では光凝固法，薬物療法，硝子体手術などの治療技術の進歩により，以前は失明に至るような症例でも，ある程度の視力を維持できるようになってきている。

糖尿病網膜症患者の特徴

見えにくさに対する認識が低い

糖尿病を発症してから網膜症の発症まで10年はかかると考えられており，糖尿病網膜症が悪化すると「失明に至る」と聞いても時間的に余裕があるため危機感が薄い場合が多い。

糖尿病患者と「うつ」

うつ病との相関が強いことが報告されている[3]。患者が「うつ」である場合を考慮し，慎重な対応をとる。家族への協力と理解を求めると同時に，専門的な心理サポートが必要なこともある。

高齢者糖尿病の増加

良好な管理のためには自己管理が十分に行えるかが重要で，管理不良に陥りやすい虚弱の原因として認知機能障害，ついで視力障害が挙げられる。転倒・認知症の予防のためにも極力低血糖を避けた血糖管理が重要である。高齢者糖尿病の血糖コントロール目標が2017年のガイドライン[4]に示されており，心理状況，QOL，社会・経済状況，患者や家族の希望などを考慮し個別に設定するようにされている。患者の認知機能，ADL，併存疾患・機能障害からみた健康状態・特徴から3つのカテゴリー（カテゴリーⅠ：認知機能正常かつADL自立，カテゴリーⅡ：軽度認知障害から軽度認知症または手段的ADL低下，カテゴリーⅢ：中道度以上の認知症ま

たは基本的ADL低下または多くの併存疾患または機能障害）に分け，カテゴリーおよび年齢，重症低血糖リスクが危惧される薬剤の使用の有無に基づき目標値を設定する。SU薬，グリニド薬やインスリンなどを使用している場合，カテゴリーⅠの前期高齢者の目標値はHbA1c7.5％未満，後期高齢者の目標値はHbA1c8.0％未満とする。カテゴリーⅡの高齢者はHbA1c8.0％未満，カテゴリーⅢの高齢者はHbA1c8.5％未満とする。一方，食事・運動療法のみで治療している患者や重症低血糖のリスクが危惧される薬剤を使用していない患者でカテゴリーⅠからⅡの場合は，HbA1c7.0％未満となり，カテゴリーⅢではHbA1c8.0％未満となる[4]。

128 ロービジョンをきたす疾患

介護保険

糖尿病網膜症は介護保険の第2号被保険者・特定疾患である。診断基準 表1 を示す。40歳以上65歳未満の第2号被保険者の要介護認定は、主治医意見書 図1 の記載内容に基づき、市町村等に置かれる介護認定審査会が確認を行う。なお、意見書記載にあたっては、必ずしも新たに診察・検査等を行う必要はなく、過去の診療録等を参考に記載することで差し支えない。

表1 介護保険　特定疾患　糖尿病網膜症の診断基準

以下の分類で軽症網膜症（無症状）のものを除く

病型	臨床所見
非増殖網膜症 　軽症網膜症（無症状） 　中等症網膜症 　（黄斑浮腫がみられる場合には症状あり） 　重症網膜症（増殖前網膜症）	壁の薄い毛細血管瘤，点状網膜出血 壁が薄い又は厚い毛細血管瘤，網膜出血，硬性白斑，網膜浮腫，特に黄斑浮腫 網膜出血，毛細血管瘤，軟性白斑，IRMA，数珠状静脈異常
増殖網膜症 　活動性の高い網膜症 　（漏出性，充血，活動性，代償不全）	顕著な網膜所見：網膜出血，IRMA，数珠状静脈異常，軟性白斑，網膜浮腫 新生血管：裸の新生血管，小さな繊維増殖，口径拡大，乳頭近傍を含む，急速な進展 硝子体：初期には収縮なし，収縮による硝子体出血 経過：急速に進展，安定期や非漏出性へ
中等度の網膜症 　（乾性，静止性，安定性）	顕著でない網膜所見 新生血管：裸の新生血管，さまざまな程度の繊維増殖，しばしば長く糸状，乳頭近傍を含まない，進展や寛解は緩徐 経過：徐々に進展，安定期又は寛解期へ
燃えつきた網膜症	網膜所見：動脈狭細化・白線化・混濁，静脈白線化・不規則少数の出血，白斑，IRMA 新生血管：繊維増殖膜による被覆，消失 硝子体：完全収縮，下方に陳旧性硝子体混濁 経過：沈静化，ときに新鮮な硝子体出血 網膜機能：局在性又はびまん性の牽引性網膜剥離，後極部が非剥離 0.1～0.6，重症な網膜虚血，重篤な視力障害の原因となる。

黄斑浮腫については，以下の基準のうち，中等症黄斑症（黄斑浮腫），重症黄斑症（黄斑浮腫）の基準を満たすもの

重症度レベル	散瞳下眼底検査所見
黄斑症（黄斑浮腫）なし	眼底後極に網膜浮腫による肥厚，硬性白斑なし。
黄斑症（黄斑浮腫）あり	眼底後極に網膜浮腫による肥厚，硬性白斑あり。

黄斑症（黄斑浮腫）が存在する場合，以下のように重症度を分類することができる

重症度レベル	散瞳下眼底検査所見
軽度黄斑症（黄斑浮腫）	網膜浮腫による肥厚，硬性白斑が眼底後極にあるが，黄斑中央部より離れている。
中等度黄斑症（黄斑浮腫）	網膜浮腫による肥厚，硬性白斑が黄斑中央部に近づきつつあるが到達していない。
重度黄斑症（黄斑浮腫）	網膜浮腫による肥厚，硬性白斑が黄斑中央部に到達している。

（東京都福祉保健局：主治医意見書記入の手引き
http://www.fukushihoken.metro.tokyo.jp/kourei/hoken/kaigo_lib/info/saishin/saishinkako100_144.files/jouhou_115-8.pdfより）

図1 介護保険意見書（一部抜粋）

主治医意見書

記入日　平成　年　月　日

申請者	（ふりがな） 明・大・昭　年　月　日生（　歳）	男・女 連絡先　（　）

上記の申請者に関する意見は以下の通りです。
主治医として、本意見書が介護サービス計画作成に利用されることに　□同意する。□同意しない。

医師氏名
医療機関名　　電話　（　）
医療機関所在地　　FAX　（　）

（1）最終診察日	平成　年　月　日
（2）意見書作成回数	□初回　□２回目以上
（3）他科受診の有無	□有　□無 （有の場合）→□内科　□精神科　□外科　□整形外科　□脳神経外科　□皮膚科　□泌尿器科 □婦人科　□眼科　□耳鼻咽喉科　□リハビリテーション科　□歯科　□その他（　）

眼科で記載する場合は特定疾病名糖尿病網膜症と記入してください。

1. 傷病に関する意見

（1）診断名（特定疾病または生活機能低下の直接の原因となっている傷病名については１に記入）及び発症年月日

重要 → 1. 糖尿病網膜症　発症年月日　（昭和・平成　〇〇年　〇〇月　〇〇日頃）
2.　発症年月日　（昭和・平成　年　月　日頃）
3.　発症年月日　（昭和・平成　年　月　日頃）

（2）症状としての安定性　□安定　□不安定　□不明
（「不安定」とした場合、具体的な状況を記入）

（3）生活機能低下の直接の原因となっている傷病または特定疾病の経過及び投薬内容を含む治療内容
（最近（概ね６ヶ月以内）介護に影響のあったもの及び特定疾病についてはその診断の根拠等について記入）

中等症網膜症で網膜出血、硬性白斑、網膜浮腫、特に黄斑浮腫を認める。
黄斑浮腫は、網膜浮腫による肥厚があり硬性白斑が黄斑中央部に到達している。

診断上の根拠となる主な所見について記入してください。

4. 生活機能とサービスに関する意見

（1）移動
屋外歩行　□自立　□介助があればしている　□していない
車いすの使用　□用いていない　□主に自分で操作している　□主に他人が操作している
歩行補助具・装具の使用（複数選択可）
□用いていない　□屋外で使用　□屋内で使用

（2）栄養・食生活
食事行為　□自立ないし何とか自分で食べられる　□全面介助
現在の栄養状態　□良好　□不良
→栄養・食生活上の留意点（　）

（3）現在あるかまたは今後発生の高い病態とその対処方針
□尿失禁　□転倒・骨折　□移動能力の低下　□褥瘡　□心肺機能の低下　□閉じこもり　□意欲低下
□徘徊　□低栄養　□摂食・嚥下機能低下　□脱水　□易感染性　□がん等による疼痛
□その他（　）
→ 対処方針（

（4）サービス利用による生活機能の維持・改善の見通し
□期待できる　□期待できない　□不明

（5）医学的管理の必要性（特に必要性の高いものには下線を引いて下さい。予防給付により提供されるサービスを含みます。）
□訪問診療　□訪問看護　□看護職員の訪問による相談・支援
□訪問歯科診療　□訪問薬剤管理指導　□訪問リハビリテーション
□短期入所療養介護　□訪問歯科衛生指導　□訪問栄養食事指導
□通所リハビリテーション　□その他の医療系サービス（　）

（6）サービス提供時における医学的観点からの留意事項
・血圧　□特になし　□あり（　）　・移動　□特になし　□あり（　）
・摂食　□特になし　□あり（　）　・運動　□特になし　□あり（　）
・嚥下　□特になし　□あり（　）　・その他（　）

（7）感染症の有無（有の場合は具体的に記入して下さい）
□無　□有（　）　□不明

患者の情報に基づいて，具体的に記載されている必要があります。他の項目で記入しきれなかったことや選択式では表現できないことを簡潔に記入してください。

5. その他特記すべき事項
（要介護認定及び介護サービス計画作成時に必要な医学的なご意見等を記載して下さい。なお、専門医等に別途意見を求めた場合はその内容、結果も記載して下さい。情報提供書や身体障害者申請診断書の写し等を添付して頂いても結構です。）

重要 → 視覚障害手帳の視力2級である。視力低下によりインスリン注射等の自己管理が不良な状態となっている。患者は独居生活で、看護職員の訪問による相談・支援サービスが必要である。また通院に際して、転倒・骨折の危険性があるためガイドヘルパーサービスが必要である。

糖尿病網膜症のロービジョンケア

　糖尿病網膜症の病期分類はいくつかあるが，ここでは糖尿病眼手帳で採用されている改変Davis分類を用いて，ロービジョンケアを考える。

単純網膜症 図2

　この時期，患者の「見えにくさ」の自覚はほとんどない。糖尿病網膜症は血糖コントロールにより改善が可能である。患者がロービジョン外来でのケアを必要とすることはほとんどない。内科・眼科の連携が重要で糖尿病眼手帳[5] 図3 を利用するなど，患者が「見えにくさ」を訴える前から糖尿病網膜症に対する意識を高めていくことが必要である。

図2 単純網膜症
点状・斑状出血（→）および硬性白斑（▶）を認める。この時期からの管理・指導が大切で内科と連携することが重要。繰り返しの説明が必要である。

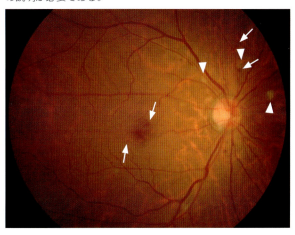

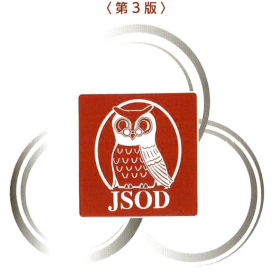

図3 糖尿病眼手帳
患者は糖尿病でも目の病気はないと思っている。内科医と眼科医の協力のもと患者の意識向上と治療の放置・中断の対策として優れている。

糖尿病網膜症

増殖前網膜症 図4

　この段階では，患者の「見えにくさ」は変動がある。適切な血糖コントロールと眼科治療によって進行を防ぐことができるが，見え方は複数回の治療に伴い診察のたびに変化する。患者自身にとっても糖尿病網膜症による「見えにくさ」の実態がわかりにくい状態である。スマートサイトなどのパンフレットで社会資源情報の提供をするなど，気軽に相談できる環境を整えておくことが必要である。

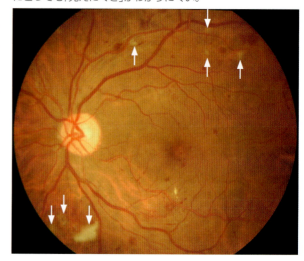

図4 増殖前糖尿網膜症
多数の軟性白斑（→）を認める。見え方に変動があり，患者自身にとっても「見えにくさ」がわかりにくい。

増殖網膜症 図5

　この段階で，医師が治療として最初にめざすものは，増殖性変化の鎮静化と失明の予防である。医師からの治療を受けた後に予想される「見えにくさ」をしっかりと説明し，患者の十分な理解を得ることが必要である。汎網膜光凝固術後の羞明については十分な解明はされていないが，遮光眼鏡の装用により羞明が改善することもあることは知っておくべきである。

　0.04未満の視力では光学補助具の限界があり，音声補助具（音声腕時計，音声血圧計，消費カロリー計付音声万歩計，音声体重計，タブレット端末の音声アプリの利用など）が好まれる。また，ロービジョンケアには医療だけでなく，介護保険サービスの利用・福祉関係者（社会資源）との連携が不可欠である。

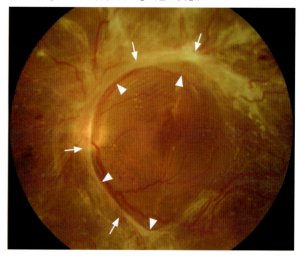

図5 増殖糖尿病網膜症
線維血管増殖膜（→）および牽引性網膜剝離（▶）を認める。「見えにくい」ではなく「見えない」に近い状態。

糖尿病黄斑浮腫 図6

　前述したいずれの病期でも生じる。発症頻度は病期が進行するほど高い。治療として，薬物治療，光凝固，硝子体手術があるが，長期の管理が問題となる。

　両眼の黄斑浮腫では，両眼に比較中心暗点が生じる。中心暗点が小さいと，偏心視するようになり，中心視より視力は上がるが，読み進める方向に暗点があると読みづらく，書きづらい。このため，就労の継続に困難が生じる。

図6 糖尿病黄斑浮腫

①カラー写真
輪状硬性白斑(→)を伴う黄斑浮腫。硬性白斑が中心窩の領域に及んでいる。

③蛍光眼底写真
黄斑部のびまん性蛍光漏出(→)を認める。

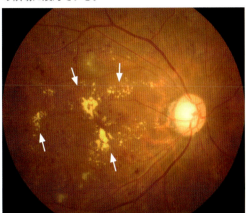
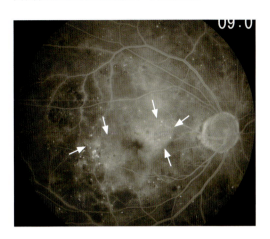

②中心窩網膜厚のOCT画像
中心窩網膜厚は486μm。嚢胞様変化と漿液性網膜剥離，網膜肥厚が確認できる。

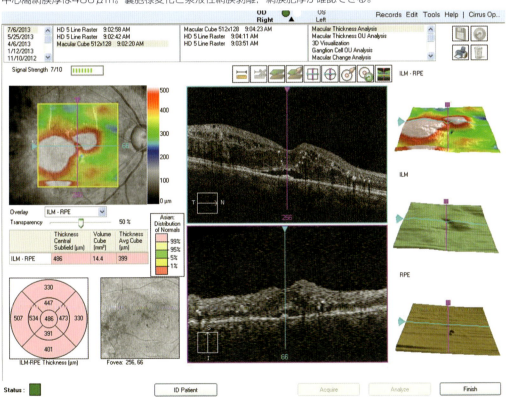

文献

1) 横野浩一：超高齢社会における糖尿病. 日本老年医学会雑誌. 2011; 48: 14-19.
2) Kawasaki R, et al: Incidence and progression of diabetic retinopathy in Japanese adults with type 2 diabetes: 8year follow-up study of the Japan Diabetes Complications Study (JDCS). Diabetologia. 2011; 54: 2288-2294.
3) 安藤伸一：糖尿病網膜症による視覚障害者へのアプローチ. 月刊糖尿病. 2012; 4: 97-102.
4) 日本老年医学会・日本糖尿病学会：高齢者糖尿病 診療ガイドライン2017, 南江堂, 2017, p43-48.
5) 堀 貞夫ほか：糖尿病網膜症の治療戦略. 日本眼科学会雑誌. 2010; 114: 202-216.

8 ロービジョンをきたす疾患

網膜色素変性

網膜色素変性とは

　網膜色素変性は，視細胞および網膜色素上皮細胞を原発とした進行性の変性がみられる遺伝性の疾患群である。その多くは単一遺伝子疾患であり，関連遺伝子が現時点で60種以上報告されている。わが国では4,000～8,000人に1人の割合で発症するといわれており，2014年の医療受給者証保持者数厚生労働省患者調査では29,330人と報告されているが，申請をしていない患者の存在も勘案すると，実際にはより多くの患者が存在すると推測される。先天盲の原因疾患の第1位であり，成人視覚障害原因疾患では，緑内障，糖尿病網膜症に次ぐ第3位に位置している。

　発症時期はさまざまであるが，ほとんどの症例で杆体機能低下による夜盲で初発する。その後中間周辺部の視野が輪状に障害され，さらに進行すると求心性視野狭窄となる例が典型的だが 図1，中心視野が優位に障害される病型も存在する。進行に伴い錐体機能低下が生じると，視力障害や色覚障害，羞明が出現する。症状の多くは左右対称性に生じる。これらの臨床症状に加え，骨小体様色素沈着，粗造な網膜色調，網膜血管狭小化，視神経萎縮等の眼底所見 図2，網膜電図の異常 図3，OCTでの中心窩ellipsoid zoneの異常 図4，眼底自発蛍光所見での網膜色素上皮萎縮による過蛍光・低蛍光 図5 等の検査所見によって診断する。

　合併症としては，白内障，黄斑浮腫や網膜前膜 図6 などの黄斑病変，Zinn小体脆弱による浅前房化，水晶体・眼内レンズ偏位，急性緑内障発作や後発白内障等がある。

　鑑別診断としては，錐体ジストロフィー，Stargardt病，先天停止性夜盲などの遺伝性網膜変性疾患や，悪性腫瘍随伴網膜症，自己免疫性網膜症のほか，風疹，梅毒，トキソプラズマなどによる感染性網膜変性，クロロキンやクロルプロマジンなどによる中毒性網膜変性が挙げられる。

　有効な治療法はまだ確立されていないが，国内外において，遺伝子治療やiPS細胞を用いた再生医療，人工網膜，その他の新薬等の治療法の研究が進められている。

図1 視野障害進行の1例
地図状暗点（①）から輪状暗点（②）へと進行し，さらに進行すると求心性視野狭窄（③）を呈する。

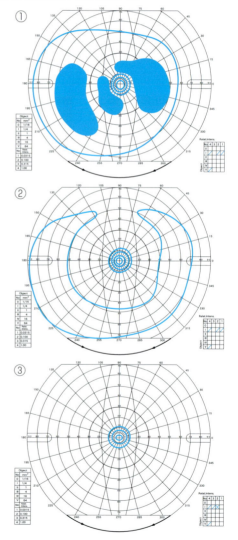

134　ロービジョンをきたす疾患

図2 眼底写真

骨小体様色素沈着，粗造な網膜色調，網膜血管の狭小化，視神経萎縮を認める。

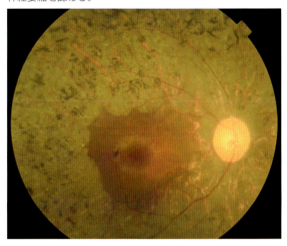

図3 網膜電図

波形はすべての条件でほぼ消失している。

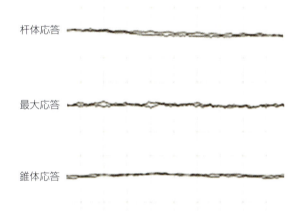

図4 OCT

中心窩ellipsoid zoneが短縮している（→）。

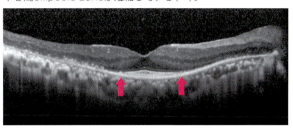

図5 眼底自発蛍光

変性部位に一致した低蛍光と，黄斑周囲にFAFリングとよばれる輪状の過蛍光部位（▲）を認める。

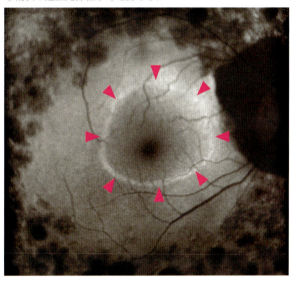

図6 OCT

黄斑浮腫（＊）と網膜前膜（▲）を認める。

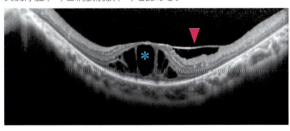

社会保障制度の活用

補装具および日常生活用具の支給や，各種生活支援サービスの利用には，身体障害者手帳の交付および難病医療費助成制度への申請が必要となるため，これら社会保障制度の案内と申請は重要である。網膜色素変性は2015年より施行されている「難病の患者に対する医療等に関する法律」における指定難病の1つであり，医療費助成の対象疾患となっている。申請には臨床調査個人票の提出が必要であり，記載要領は難病情報センターのホームページからダウンロードできる（http://www.nanbyou.or.jp/）。

症状に対するケア

ロービジョンケアを開始するに当たっては，視機能障害の進行度や症状だけでなく，年齢，職業，性格，趣味や生活環境，遺伝形式，家族構成によっても必要なケアが異なってくることに留意する。千葉大学眼科では，患者背景とニーズを把握するためにチェックリスト 図7 を作成し，ロービジョン外来受診前に，患者に記入してもらっている。

網膜色素変性患者がロービジョン外来を受診する動機として最も多いものは，読み書きがしたいという「近見視機能の改善」である。まず適切な屈折矯正を行い，続いて拡大鏡および拡大読書器の試用・選定を行う。近年では，スマートフォンやタブレット端末にも拡大機能や白黒反転機能などが備わっており 図8，各種アプリでの拡張性にも優れているために使用者も増えている一方，拡大読書器にも，大きなモニター，ボタンでのシンプルな操作性，日常生活用具給付制度を使用できるなどのメリットがある。実際に試用し，患者の希望を聞きながら選定を行うとよい。適切な照明環境や，書見台の設定も重要なケアの1つである。

網膜色素変性に多い羞明に対しては，遮光眼鏡の選定・処方を行う。遮光レンズにはさまざまな色の種類があり，外来で使用できるトライアルキットがある。選定の詳細は他項（p.50，「遮光眼鏡」）に譲るが，イエロー系やブラウン系のレンズはコントラストの改善効果が大きいが，色調の変化も大きい一方，グリーン系やグレー系のレンズは，イエロー・ブラウン系と比較してコントラスト改善効果は低いが，防眩・減光効果が高く，また色調変化が少ないため自然な見え方になることを念頭に置いて処方を行うとよい。

その他のニーズとしては，遠くが見たいといった「遠見視機能の改善」や，1人で行動したいといった「日常生活能力の向上」が多く聞かれる。遠見視機能改善には，望遠鏡や望遠モード付きの携帯型拡大鏡や，マイナスレンズの使用を検討する。携帯端末のカメラ撮影と拡大機能を活用しているケースもある。日常生活能力向上には，補装具および日常生活用具支給の案内，各種視覚障害者用グッズの案内，利用可能な生活支援サービス，支援団体の案内を行う。近年では，携帯端末のカメラを利用して，写ったものの名称や，色，紙幣の判別を行ってくれるアプリなど，視覚障害者の生活向上に有用なアプリも多種存在しており，使用を検討する。

遺伝相談

網膜色素変性患者にとって遺伝は切実な問題であり，特に進学，就職，結婚，出産等に関しての相談が多い。遺伝形式の把握のため，初診時に家族歴および血族婚の有無を聴取し，家系図を作成する。網膜色素変性の遺伝形式には，常染色体優性（15～17％），常染色体劣性（25～30％），X連鎖性（0.5～1.6％）が存在するが，家系内に他の発症者が確認できない孤発例（49～56％）が最多となっている。

遺伝的な情報を伝える際には，患者の性格や背景によって受け取り方が異なることを念頭に置き，適切な理解が得られているかを確認しながら行う。親族内であってもすべてオープンにしているとは限らないため，症例ごとの事情を考慮したデリケートな対応が求められる。遺伝専門医と連携して診療やカウンセリングができる環境であれば良いが，実際には主治医自らの対応が必要な局面が多いため，原因遺伝子や遺伝形式についての知識をアップデートしておくと診療に役立つ。

図7 チェックリスト

千葉大学眼科での例。
ロービジョン外来受診前に患者に記入してもらう。

図8 文字の拡大

拡大読書器(①)とiPad(②)を用いて文字を拡大している。

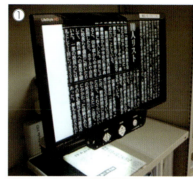
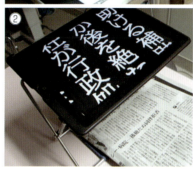

精神的なケア

　確立された治療方法が存在せず，視機能が徐々に障害されていく網膜色素変性のロービジョン診療においては，精神的なケアも重要となる。患者は大きな不安を抱えて眼科を受診し，告知を受け，その後の人生を疾患とともに送ることになる。そのため網膜色素変性診療においては，初診時からメンタルケアが始まっていることに留意して，慎重な対応を心掛ける。特に，適切でない告知はその後の患者の精神面に大きな悪影響を及ぼすため，慎むべきである。当科では，全員が失明するわけではなく生涯失明しない症例もあること，進行の速度は緩徐であること，通院を継続することで，進行速度の把握や合併症の管理が可能となること，さまざまな法的援助・支援団体・視覚補助器具が存在すること，さまざまな遺伝形式があること，治療法の研究が行われていることを伝えるようにしている。

　視機能障害が進行すると，運動不足や引きこもりがちになる症例も多く，そのような場合には，同行支援，訪問リハビリ制度の活用や，自宅での軽い運動，また可能であればウォーキングや各種視覚障害者スポーツも提案する。地域によっては視覚障害者同士の交流を目的としたサークルもあり，希望があれば案内してもよい。

おわりに

　網膜色素変性患者の多くは，「進行のスピード」，「子孫への遺伝」，「治療法研究の現状」を知りたがっている。それらについて丁寧に説明をしたうえで，患者の訴えをよく傾聴し，ニーズに沿った適切なロービジョンケアを提供することが，疾患の受容を促し，生活の質の向上や，患者との信頼関係の構築につながる。

8 ロービジョンをきたす疾患

角膜変性疾患

はじめに

　角膜は他の臓器に比べ移植成功率が高く，角膜変性疾患による高度な視力低下を生じたとしても角膜移植による視機能障害改善の可能性が高い組織である。しかしながら外傷や疾患を原因として両眼性あるいはラストアイに高度な角膜変性疾患を生じたことによりロービジョンケアが必要となる場合も散見される。

　本稿では，通常の角膜移植によりロービジョンケアを要しないもの，疾患の程度，状況あるいは特殊な加療の追加によって視機能改善の余地があり，ロービジョンケアが不要となるもの，さらに角膜移植不能例でロービジョンケアが必要となる角膜変性疾患について，少数ではあるが症例を通じて述べることとする。また角膜以外の合併症あるいは弱視による視機能障害を生じる可能性のある前眼部形成不全を含む先天性疾患は除くこととさせていただき，また表記の単純化のために屈折は省略していることをお許しいただきたい。

角膜移植によりロービジョンケアが不要となった例：重度の両眼性角膜変性

　両眼の高度な角膜変性に対する角膜移植例 図1，図2 を示す。症例は80歳，男性，数十年にわたり両眼に左眼 図1 のような重度の帯状角膜変性を主体とする角膜混濁による視機能障害があり，ロービジョンケアの対象であった。明らかな原因は明確ではなかったが，弱視の既往，角膜輪部疲弊，重症ドライアイがなく，眼圧，光覚に問題がなかったことから通常の全層角膜移植，水晶体再建術および術中認められた虹彩癒着に対して前眼部形成術を施行し，現在右矯正視力0.7 図2，左光覚弁である。このような症例では観血的手法によりロービジョンケアが不要となる。

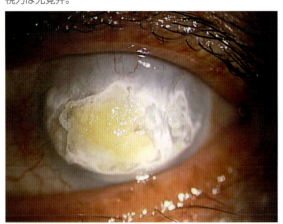

図1 両眼帯状角膜変性，角膜移植未施行（左眼）
視力は光覚弁。

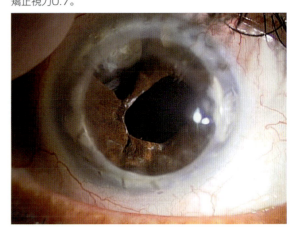

図2 両眼帯状角膜変性，角膜移植後（右眼）
矯正視力0.7。

通常の角膜移植では視機能改善の得られない角膜変性例：角結膜熱傷および化学眼外傷

　角膜の熱傷および化学眼外傷はその重症度により，角膜混濁のみならず輪部疲弊（角膜上皮幹細胞の消失あるいは極端な減少による輪部機能不全），瞼球癒着による結膜嚢形成の必要性，重症ドライアイ，隅角障害による緑内障など種々の付属器，前眼部の障害を伴うため，通常の角膜移植では治療困難な場合がある。また障害が両眼性で高度であるのか否か，など程度によってロービジョンケアの必要性が異なる。

　図3に46歳，男性，両眼の花火による角結膜熱傷後の右眼を示す。左眼は右眼に比べ軽度の角膜障害であり，重症であった右眼も瞼球癒着は軽度であり通常の全層角膜移植，水晶体再建術および前眼部形成術を行った。輪部疲弊により角膜上は結膜組織で覆われ現在矯正視力0.04。左眼は軽症で視機能が良好であるためロービジョンケアの対象とはなっていない。本例では手術時，視力が保たれている左眼からの自己輪部移植を希望されなかったため，現在もこの状態を継続している。

　図4に76歳，男性，両眼の生コンクリートによるアルカリ化学眼外傷に対する右眼の角膜移植施行例を示す。受傷時左眼の角結膜障害は軽症で，また右眼の瞼球癒着は認めず重症ドライアイも認めなかった。右眼の角膜輪部疲弊に対し左眼からの自己輪部移植および羊膜カバーを施行，およそ半年後，二期的に全層角膜移植，虹彩癒着に対する前眼部形成術，水晶体再建術を施行し視力は矯正0.7となった。本症例もロービジョンケアの対象とはならなかった。

　両眼に生じたここで示すような角結膜熱傷および化学眼外傷あるいはStevens-Johnson症候群，眼類天疱瘡などの輪部疲弊を伴う角膜変性疾患では，角膜上皮幹細胞の供給源として角膜上皮幹細胞移植が必要とされる。このとき免疫学的特性から前述した症例のような自己輪部移植が有利であるが，これはあくまで輪部疲弊に大きな左右差があり，視機能の良好なほうの眼に輪部上皮幹細胞減少といったリスクがあることを考慮して行う術式となる。この角膜上皮幹細胞移植にはアロ（同種）輪部移植も行われることがあるが，移植片に対する拒絶反応によりその効果が不良なことも多く，オート（自己）輪部組織を用いた角膜輪部あるいは口腔粘膜培養上皮細胞シートの移植術が行われ[1]，近年ではiPS細胞を用いた治療法の開発が期待されている[2]。

図3 両眼とも角結膜熱傷，右眼の全層角膜移植，水晶体再建術後

輪部上皮幹細胞疲弊により角膜上に結膜上皮が伸展し角膜の透明性低下により矯正視力0.04。

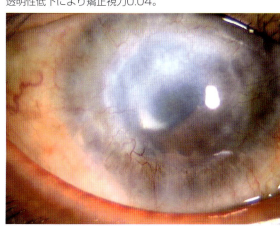

図4 両眼アルカリ化学外傷後（右眼）

軽症であった左眼からの自己輪部移植，水晶体再建術により矯正視力0.7。

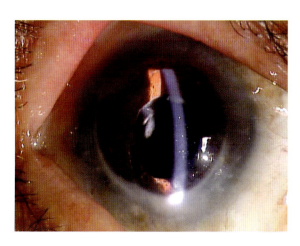

強膜固定レンズによる重度角膜上皮障害の治療

　GVHD（graft-versus-host disease）ドライアイによる両眼の高度な角膜上皮障害例を示す 図5 , 図6 。本症例は76歳，女性。15年前の悪性リンパ腫疾患に対する造血細胞移植（骨髄移植）後，慢性GVHDによる両眼の重症ドライアイを認めている。ドライアイに対する一般の治療のみでは， 図5 に示すような重篤な角膜上皮症により両眼の矯正視力0.2以下となりロービジョンケアの対象であった。本症例では他施設と共同で強膜レンズ（Boston scleral lens：培養液を併用した径の大きな特殊ハードコンタクトレンズ）[3]の装用により，矯正視力1.2を得ることができ 図6 。このような特殊な加療の追加によりロービジョンケアの対象外となっている。

　このような強膜レンズ治療は，ある程度の角膜実質の透明性が必要であり，前述のさまざまな角膜移植が前提となることも多いが，条件によっては重篤な輪部疲弊を伴う疾患でも比較的良好な視機能改善が得られることもある。しかしながらこのような治療法を行う医療機関が限られていること，および瞼球癒着が高度で装用が困難である場合など，さまざまな要因で適応外となることもある。それらの症例では歯根部利用人工角膜（OOKP）あるいは人工角膜（Boston type-1 KPro）といった術式が最後の選択肢となる場合がある[4]。

図5 慢性GVHD重症ドライアイによる両眼の重度角膜上皮障害（右眼）
矯正視力0.2。

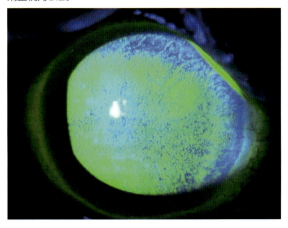

図6 慢性GVHD重症ドライアイによる両眼の重度角膜上皮障害（右眼）
強膜レンズ装用により矯正視力1.2。

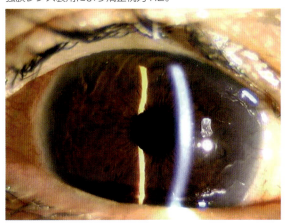

重篤な特発性周辺部角膜潰瘍：両眼発症のMooren潰瘍

右眼 図7 および左眼 図8 の両眼に発症したMooren潰瘍例を示す。過去に両白内障に対し両水晶体摘出が行われた既往がある。写真は両眼とも非活動期のもので角膜中央の透明性は保たれているが，瞳孔領には強い角膜不正乱視を認めている。図7の右眼では3:00の方向に最も新鮮な穿孔創を認め，虹彩脱出，嵌頓後，結膜上皮化とその後の消炎により現在に至っており矯正視力は両眼とも0.04である。

このような重篤な特発性周辺部角膜潰瘍は明らかな原因，病態が不明であり重篤な場合非常に難治性であり，視機能改善が困難であることが多い。関節リウマチ，Wegener肉芽腫症などの膠原病に同様の角膜変性を合併することもあり，両眼性の場合ロービジョンケアの対象となることが多い。

図7 両眼の非活動期Mooren潰瘍（右眼）
再発を繰り返し鼻側に最も新しい角膜穿孔創を認める。虹彩脱出後結膜の上皮化により鎮静化した状態。高度の角膜不正乱視により矯正視力0.04。

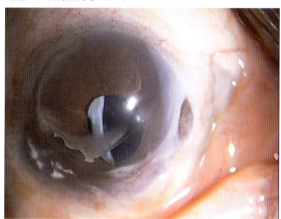

図8 両眼の非活動期Mooren潰瘍（左眼）
矯正視力0.04。

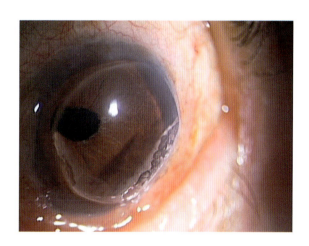

文献
1) Inatomi T, et al: Ocular surface reconstruction with combination of cultivated autologous oral mucosal epithelial transplantation and penetrating keratoplasty. Am J Ophthalmol. 2006; 142: 757-764.
2) Hayashi R, et al: Co-ordinated ocular development from human iPS cells and recovery of corneal function. Nature. 2016; 531(7594): 376-380.
3) Jacobs DS, Rosenthal P: Boston scleral lens prosthetic device for treatment of severe dry eye in chronic graft-versus-host disease. Cornea. 2007; 26: 1195-1199.
4) Avadhanam VS, et al: Keratoprostheses for corneal blindness: a review of contemporary devices. Clin Ophthalmol. 2015; 9: 697-720.

9 生活への応用

読書

はじめに

「読書は時間がかかって面倒だ」,「見えないから読書をあきらめた」。「新聞や本を読んでいますか？」という質問に対するロービジョン患者の答えである。思うように読み進めることがむずかしく時間も余分にかかるため根気が続かなくなることは十分理解できるが，読書の楽しみをあきらめるには惜しいと感じる。文章を読みやすくするには視機能に見合った文字の拡大と自分に合うコントラスト，縦書き・横書きなど文章の方向の調整などが欠かせない。読書は本や新聞に限らず手紙，薬の用法・用量，インターネットの記事を読むことなど広く含むが，本稿では本を読むことに絞って紹介する。

読書に適切な文字サイズを知る

文章は文字サイズが大きすぎても小さすぎても読みづらい。効率のよい読書は最大読書速度で読める最小の文字サイズ，すなわち臨界文字サイズで達成される。臨界文字サイズは読書検査から求めるが，検査の詳細はp.36「そのほかの視覚の評価」に譲る。臨界文字サイズがわかれば読みたい文字サイズと臨界文字サイズとの比から必要な倍率を求め，それに見合う拡大が得られるロービジョンエイドで読んでもらう。

拡大鏡・拡大読書器

ロービジョンエイドには拡大鏡や拡大読書器等がある。

拡大鏡は手軽で携帯でき，短いフレーズの文や単語の確認等に適するが，長時間の読書は姿勢や拡大鏡の保持がむずかしいため不向きである。また，拡大鏡は視野が狭いため文章のスムーズなトレースや行替えがむずかしく読書速度が上がらないことも欠点である。

高倍率が必要な場合は拡大読書器が有用である 。据え置き式拡大読書器は読みたい本を可動テーブルに置き，視機能にあった文字の拡大縮小，コントラスト調整を行う。使用法は簡単であるが，拡大読書器の操作を自己流で行うと眼精疲労や頭痛，乗り物酔いのような症状がでることがあるので，必ず取り扱い業者やロービジョン外来，リハビリテーション施設などで指導を受けてから使用する必要がある。指導には拡大ロービジョンリハビリテーション研究班によって作成された拡大読書器指導マニュアルを参考にする（http://www.rehamed.jp/modules/tohoku2/）。なお拡大読書器は身体障害者手帳があれば等級にかかわらず日常生活用具として補助が出る。原則一割負担だが自治体ごとで自己負担額が異なるので事前の問い合わせが必要である。

図1 拡大読書器

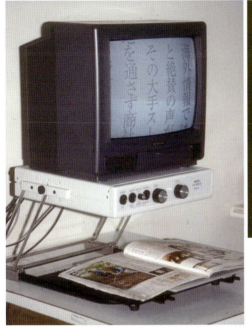
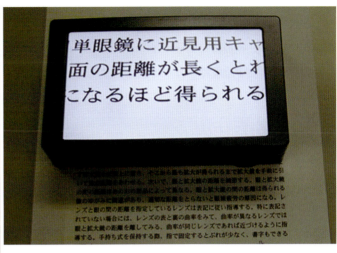

電子書籍の利用

電子書籍は電子データ化された単行本や文庫本、漫画などが端末上に表示される 図2 。電子書籍専用端末以外にもパソコン、スマートフォンやタブレットでも読むことができる。電子書籍は活字の種類・大きさ、行間、縦書きや横書き、背景色などを自由に調整・設定し視機能や読みやすさに応じてカスタマイズできるため、ロービジョンの患者にとって有用なツールである。しかしながら患者が実際にカスタマイズし、電子書籍で読書を楽しむに至るまでの具体的な設定等のアドバイスも忘れてはならない。ロービジョンケア外来でITサポートまで行うことが患者にとって望ましいが、現状ではむずしい。ロービジョン外来での対応に限界があればITサポートセンター等の情報提供を積極的に行う。

図2 電子書籍

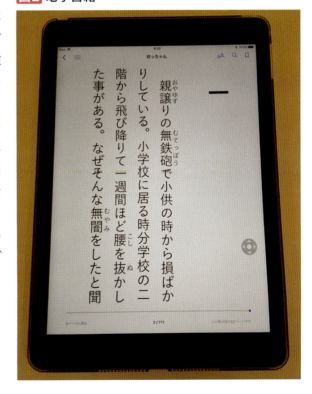

オーディオブック

　オーディオブックとは，書籍の内容を朗読した音声提供サービスであり，読書を耳で聞いて楽しむことができる。視覚障害者のために開発されたデイジー録音図書はCD版とダウンロード版とがある。デイジー録音図書は目次から読みたい章，任意のページに移動できるなどの機能をもつ。

大活字本の利用

　電子書籍やオーディオブックなどの利用がむずかしい高齢者や画面や音声での読書になじめない場合には大活字本をすすめる 図3。大活字本は通常の本の約2〜3倍（12〜22ポイント）に文字の大きさが拡大されている。図書館での貸し出しもあるので，最寄りの図書館に問い合わせてもらうとよい。また平成26年度から大活字本が日常生活用具給付制度の対象になっている。身体障害者手帳があれば負担が軽減されるが，各自治体で対応が異なるので住民票のある役所に問い合わせる必要がある。

図3 大活字本

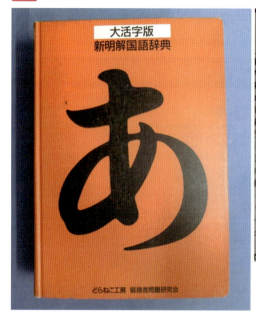
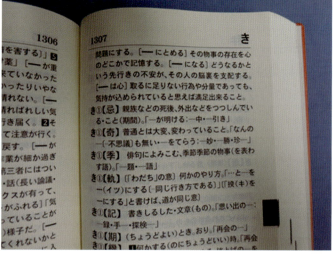

快適な読書環境

明るさに対する配慮

　読書時の照明や採光へのアドバイスを行う。照明の向きを調整することも大切である。軽量で自由にアームの角度を変えることができるクリップ式の読書灯も市販されており，書見台に取り付けることも可能である。羞明が強い場合はタイポスコープで視対象以外の部分をマスクしたり 図4，遮光眼鏡を装用して読む。拡大読書器や電子書籍での読書には白黒反転画面を利用する 図5。

図4 **タイポスコープ**
読みたい部分以外をマスクする。

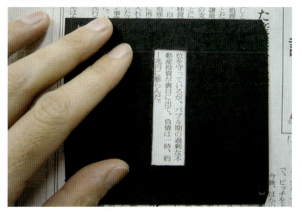

図5 **白黒反転画面**

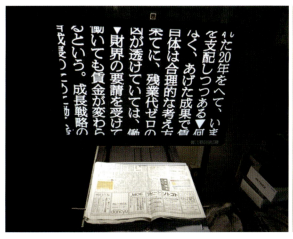
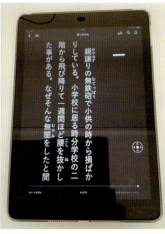

書見台

　書見台を使用することで前かがみにならずに自然な姿勢で読むことができる 図6。書見台は角度の調整ができ，底面に滑り止めがついていて安定するものが望ましい。

図6 **書見台**

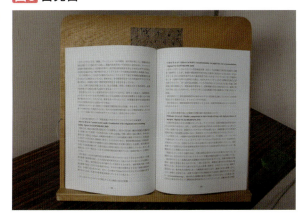

読書　145

9 生活への応用

筆記

はじめに

　ロービジョン患者にとって筆記は読書と同様に困難を感じる動作である。日常生活で筆記を必要とする場面は多く，特に「金融機関での署名」，「役所や公共機関での行政手続きの書類記入」，「各種申し込み書類の記入」は避けられない。ほかにも授業のノートをとる，手紙を書く，メモをとる，手帳にスケジュールを書き込むなどさまざまである。本稿ではロービジョン患者の筆記を助けるグッズや工夫について紹介する。

ロービジョンにおける書字の問題点

　「どこに書けばよいかわからない」，「まっすぐ書けない」，「一度眼を離すと元の位置から書き始めるのがむずかしい」，「枠からはみ出てしまう」，「細いボールペンでは書けない」などである。ロービジョン患者からよく聞かれる「不自由を感じる場面」は，金融機関や役所での書類記入である。

署名や住所記入

　金融機関や公共機関では自筆の署名が求められる。その際タイポスコープを用いて署名，捺印を行うと枠からはみ出ることはない 図1 。書き出しの位置がわかりにくい場合はタイポスコープに凸点シールを貼り付けておくとわかりやすい 図2 。タイポスコープは市販されているが，黒い厚紙を適当な大きさに切って代用することもできる。また，黒い定規もまっすぐ書くためのガイドになる 図3 。記入場所を拡大して見るには拡大鏡などのロービジョンエイドを利用する。手持ち式拡大鏡は指で支えて保持すると安定する 図4 。スタンド式拡大鏡も筆記に有用だが，かさばるため携帯しづらいなどの欠点がある 図5 。高倍率の拡大鏡は焦点距離が短いため書字のスペースが確保できず使えない。そのような場合はスタンドの付いた携帯型拡大読書器が有用である。

図1 **タイポスコープ**
サインガイド。

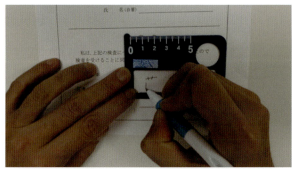

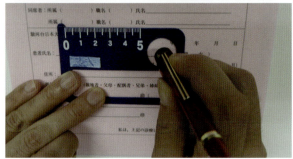

銀行や役所の記入用紙の文字や罫線は薄いインクで印字されておりコントラストが低く見えづらい。また記入欄が小さいなどロービジョンの患者にとって書きづらいデザインになっている。どうしても書くことが無理であれば代筆を認めている金融機関もあるので，あらかじめ事情を話し対応について問い合わせておくとよい。

図2 タイポスコープの書き出しの位置へ凸シールを貼る

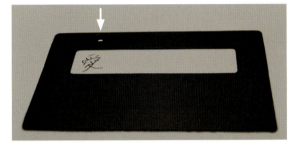

図3 黒い定規

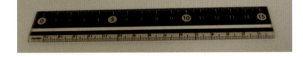

図4 手持ち式拡大鏡での書字

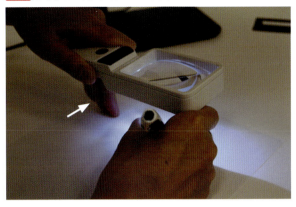

図5 スタンド式拡大鏡での書字

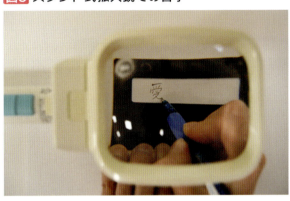

手紙を書く

パソコンで文章を打ち込むことが多いが，自筆で手紙を書きたいとの要望も多い。便箋用，はがき用のタイポスコープが市販されており便利である**図6**。

図6 タイポスコープ

①便箋用。

②宛名書き用。

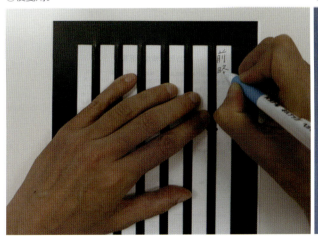
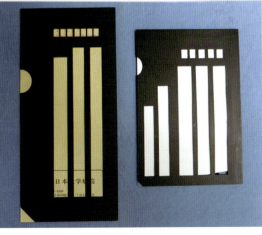

筆記　147

ロービジョン用筆記用具

紙面からの反射を抑えるために黒い紙のノートや手帳を使用する 図7。その他罫線が太いノートやレポート用紙も市販されている 図8。

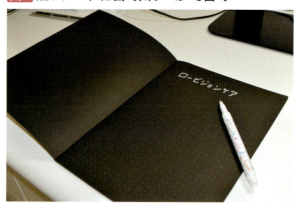

図7 黒いノートに白く太いペンで書く

図8 罫線が太いノート，レポート用紙

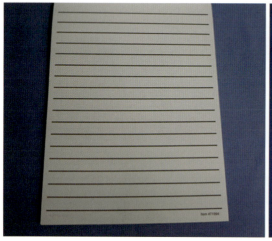

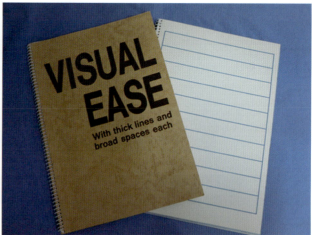

⑨ 生活への応用

家事

はじめに

　家事などの日常生活訓練は，眼科外来では困難であり，必要な患者には訓練のできる施設への紹介が重要である。しかし，日常生活におけるちょっとした工夫や，補助具を紹介することで，ロービジョン者の日常生活の不便さを少しでも軽減することに役立つことがある。したがって，眼科外来においては，本人ならびに家族など同居人への情報提供が有用である。また，居住環境の整理においては，扉は開けっ放しにしないなど家族とのルール作り 表1 も重要であることを説明したい。

　さらに，基本的な便利グッズの紹介も重要であるが，どのような場面で不便を感じているのかは人それぞれであり，医療者側の思い込みで，これを使えば便利なはずと情報提供しても，それを使いたいと感じるとは限らない。そのような個別の不便さを軽減するのに役立つ便利グッズも我々の知らないところで日々進化している。それらを実際に手にとって試すことのできる視覚障害者向けイベントの情報を提供し積極的に出かけてみるよう勧めることは，本人にとって有用な新しい便利グッズに出会えるチャンスが増えることにつながる。

表1 居住環境の整理

- 段差，落差をできるだけなくす
- 床に不要な物は置かない
- 頭や目の高さに，ぶつかるようなものを掲げない
- 家具や生活用品の整理整頓（いつも定位置に置く）
- 扉は開けっ放しにしない
- コントラストの高い環境に心がける
- 作業をする際，部屋（手元）を明るくする

掃除

　視野の問題でテーブルを拭くのが困難な場合には，まず端を確認し，端から端まで拭いたら戻して重ねるようにして動かし，最後に手を置いた部分を拭き取れば拭き残しの領域を少なくできる。ぬれた雑巾を使うのが好ましくない場合には，使い捨てのシートタイプクリーナー（ウエットタオル）を使えば，いちいち水を絞る手間が省ける。また，汚したと感じたらすぐにきれいにする習慣づけも，汚れているのが見えにくい人の場合は重要である。

　部屋の掃除の際は，家具の位置や床の状態など居住環境の整備が重要である 表1 。高額ではあるが，スイッチを入れさえすれば自動で部屋を掃除してくれるロボット掃除機や床拭きロボット 図1 が市販されている。

図1 ロボットによる掃除
①②掃除を自動的にしてくれるロボット掃除機のルンバ980®（アイロボット）（①）とルーロ（パナソニック）（②）。
③床拭きロボットのブラーバ ジェット®（アイロボット）。
④乾拭きと水拭きに対応していて，通常のロボット掃除機としても使用可能な床拭き対応ロボット掃除機（ILIFE）。

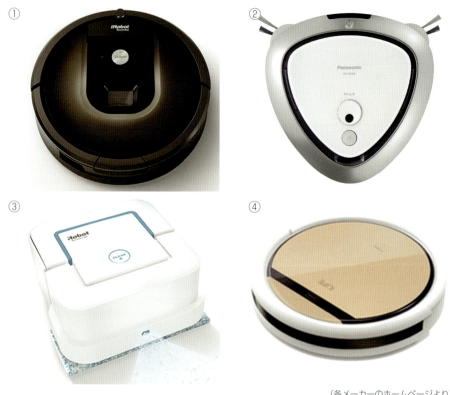

（各メーカーのホームページより）

洗濯

　操作の簡単な全自動洗濯機が推奨される。点字が付いているもの，音声案内機能のあるものなど，視覚障害者には使いやすい製品が市販されているが図2。そうではない製品は，自分で操作パネル等に点字シールを貼っておくとよい。また，洗濯の際には，細かな洗濯物が隙間に入り込んだり，取り出すときに靴下など対となる物を探さなくてもよいように，衣類の種類によってネットにまとめて入れて洗うと便利である。また，整理の段階で，裏表を確認して収納すると着衣の際に有用となる。

図2 全自動洗濯機の操作パネルの一例

点字が使われているものでも，電源のところにしかないもの，希望者には点字シールを提供するものなど，メーカー・機種によって対応はさまざま。

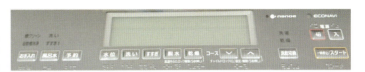

調理

　食事の項(p158)，参照のこと。

裁縫

　ネックルーペや眼鏡型拡大鏡など，両手がフリーになる拡大鏡が推奨される図3。糸通し器図4などの便利グッズも用いることで，作業が容易になる。

図3 ハンズフリーの拡大鏡

拡大鏡を手で保持する必要がないので，両手で手元の作業を行うことができる。
①ネックルーペ(Eschenbach)：首に紐を掛け，胸元にレンズを固定して使う。この拡大鏡では，2倍と4倍の2種類のレンズがついている。
②眼鏡タイプのビューワー(Eschenbach)：遠方視用と近方視用があり，拡大率もいくつか選べる。
③ハズキルーペ(Hazuki Company)：フレームの大きさ，拡大率，ブルーライトカットの割合で選ぶ。

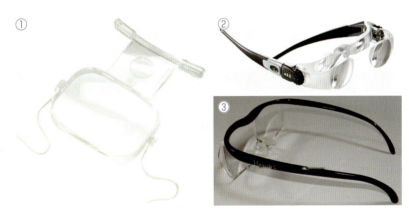

図4 糸通し器
①KAWAGUCHI社製
②Clover社製

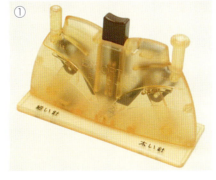
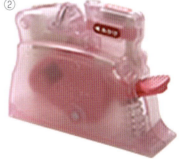

家事　151

みだしなみ

爪の処理には，刃が外に出ていない安全爪切りや，爪削りなどの便利グッズ 図5 がある。

化粧の際には，照明付きや拡大鏡付の化粧鏡あるいは，拡大鏡付コンパクトミラーを用いると顔が見えやすくなって便利である。最近では，ロービジョン者自身で化粧をするブラインドメイクという技術の普及活動を行っている団体（一般社団法人日本ケアメイク協会）があり，希望者にはそのような情報を提供するのも1つである。

図5 爪処理の便利グッズ
①介護用爪切りカッチンAタイプ（ミクロメディカル）。
②つめやすりラウンドタイプ（グリーンベル）。

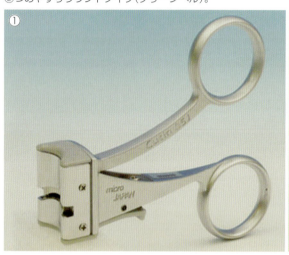
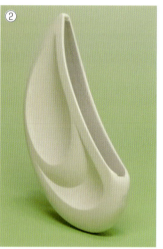

最近の話題

IoT（Internet of Things）の発達により世の中がずいぶんと便利になってきた。

スマートフォンから家電操作ができるようになり 図6 ，部屋の様子や温度や明るさ，あるいは施錠の有無を確認したり，帰宅前にエアコンや照明をつけておくことができる。また，家から離れると自動的に施錠され，近寄ると解錠されるシステムもある。

さらに，スマートスピーカー 図7 を用いることで，スマート家電などのIoT化された各機器の情報をクラウドのAI（人工知能）でコントロールし，IoT器機を声で操作するスマートホームが現実のものとなってきた。これは，話しかけるだけで，ニュースを読み上げたり，天気予報をはじめあらゆる質問に対しネットで調べて音声で教えてくれたり，好みの音楽を探して流してくれたり，ちょっとした思いつきを記録しておいてくれるなど，まるで個人秘書のような機能を有する。カーテンの開け閉めや，ロボット掃除機（Wi-Fi搭載モデルの場合）やエアコンなどの電源のオンオフ，テレビのチャンネル変更や照明の明るさの調整などの操作が音声で可能となり，ドアフォンに写った人が家族かどうかを教えてくれるなど，日常生活のサポート機能がどんどん進

化している。従来の音声認識操作と異なり，使用期間が長くなるにつれAIにより使用者の癖や行動パターンから，始めに設定された単語でなくても操作ができ，使えば使うほどより快適になるよう学習していく機能を有している。簡単な会話であれば可能であり，精神的なサポートあるいは認知症予防にも期待がかけられている。

　価格の問題やサイバーテロ対策など，普及するにはまだまだハードルは高いものの，近い将来これらが日常になる日が来ると思われる。

図6 スマートフォンによる家電操作
株式会社ピクセラの提供するConte™ホームサービス。

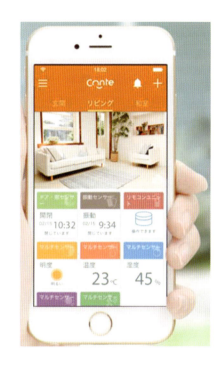

図7 スマートスピーカー
現時点では，機種によってできることとできないことがあり，音楽再生，買い物，スマートホーム機能，音声通話，LINEなど，何を重視するかによって選択する必要がある。
①Amazon Echo（Amazon）
②Google Home（Google）
③Clova WAVE（LINE）

Amazon、Echoに関連するすべてのロゴおよび商標はAmazon.com, Inc.またはその関連会社の商標です。
Google、Google HomeはGoogle LLCの商標です。
「LINE」および「Clova」はLINE株式会社の商標です。

① 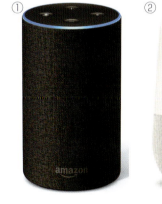　② 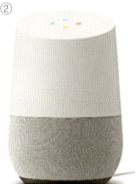　③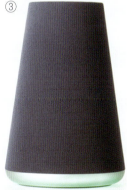

9 生活への応用

歩行

はじめに

　眼科医や視能訓練士が歩行訓練に関わるのは困難である。眼科外来において我々のできることは，正しい知識を持って必要な患者にその情報を伝え，場合によっては歩行訓練士への橋渡しとなることである。加えて，眼科外来においては看護師や視能訓練士がロービジョン者を誘導することもあり，歩行のサポートについて基本的事項を知っておく必要がある。

　本稿では，ロービジョン者の歩行と，周りの人がサポートする同行援護について解説したい。

ロービジョン者の歩行

　自宅内では，家具など移動の手がかりとなる物は定位置に置く，床に不要な物を置かないなど居住環境の整理（p.149「家事」の項 表1）は重要である。階段には手すりを付け，階段の段差部分の端にはテープでコントラストをつける 図1 などの工夫も有用である。

　道路を歩くにあたって，「目が見えない者は，道路を通行するときは，政令で定めるつえを携え，又は政令で定める盲導犬を連れていなければならない」と道路交通法で定められている 表1。ロービジョン者の歩行には白杖 図2 と盲導犬は重要であるが，盲導犬については他項に譲る。

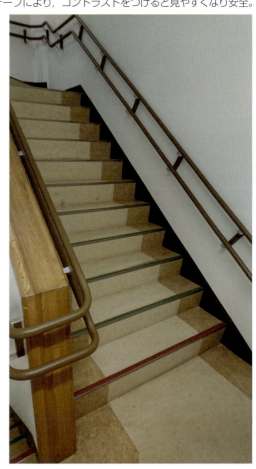

図1 階段の段差の端の部分にテープをつける
テープにより，コントラストをつけると見やすくなり安全。

表1 道路交通法 第十四条（目が見えない者，幼児，高齢者等の保護）

1	目が見えない者（目が見えない者に準ずる者を含む。以下同じ。）は，道路を通行するときは，政令で定めるつえを携え，又は政令で定める盲導犬を連れていなければならない。
2	目が見えない者以外の者（耳が聞こえない者及び政令で定める程度の身体の障害のある者を除く。）は，政令で定めるつえを携え，又は政令で定める用具を付けた犬を連れて道路を通行してはならない。
5	高齢の歩行者，身体の障害のある歩行者その他の歩行者でその通行に支障のあるものが道路を横断し，又は横断しようとしている場合において，当該歩行者から申出があったときその他必要があると認められるときは，警察官等その他その場所に居合わせた者は，誘導，合図その他適当な措置をとることにより，当該歩行者が安全に道路を横断することができるように努めなければならない。

＊3，4は，児童，幼児にかかわる事項

図2 白杖

シャフトの色は，白か黄色である。材質には，グラスファイバー，木材，軽金属のものがある。
①普通用
②携帯用（折りたたみ式）

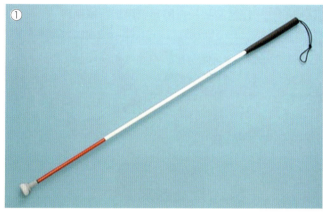
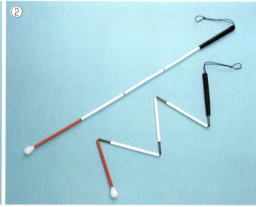

白杖

　白杖は，眼鏡，義眼とともに，盲人安全つえという名称で，身体障害者福祉法の補装具の1つに数えられており，視覚障害による身体障害者手帳を有していれば，市町村の福祉課に申請すると支給される。

　白杖には大きく3つの役割がある。段差など歩行するために必要な情報を探るセンサーとしての役割，衝撃から身を守ったり身体を支えるサポートの役割，そして，視覚障害者であることを周囲の人たちに知らせ注意喚起を促すシンボルとしての役割である。しかしながら，何も情報がなく白杖だけ支給されると，身体を支えることだけを目的として使用してしまうことにもなりかねない。したがって，これらの役割を理解し，その使い方を学ぶことは重要である。

　また，多くの白杖は蛍光になっているので車のヘッドライトが当たると光るようにはなっているものの，夜間の歩行の際には懐中電灯などと併用をする場合があり訓練が必要である。さらに，遮光眼鏡や単眼鏡などの光学的補装具を使いながら，白杖を用いて歩行する場合訓練が必要である。特にフレネル膜プリズムを通してみた場合，物体は実際の位置からずれて見えるため，見え方の把握や動作確認など訓練が必須である。

　その意味からも，白杖申請の相談があった場合には，白杖購入前からの歩行訓練士の関与が重要であることを説明し，視能訓練士の紹介ができれば理想的である。

日常生活用具

「障害者等の日常生活がより円滑に行われるための用具を給付又は貸与すること等により、福祉の増進に資することを目的とした事業」が、日常生活用具給付等事業である。

この要件を満たし、視覚障害が給付の対象となっている自立生活支援用具の1つとして歩行時間延長信号機用小型送信機 図3 がある。歩行時間延長信号機が付いた横断歩道でこの装置を用いると、歩行者用の青色点灯時間を通常より長くしたり、信号機の操作ボタンを直接押すことなく遠隔で操作ができる。

また、超音波を発振し、その反射を振動としてとらえる空間認知装置である超音波式視覚障害者用歩行補助具 図4 は、白杖の届かない範囲の障害物の有無を確認できるため、白杖と併用することで歩行の補助となる。本装置は、東京都府中市や大阪府松原市、北海道旭川市などでは日常生活用具に指定されているものの、この事業は、市町村が地域の実情に応じて対象品目を決定しているため、また、所得によって本人負担も必要になることがあるため、実際に紹介する場合には市町村の福祉課に確認するほうがよい。

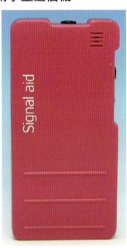

図3 歩行時間延長信号機用小型送信機
シグナルエイド(エクシオテック)。この装置では、交通弱者のための感応信号機システムのほか、公共施設などに設置されている音声標識ガイドシステムにも対応している。音声案内の必要な箇所に設置する装置から発信される電波の受信範囲に利用者が入ると小型受発信機が反応して音声案内が受けられることを利用者に知らせ、スイッチを押すことにより音声案内が放送される。

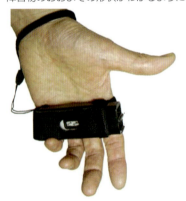

図4 超音波式視覚障害者用歩行補助具
パームソナー(テイクス)。白杖で足下を探り、本装置を左右に振って前方の障害物の有無を探りながら歩く。操作に慣れてくると、障害物のおおよその形状がわかるようになる。

その他

スマートフォンでは、音声認識と連動する地図アプリや、カメラ機能を用いて拡大したり明るさを調整して周りの状況を確認するなど、道を歩く際には便利な機能が進化し続けている。最近では、夜盲症の方を対象とした暗所視支援機器が開発され、薄暗い環境でも色の付いた明るい視界を得られるようになってきた 図5 。

図5 暗所視支援機器
MW10(HOYA株式会社)。ゴーグル型の装置の前面に備えられた小型高感度カメラでとらえた画像を、有機ELディスプレイに投影する装置。暗所でも明るく見え、カラー表示される。

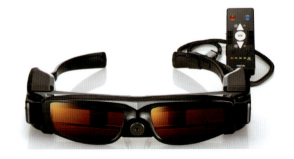

ガイド法

　ロービジョン者の歩行をサポートする場合には，安全を第一に考えることと共に，声かけをして安心感を与えることが重要である．手を引っ張ったり，背中を押すことは転倒にもつながり危険である．援護するロービジョン者が白杖を持っている場合には，援護者はその反対側に回り，自分の身体の一部をつかまらせ，どちらの方向に動くのか声かけをしながら援護する 図6 。

　危険回避のための緊急時を除き，ロービジョン者のペースを考えながら援護するように心掛ける．特に段差のあるところではいったん立ち止まり適切な声かけをするが，階段の場合は，上がりきる前あるいは降りきる前に声をかけると安心である．階段に手すりがある場合はその情報を伝え，手すりにつかまって歩くことを希望された場合には，安全を確保しながら上述の情報を伝える．

図6 ガイド法

①援護者はロービジョン者の斜め半歩前に立ち，肘のすぐ上を握ってもらう．この際，肘をつかんでいる腕の肘は体側につけてもらい，身体の向きは並行で肩と肩を結ぶ線は直角になるようにしてもらう．こうすれば，曲がり角などでも大きく離れない．
②広い通路であれば2人分の幅で歩くが，狭いところはロービジョン者が真後に来るようにする．
③段差のあるところでは1段後にロービジョン者が来るように肘を動かす．

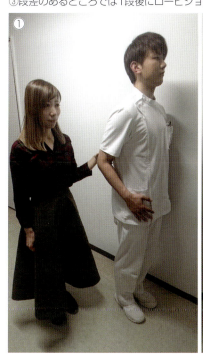
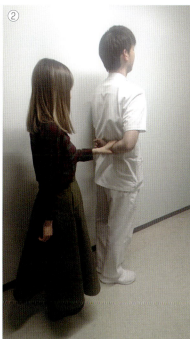
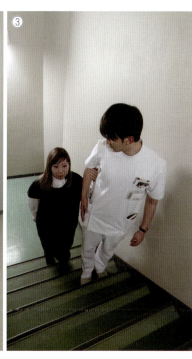

歩行

9 生活への応用

食事

はじめに

食事に関しては，食べ物を口に運ぶことができないのであれば，日常生活訓練ができる専門の施設に紹介するしかないが，食事すること自体は問題がないのであれば，ロービジョン者が1人で住んでいるのか同居人がいるのかに応じてアドバイスをすることができる。

本稿では，食事と調理について解説する。

食事

位置

食卓テーブルに付く際，自分が座る位置を決めておく。慣れるまでは椅子の色を自分用に変えるとわかりやすい。

テーブル上では，位置を認識しやすいように，できるだけコントラストを高める工夫をするのが基本である。たとえば，ランチョンマットは，テーブルとコントラストのある色で，広めのものを使う。この上に，ランチョンマットとコントラストのある色の食器を並べる。この際どの食器をどの位置に置くか決めておくといった配膳の工夫は有用である。熱い食事を配膳する際には，事前に声かけをしてやけどしないように注意を促す。食事の際には手を使うことが多いので，食器だけでなくおしぼりの位置も決めておく。

配膳の位置を変えた場合や外食でいつもと違う場合には，「何時の方向に何がある」とクロックポジションで伝えてあげるようにする **図1**。はじめは，「左前側に何々がある」という説明でもかまわないが，クロックポジションはさまざまな場面で使えるので慣れてもらうようにしたほうがよい。

食器

食器は，色彩の淡い料理には内側が暗い色，色の濃い料理には内側が明るい色の器にするなど，料理に合わせてコントラストをつける工夫をする。特に，ご飯茶碗では内側に色があるほうが白いご飯がわかりやすい **図2**。器は色だけでなくその形状も大切で，料理自体も，食べやすいよう盛りつけに工夫することが大切である。

透明のコップはわかりにくいので使わないほうがよく，模様や色が付いているものが好ましい。牛乳の場合には，内側が白いと見えにくいので濃い色がよいが，反対に，お茶やコーヒーなどは濃い色の器に入れるとわかりにくいので，中が白で，外に色がついているものを利用する。入れている量をわかりやすくするためマグカップの内側にマークをつけているものや窓付きのもの，容器内の液面の高さを音と振動によって知らせる便利グッズなどが売られている **図3**。

図1 ランチョンマット上の配膳

中央に焼き鮭，2時にカボチャの煮物が入った小鉢，4時にお味噌汁，7時にご飯，10時に茄子のおひたしが入った丸い小鉢など，食器の配膳位置と献立をクロックポジションで伝える。

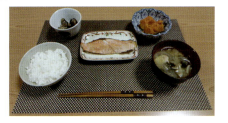

図2 食事と食器

食べ残しがわかりやすいように，コントラストを利用した食器選びが重用である。
①ご飯茶碗と米粒。白い米粒は，白いご飯茶碗ではわかりにくい。
②色の濃い料理は，暗い色の器ではわかりにくい。

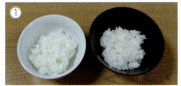 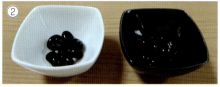

図3 容器内の液面の高さを知る工夫

①ロービジョンマグカップ（ミヤオカンパニーリミテド）。カップ内のマークで，液面の高さを知る。
②みまもりマグ（三信化工）。50mLきざみの窓が付いている。
③液体プルーブ（RNIB）。3本の端子が本体についていて，2段階の深さを音で知らせてくれる。

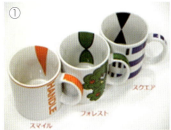 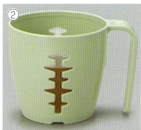 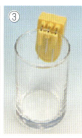

調味料の容器

食卓テーブルには，このほかには調味料だけにして，あまり物を置かないほうがよい。調味料は，本人がとりやすい位置を決め，いつも同じ位置に置くようにする。調味料の容器には，わかりやすい突起やシールが付いたものがある。醤油さしには倒れてもこぼれないものがある。プッシュ式の醤油さしでは1回のプッシュで出る量が決まっており，かけすぎを防いでくれる図4。

また，市販のお弁当の場合，醤油やソースなどの調味料が入っていることがあり，それを伝えるだけでも，間違って口に入れることを防げる。

図4 プッシュ式しょう油さし

①ひとおしくん。傾けた状態でフタの真中を一押しすると約5cc（小さじ1杯分）が出る。
②プッシュワン醤油差し（台和）。ワンプッシュで1滴分（約0.4cc）の醤油が出せる。
③醤油スプレー（大創産業）。ワンプッシュで少量（約0.1cc）をスプレーして均一に味付けできる。

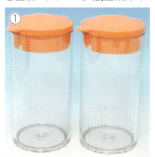 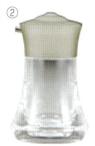 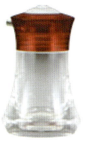 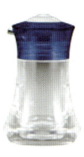 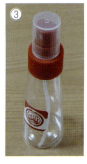

調理

器具

　視覚障害が給付の対象となっている日常生活用具（自立生活支援用具）のうち，調理に関係する物としてタイマーや電磁調理器（IH）がある。特に電磁調理器は，火を使わないため安全であるばかりでなく，最近では，音声ガイドと操作音，操作部分に凸点がついた，視覚障害者が使いやすいものも売られている 図5 。

　計量カップでは，途中のメモリまで量ることは難しいことも多く，カップに一杯で量れるように何種類か用意しておくのがよい。お米1合あるいは半合を簡単に量れるカップもある 図6 。さらに，音声で重さを教えてくれる秤もある 図7 。包丁の刃部にカラフルな柄が付いているもの，白だけでなく木目や黒いまな板も売られており，何を切るかによってコントラストの高い組み合わせを選べばわかりやすくて安全である 図8 。

図5 電磁調理器

音声電磁調理器（アイリスオーヤマ）。すべての操作に音声ガイドと操作音がついている。操作ボタンに突起がついた仕様のものもある。

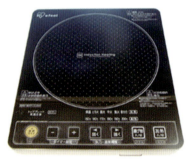

図6 計量カップ

①50cc，100cc，200ccの3個が一組になった計量カップ。
②合ピタカップ（三菱電機）。お米1合または0.5合を計ることができる。

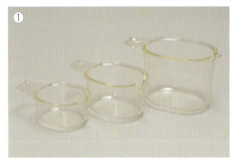
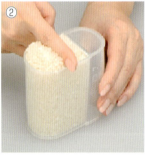

図7 音声キッチン秤

ハイジ（Care Tec Ltd）。音声で重さを教えてくれる秤。

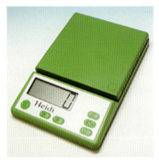

図8 調理器具

①カラフルナイフ（大創産業）
②③白と黒のまな板上のネギ。コントラストを考えて使い分けるのがよい。

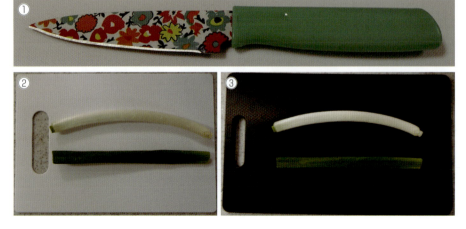

家電製品

　家電製品では，操作パネルに点字の凹凸がついたり音声ガイダンスのある炊飯器 図9 がある。

　また，電子レンジの場合，点字シールや見えやすい色の付いたシールを操作面に貼ると使いやすくなる。焼き魚や蒸し料理，パスタを茹でることができる電子レンジ用調理器なども売られており，料理をするうえで非常に重宝する家電である。最近では，骨まで食べられる煮魚など1人用に小分けされたレトルトの総菜もコンビニなどで売られており，電子レンジで温めるだけでいろいろな料理を自宅で食べることができるようになった。さらに料理だけでなく，ペットボトルのお茶を電子レンジで温めて飲むという使い方もできる。

図9 炊飯器

①IHジャー炊飯器（三菱電機）。
②釜の内側も，コントラストの高い白い大きな字で書かれており，米の量や水の量がわかりやすくなっている。

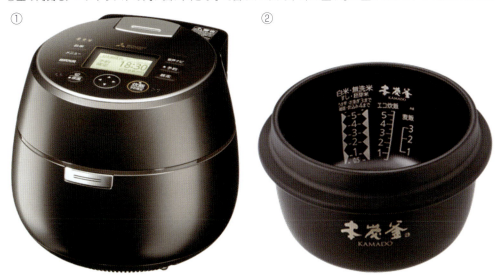

宅配

　料理を作るにあたり，カロリー制限や塩分制限のある人もいる。そのため，料理の宅配業者の中には，そのような制限食を宅配してくれるところもある。また，調理に必要な材料や，さらには材料のカットまで済ませて宅配してくれる業者もいる。したがって，どこまで自分自身でやりたいのかによって，宅配業者を利用することも選択の1つである。

食事　161

10 ロービジョンと自動車運転

ドライビングシミュレータを用いた指導

はじめに

　都市部では，バス・地下鉄・電車などの公共交通機関が充実しているため，ロービジョン患者本人が，実際に運転をすることは少ないが，地方では，自動車以外の移動手段がなく，患者本人が自動車の運転に頼らざるをえない。信号機などの道路標識の認識，右折・左折時の歩行者や自転車の確認のためには，中心視力だけでなく，十分な視野が必要であり，視力・視野障害による安全確認の不足は，自動車事故を引き起こしうる。どれくらい見えていれば，自動車事故を回避できるのか，ロービジョン患者の自動車運転能力について考えることは大事なことである。

ロービジョンケアと自動車運転

　公共の交通網の乏しい地方では，ロービジョンケアを考えるうえで車の運転の可否の評価が重要である。地方では，自家用車以外での移動手段がなく，通勤・通院・買い物を車に頼ることが多いためである。

　日本の普通運転免許取得・更新にあたっては，「視力が両眼で0.7以上，かつ一眼でそれぞれ0.3以上である」とされている。視野に関しては，「一眼の視力が0.3に満たない者もしくは一眼が見えないものについては他眼の視野が左右150度以上ある」ことが必要とされるが，両眼の視力が0.7以上，かつ一眼の視力が0.3以上であれば，視野検査は行われない。

　このため，高度な視野狭窄患者であっても，運転免許を取得することは十分可能である。しかし，信号機や「とまれ」などの道路標識の認識，右折・左折時の歩行者や自転車の確認のためには，中心視力だけでなく，十分な視野が必要であり，視野狭窄患者では，視野障害による安全確認の不足が原因の交通事故を引き起こしうる。実際に，「左右の安全確認をしたのにもかかわらず，側方からきた自転車に接触した」，「左折時に歩行者と接触してしまった」など，視野狭窄による安全確認の不足が原因と疑われる事例が報告されている[1]。

ロービジョン患者の自動車運転実態調査[2]

　自治医科大学ロービジョン外来では，運転歴の有無を聴取できた119例のロービジョン患者[男性59例，女性60例；黄斑変性25例，緑内障21例，網膜色素変性20例，糖尿病網膜症20例，その他33例；年齢24〜92歳（平均66.1±15.4歳）]に対して，運転歴，1週間の運転時間，運転目的，過去5年間の事故歴の有無を聴取した。その結果，119例中54例（45.3％）に運転歴があり，12例（10.1％）が運転を継続していた。12例中5例が緑内障，3例が網膜色素変性と，求心性視野狭窄患者が多くみられた。また12例中4例が過去5年間で自動車事故を起こしていた 図1 。

162　ロービジョンと自動車運転

図1 ロービジョン外来受診者の
自動車運転運転調査

119例中12例(10.1%)が運転を継続し，
このうち4例は事故を起こしていた。

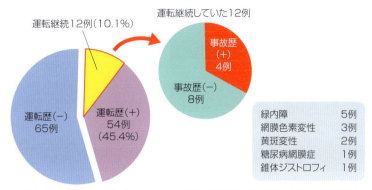

（伊藤華江，國松志保，保沢こずえほか：ロービジョン外来受診者へのドライビングシミュレータの試み．眼科臨床紀要．2012; 5(6): 558,図3より）

ドライビングシミュレータを用いたロービジョンケア

　ドライビングシミュレータ(DS)では，運転条件を一致させて，被検者の運転能力を調べることができる。著者らは，視野狭窄患者用DSを開発した[2) 3)]。このシステムは，エコ＆安全運転教育用ドライビングシミュレータであるHondaセーフティナビ（本田技研工業）を改変したもので，超短焦点液晶プロジェクター（日立製作所CP-A200J）を用いて，80インチモバイルスクリーン（キクチ科学研究所GFP-80HDW）に投射し，右ハンドルの一般乗用車のフロントガラスからの眺め（画角：上方20°，下方10°，右側20°，左側50°）を再現した **図2**。

　設定場面は，視野狭窄患者が事故を起こしやすいと思われる側方からの子どもや車の飛び出し13場面，信号や標識を確認する5場面の，全18場面であり **図3**，ハンドル操作がなく（運転技術に左右されない），スピードが一定の条件下で，危険を察知したところでブレーキをふむ，という事故を回避できたかどうかに焦点を合わせたものである。所要時間は，練習走行3分，本走行約5分である。

　ロービジョン外来にて，6例に対して，患者本人に自分の運転の危険性を認識してもらう目的でDSを施行した。DSを行った6例中2例は，主治医が運転の危険性を伝えていたにもかかわらず，視野狭窄の自覚がまったくなく，運転を継続していた。また，6例中4例では過去5年間に自動車事故を起こしていた（対物事故3件，人身事故1件）。DSを行った結果，「運転を控えるようになった」，「今まで以上に注意して運転するようになった」という声が聞かれた。また，DS検査時に同席した家族にも，患者の運転の危険性を理解してもらうことができ，運転の機会を減らすための協力も得られた **表1**[2)]。

図2 視野狭窄患者用ドライビングシミュレータ(①)，
実際にドライビングシミュレータを行っているところ(②)

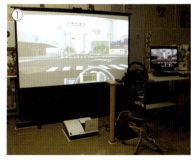
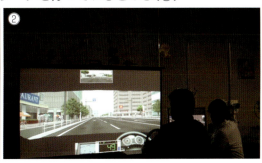

図3 視野狭窄患者用ドライビングシミュレータの運転場面の例

信号

オートバイ飛び出し

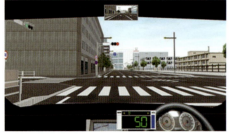

トラック影から子ども

シニアカー飛び出し

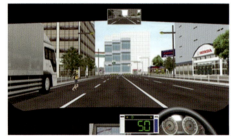
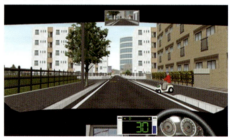

表1 ドライビングシミュレータを施行した6例

年齢	性別	疾患	視力(上 右眼)(下 左眼)	視野(HF24-2)	1週間あたりの運転時間	運転目的	過去5年間の事故歴の有無	運転時の自覚症状の有無	DSの結果 側方からの飛び出し(13場面)	DSの結果 信号、「とまれ」の標識(5場面)	ドライビングシミュレータ施行後の感想
60歳	男	緑内障	(1.2)(1.2)		8時間	通勤,買い物,旅行	(−)	無	10場面(ノーブレーキ10場面)	3場面	かなりぶつかりショックだった。旅行を控えるようになった。通勤は電車を利用したり、家族に送り迎えをしてもらうようになった。
61歳	女	緑内障	(1.0)(1.0)		1〜2時間	通勤,買い物	(+)対物	有	7場面(ノーブレーキ3場面)	−	とても勉強になった。脇から来るものに対し、以前にまして気をつけるようになった。
41歳	男	緑内障	(0.9)(1.0)		最近運転をやめた	(通勤)	(+)対物	有	7場面(ノーブレーキ4場面)	−	通勤時は家族に送迎してもらうようにした。
67歳	男	緑内障	(0.15)(0.7)		最近運転をやめた		(+)対物	有	6場面(ノーブレーキ4場面)	−	信号を見ていると、脇から来るものが消える。やはり運転は危険であることがわかった。(本人)見えていないことに驚いた。運転は、これからもやめてほしい。(家族)
44歳	女	網膜色素変性	(1.0)(0.9)		3〜4時間	通勤	(−)	有	1場面	−	信号のない道では左右をよく確認するようになった。
43歳	男	網膜色素変性	(0.6)(0.6)		1〜2時間	通勤,買い物	(+)人身	無	10場面(ノーブレーキ8場面)	−	移動手段がないので運転しています。運転頻度は減らしました。

(伊藤華江, 國松志保, 保沢こずえほか: ロービジョン外来受診者へのドライビングシミュレータの試み. 眼科臨床紀要. 2012; 5(6): 559, 表1より)

視野欠損パターンにあわせた運転アドバイス

現在，日本での，安全運転のための視野の基準は存在しないが，少なくとも，患者が自動車運転をしているかどうかを把握し運転時の自覚症状の有無を確認することは重要である。運転している場合は，患者本人やその家族に視野の状態を説明し，注意喚起をすることは必要である。実際に，ロービジョン患者の視野欠損パターンもさまざまである。そこで，視野欠損パターン別の運転アドバイスを行うとよいと考えている 図4。

図4 視野欠損部位別フローチャート

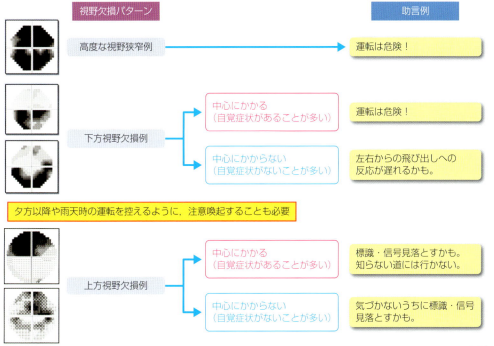

(国松志保：視野狭窄が運転へ与える影響. 自動車技術. 2016; 70(3): 29, 図8より転載)

おわりに

自家用車での移動の割合が高い地方のロービジョンケアでは，車の運転の適否を考慮することが必要であり，まずは，運転をしているかどうか把握することが重要である。また，視野狭窄患者用DSは患者に自分の運転の危険性を自覚させるのに有効であった。

文献
1) 青木由紀, 国松志保, 原　岳ほか：自治医科大学緑内障外来にて交通事故の既往を認めた末期緑内障患者の2症例. あたらしい眼科. 2008; 25: 1011-1016.
2) 伊藤華江, 國松志保, 保沢こずえほか：ロービジョン外来受診者へのドライビングシミュレータの試み. 眼科臨床紀要. 2012; 5(6): 557-560.
3) Kunimatsu-Sanuki S, Iwase A, Araie M, et al: An assessment of driving fitness in patients with visual impairment to understand the elevated risk of motor vehicle accidents. BMJ Open. 2015; 5: e006379.

10 ロービジョンと自動車運転

眼科医としての対処（免許更新での注意，眼科医のアドバイス）

はじめに

本稿では自動車運転免許を更新するうえで必要な法律や制度の最新情報と，運転免許の更新・返納について口ービジョンの人へアドバイスするアプローチ方法について解説する。

運転免許証更新に関する基礎知識

自動車の種類について

自動車の種類および区分方法は，道路運送車両法によるものと道路交通法によるものとがある。自動車の検査，登録，届出，自動車事故賠償責任保険については道路運送車両法による分類が使用され，運転免許，交通取締については道路交通法による分類が用いられている。

近年，電気自動車，燃料電池自動車，（プラグイン）ハイブリッド自動車などが開発され既に市販されている。これらは次世代自動車として位置づけられ，現在はそれぞれの大きさに該当する免許で運転可能となっているが，今後さらに定型規格などが法制化されることが予想される。

運転免許更新制度について

運転免許証の色は「グリーン，ブルー，ゴールド」の3種類あり，有効期限（更新期間）もおおよそこれによって変わる 表1 。

①グリーンの運転免許証

最初に運転免許証を取得した場合に交付される。運転免許取得時から3年間は運転免許証の有効期間部分がグリーンになっている（ただし，更新期限までに上位免許を取得した場合は3年経過しなくてもブルー免許となる）。

②ブルーの運転免許証

ブルー免許は運転免許証の有効期間部分がブルーになっており，「一般運転者・違反運転者・初回更新者」の3種類に区分される。ブルー免許の有効期間は基本的には3年間だが，2002年の道路交通法の改正で，過去5年間に軽微な違反1回（3点以下）のドライバー（70歳以下）は，ブルー免許でも有効期間が5年間となる。

③ゴールドの運転免許証

ゴールド免許とは，1994年に改正された道路交通法によって新設された運転免許証で，「運転免許証の有効期間が満了する日の前5年間，無事故・無違反の優良運転者」に交付され，運転免許証の有効期間部分がゴールドとなる。70歳以下のゴールド免許証の有効期間は5年間となっている。

表1 運転免許証の色と区分別有効期限

免許証の色	運転者区分	年齢	有効期限
グリーン	初回運転免許取得者	全年齢	3年
ブルー	一般運転者（過去5年間に軽微な違反があるのみ）	満70歳以下	5年
		満71歳	4年
		満72歳以上	3年
	違反運転者（過去5年間に違反がある）	全年齢	3年
	初回更新者（免許取得後初の更新）	全年齢	3年
ゴールド	優良運転者（過去5年間無事故無違反）	満70歳以下	5年
		満71歳	4年
		満72歳以上	3年

運転免許更新時の身体条件について

運転免許に必要な身体機能基準は「道路交通法施行規則第二十三条」に定められている。視覚に関しての適正基準は，表2にまとめた。視覚以外の適正基準としては，聴力と運動能力があり，基本的には10mの距離で90dBの警音器の音が聞こえること，認知または操作において安全な運転に支障を及ぼす恐れがないことが示されている。運転するに当たっては各条件を満たす必要があるが，更新時にすべての検査が行われているわけではない。また近年，高齢者による事故が増えていることが懸念され，2017年から認知機能低下に着目した制度が強化された 図1。

表2 各種運転免許の種類と視機能の適正基準

免許の種類		視能力の適正基準
第一種免許	小型特殊自動車免許 原動機付自転車免許	視力が両眼で0.5以上。または，片眼が見えない者は，他眼の視野が左右150度以上で，視力が0.5以上。 赤色，青色及び黄色の識別ができること※。
	普通自動車免許 大型特殊自動車免許 普通自動二輪免許 大型自動二輪免許	視力が両眼で0.7以上，かつ一眼がそれぞれ0.3以上。 または，一眼の視力が0.3に満たない，もしくは一眼が見えない者は，他眼の視野が左右150度以上で，視力が0.7以上。 赤色，青色及び黄色の識別ができること※。
第二種免許	準中型自動車免許 中型自動車免許 大型自動車免許 けん引免許	視力が両眼で0.8以上，かつ一眼でそれぞれ0.5以上，かつ三桿法の奥行知覚検査機で，2.5m距離で3回測定した深視力の平均誤差が2cm以下。 赤色，青色及び黄色の識別ができること※。
	中型自動車免許 大型自動車免許 大型特殊免許 けん引免許	

※色彩識別能力については，更新時の適性検査では行われていない。
注1）第一種免許はその免許で許可された車を運転するのに必要な免許で，第二種免許は第一種免許で運転できる車に加えてバスやタクシーなどの乗客（旅客）運送が可能となる資格である。
注2）視力がそれぞれの免許の基準に達していない場合は，眼鏡等により矯正することも可能。

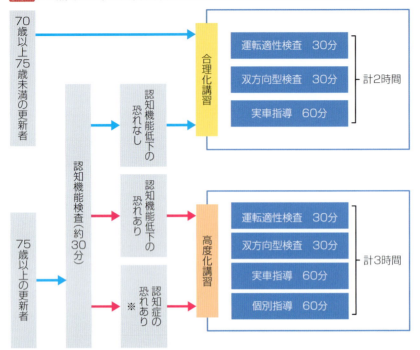

図1 70歳以上時の免許更新に必要となる講習と認知機能検査

70歳以上で運転免許の更新を行おうとする者は、これらに加え高齢者講習を更新期間の満了日の6ヶ月前から満了日までに受講する必要がある。
※認知症の恐れがある場合、後日、臨時適性検査を受け又は医師の作成した診断書を提出するものとされ、検査結果等により認知症と判断された場合は、運転免許の取消し又は停止となる。

ロービジョンの人への免許更新のアドバイスについて

個々に最善・最良のアドバイスを行う

　視覚に限ったことではないが、法律を遵守しているからといって、運転による事故の危険がなくなるというわけではない。患者に障害がある場合、医療者側は責任回避の防衛反応から運転を辞めるように説得する傾向にある。確かに視力が日によって上下したり、暗くなると極端に視力が落ちたり、視野が欠けている部分があったりする場合、視覚に障害を持たない人に比較して運転時に把握する情報量が少ないことは間違いない。自らの自動車運転による事故発生の根源を絶つという面から考えれば、万人に当てはまるが、運転を辞めることが一番の解決法である。

　ただ実際の臨床では患者本人の仕事の問題であったり、居住環境の問題であったり、多少のリスクがあっても生活に運転をどうしても必要としているケースが少なくない。医療者は患者へ一度は運転について言及しても、背景を知って深くかかわらないようになってしまうことがほとんどである。このような日常診療の手が届かない状況にロービジョンケアの介入が必要とされ、最新の正しい知識から最善・最良のアドバイスを行うことが目標となる。

海外での状況

　米国はロービジョンの人の運転に比較的前向きな姿勢をとっている。州によって違いはあるが，視野の制限は設けていなかったり，暗所だけ視力低下が認められる人に明るい日中の運転は許可するなど運転免許に条件を付けたりすることで，より多くの人が運転できるようにしている[1]。そもそも，米国・カナダ・オーストラリア・ニュージーランド・韓国・欧州連合（EU）などでは，両眼視力0.5（矯正可）以上で普通自動車を運転でき，比較すると日本の条件は厳しいことがわかる。

　また視野や視力に障害があるからそれに比例して事故率が上がるという確かなエビデンスはなく，視野障害があると交通事故を起こしやすいという報告があるのと同時に，障害を自覚して運転している場合は逆に運転が慎重になるため事故率が低いという報告もある[2〜4]。

実際の介入の方法

　これらを踏まえたうえでの実際の介入の方法としては，まずは本人が運転を続けることを前提に話しを進めていく。そして実際運転するに当たってどういう状況が危ないのかを本人に理解・納得してもらうことが重要である。国松らは患者に対して視野欠損の部位別に注意するべき運転場面を提示し，患者にアドバイスを行っている[5]。事故が特定の条件でのみ起こる可能性がある場合は事前に注意をしておくことで未然に事故が回避できる。また近年，自動運転や自動ブレーキなどの運転サポートシステムなど自動車そのものの安全機能は飛躍的に向上しており，今後も障害をもつ人や高齢者の運転をさらにサポートするようになってくることが考えられる。そのような運転補助ツールを利用したり，助手席にナビゲーターを1人座らせたりすることで運転が可能にならないか検討することも必要となる。

　それでも運転が危険であると判断される場合，本人の納得・理解のもと，運転を辞めるように促す。自動車の便利さをすべて補うことはできないが，身体障害者手帳を取得し各等級における援助を受けることや運転免許自主返納サポート制度※の活用も積極的に勧める。

　理由が視覚障害にしても経年齢的変化にしても，法律的には条件を満たしている状態で，自動車運転という便利さを自ら手放すことは，強い意思と決断力が必要な行動である。運転がどうして必要なのか，いつまで続けるのか，自動車運転を必要とする日常生活を他の手段で補完できないかを本人・家族と一緒に考える必要がある。免許更新時は継続か返納かを考えるよいきっかけになる。

※運転免許自主返納サポート制度について
　1998年の道路交通法改正から『運転免許の自主返納』という制度が始まった。運転免許証を返納すると運転経歴証明書の交付を受けられるものである。自主返納から5年以内であれば申請可能で，更新などの期限はなく，紛失した場合の再交付も可能となっている。警察庁のホームページの『運転免許証の自主返納と運転経歴証明書について』に詳しく書かれている（https://www.npa.go.jp/policies/application/license_renewal/index.html）。この自主返納を促進するために，都道府県や市町村の自治体や協賛企業などから，免許証返納者がさまざまな特典や割引，優遇制度を受けられるようになっている。特典の内容は自治体によってさまざまであるが，一般社団法人全日本指定自動車教習所協会連合会が運営する「高齢運転者支援サイト」に集約されている（http://www.zensiren.or.jp/kourei/）。

文献

1) Peli E: Low vision driving in the USA: who, where, when, and why. CE Optometry. 2002; 5: 54-58.
2) Kwon M, et al: Association between Glaucoma and At-fault Motor Vehicle Collision Involvement among Older Drivers: A Population-based Study. Ophthalmology. 2016; 123: 109-116.
3) McGwin G Jr, et al: Motor Vehicle Collision Involvement among Persons with Hemianopia and Quadrantanopia. Geriatrics(Basel). 2016; 1: 19.
4) McGwin G Jr, et al: Is glaucoma associated with motor vehicle collision involvement and driving avoidance? Invest Ophthalmol Vis Sci. 2004; 45: 3934-3939.
5) 国松志保：視野狭窄が運転に与える影響. 自動車技術会会誌. 2016; 70: 25-29.

10 ロービジョンと自動車運転

自動運転とロービジョン

はじめに

　昨今，自動運転はそのニュースを聞かない日がないほど，話題にあがっており，ロービジョン患者が自ら運転することなく移動できる時代になると思われているかもしれない。しかし，現在の「自動運転」とは，いずれのレベルにおいても，ドライバーは，いつでもシステムの制御に介入すること，すなわち，人間（ドライバー）のバックアップが前提となっており，視覚に障害のあるロービジョン患者はバックアップになりえないことを忘れてはならない。

自動運転の意義－日本政府の目指すところ

　2013（平成25）年6月に「世界最先端IT国家創造宣言」が閣議決定された。これは，わが国の国民一人ひとりがITの恩恵を実感できる世界最高水準のIT国家となるために必要となる政府の取組み等を取りまとめたもので，この中で，「車の自律系システムと車と車，道路と車との情報交換等を組み合わせ，運転支援技術の高度化を図るとともに，実用化に向けた公道上での実証を実施し，2020年代中には，自動走行システムの試用を開始する」ことにより，「2018年を目途に交通事故死者数を2,500人以下とし，2020年までには，世界で最も安全な道路交通社会を実現するとともに，交通渋滞を大幅に削減する」という目標がたてられてた(https://www.kantei.go.jp/jp/singi/it2/kettei/pdf/20130614/siryou1.pdf)。この国家目標を達成し，世界一の道路交通社会が実現することによって得られる価値は社会的にも産業的にも大きく，世界に対する日本国家としての貢献に資すると考えられている。

　この宣言が策定された後，2014年度から内閣府・総合科学技術・イノベーション会議戦略的イノベーション創造プログラム「自動走行システム」(SIP-adus：http://www.sip-adus.go.jp/)の下で官民連携による研究開発推進に係る取組みが進められている **図1**。近年は，国内外の多くのメーカーが自動運転システムのデモや公道実証を行うとともに，世界各国においても自動運転に係る政策が発表されるなど，世界的に実用化・普及に向けた競争時代に突入している。

図1 戦略的イノベーション創造プログラム(SIP)自動走行システム研究開発計画の概要
2018年4月1日，内閣府政策統括官(科学技術・イノベーション担当)

①**交通事故低減等国家目標の達成**
　車・人・インフラ三位一体での交通事故対策を実行する技術基盤と実行体制を構築し，交通事故低減等国家目標を達成する。
②**自動走行システムの実現と普及**
　高度道路交通システム(ITS；Intelligent Transport Systems)※による先読み情報等を活用し，2017年までに信号情報や渋滞情報等のインフラ情報を活用するシステム(SAEレベル2)，2020年を目途にSAEレベル3，2025年を目途にSAEレベル4の市場化がそれぞれ可能となるよう，協調領域に係る研究開発を進め，必要な技術の確立を図る。また，これにより，現在の自動車業界の枠を超えた新たな産業創出を図る。
③**2020年東京オリンピック・パラリンピック競技大会を一里塚として，東京都と連携し開発**
　2020年東京オリンピック・パラリンピック競技大会では一里塚として，東京の発展と高齢化社会を見据えた，わが国の次の世代に資する次世代交通システム(ART；Advanced Rapid Transit)等を実用化する。これをもとに，交通マネジメントとインフラをパッケージ化した輸出ビジネスを創出する。

※ITS (Intelligent Transport Systems)とは，道路交通の安全性，輸送効率，快適性の向上等を目的に，最先端の情報通信技術等を用いて，人と道路と車両とを一体のシステムとして構築する新しい道路交通システムの総称であり，これまで道路交通の安全性や利便性の向上に貢献してきた。
(http://www8.cao.go.jp/cstp/gaiyo/sip/keikaku/6_jidousoukou.pdfより)

自動運転のレベル

　自動運転の定義は，米国運輸省道路交通安全局（NHTSA）が，米国に拠点を置く自動車技術者協議会(SAE)のレベル分け「SAE J3016」(2016年9月)に合せたことを受け，日本国内においても，レベル分けの見直しが行われた（官民ITS構想・ロードマップ2017，2017年5月30日（https://www.kantei.go.jp/jp/singi/it2/kettei/pdf/20170530/roadmap.pdf)。

　以下に各レベルの説明を記す。

レベル0（運転）

　ドライバーが常にすべての主制御系統(加速・操舵・制動)の操作を行う。自分で車を運転する，自動運転の機能がついていない従来どおりの自動車をレベル0と定義している。

レベル1（運転支援）

　アクセル，ブレーキ，ハンドル操作(右折・左折，車線を維持する)のいずれかを車が支援してくれるシステム。

レベル2（部分運転自動化）

　アクセル，ブレーキ，ハンドル操作などの複数の操作を同時に車が支援してくれるシステム。レベル2の機能をもつシステムから「自動走行システム」として定義されるが，運転の責任はあくまでドライバーにあり，自動走行モードを使用中でも，ドライバーは周囲の運転状況を監視している必要がある。仮に事故を起こした場合は，責任はドライバーにある。

レベル3（条件付運転自動化）

　限定的な環境下もしくは交通状況のみに加速・操舵・制動すべてシステムが行い，システムが要請したときはドライバーが対応するシステム。交通量が少ない，天候や視界がよいなど，運転しやすい環境が整っていることが条件になるが，レベル3からがシステムが運転をしてくれる本格的な自動運転になる。通常時はドライバーは運転から解放されるが，緊急時やシステムが扱いきれない状況下には，システムからの運転操作切り替え要請にドライバーは適切に応じる必要がある。自動走行モードではないときは事故時の責任はドライバーとなり，システムから要請された場合に備えていつでも運転できる体勢は維持しておく必要がある。人間のドライバーが緊急時にはスムーズに切り替えられない問題が指摘されている。

レベル4（高度運転自動化）

　特定の状況下のみ(例えば高速道路上のみなど，極限環境を除く天候などの条件)，加速 操舵 制動といった操作をすべてシステムが行い，その条件が続く限りドライバーがまったく関与しなくていいシステム。交通量が少ない，天候や視界がよいなど，運転しやすい環境が整っているという条件は必要になるが，基本的にドライバーが操作をする必要はない(ドライバーが乗らなくてもよい)。しかし，前述の特定の状況下を離れると人間の運転が必要になる。

レベル5（完全運転自動化）

　完全な無人運転が可能で，考えうるすべての状況下および極限環境での運転もシステムに任せられる。どのような条件下でも，自律的に自動走行をしてくれ，安全にかかわる運転操作と周辺監視をすべてシステムに委ねることができる。

　日本政府は，2020年を目処にレベル3に該当する，高速道路上など一定条件下では完全に運転を任せきりにできるようなシステムをもった車の市販化を目指している。また，レベル4とレベル5を同じものと定義していて，2020～2025年を目処に市販化を目指している。また，多くの自動車メーカーやその他の企業が，レベル5相当の自動運転車の市販に向けて開発を行っている。

自動運転とロービジョン　**171**

自動運転と法律

　自動車運転に関する国際法として「ジュネーブ道路交通条約」と「ウィーン道路交通条約」がある。「ジュネーブ道路交通条約」（1949年，日本は1964年に加入）では，走る車にはドライバーが絶対いなければならないとされている。つまり，運転そのものは自動運転システムが行うとしても，ドライバーはそれを制御下に，つまり監督下に置いている必要がある。そのため，自動運転について，ジュネーブ国際条約上で認められるのは，運転手がいつでも操作できる状態にある「レベル3」までであり，「レベル4」以上の完全自動運転は認められないことになる。

　一方，「ウィーン道路交通条約」（1968年，主にヨーロッパの国の間で締結された条約で，日本や米国は加入していない）は，2014年に改正案が採択され，「人間が運転する操作は自動運転を優先し，決して暴走しないこと（オーバーライド機能）」，「自動運転機能のスイッチはオフにできること」という条件つきながら，レベル4の完全自動運転が認められた。ドイツでは，レベル3の自動運転を搭載するAudi A8が発売されている。ドイツでは，事故時の責任の所在については，2017年5月の法改正で，事故の瞬間に，権限がシステムにあったのかそれとも人間にあったのかを判別できるよう，義務付けられている。

　わが国では，2013年9月に日本国内では初めて日産が自動運転車が公道を走行できるナンバーを取得し公道走行実験が許可され，2013年末には日本国内でも一般車に混じって高速道路の公道での自動運転車の走行実験が開始されている。このように，特例として実験的に「レベル4」の完全自動運転車の走行が認められているが，本格的に認めるのは条約違反になってしまう（2018年4月現在）。

　アメリカでは，日本とジュネーブ道路交通条約に対する解釈が異なり，州の権限において州法の整備を独自に進めている。そのため，米国では2010年頃から，一般車に混じって自動運転車の公道での走行実験が行われていた。米国ネバダ州では，2011年に自動運転車の公道走行実験を許可する法律ができ，グーグルの開発している自動運転車に自動運転車として初めてナンバープレートが交付された。

自動運転の事故，責任はだれに？

　公道走行実験が進むなか，2016年5月，米国フロリダ州において，米電気自動車（EV）メーカーテスラモーターズ（Tesla Motors；テスラ）社製の自動車が，「オートパイロット（Autopilot）」機能を使用しての走行中に側方から進入したトレーラーに突入し，運転者が死亡する事故が発生した。この事故では，車両自体に欠陥はなく，運転者が「ハンドルに手を添えるように」との警告を無視していたのが原因とされた。この事故をうけて，テスラ社製の「オートパイロット」機能を含め，実用化されている「自動運転」機能は，運転者が責任をもって安全運転を行うことを前提とした「運転支援技術」であり，運転者に代わって車が責任をもって安全運転を行う，完全な自動運転ではないことが強調された。

　その後，米国アリゾナ州では，2018年3月18日に，自動運転の走行試験をしていた米配車サービス大手

「ウーバーテクノロジーズ」の車両が，横断歩道ではない場所を横断していた女性をはね，死亡させる事故を起こした。この事故の原因としては，ハードウェアは正しく機能しており，ソフトウェアの感度の設定に問題があったとのことであった。その数日後，「テスラ」のスポーツ用多目的車「モデルX」が，自動運転モード使用中にドライバーが車ごと高速道路の中央分離帯に衝突・炎上し死亡するという事故が発生した。事故時に部分的な「自動運転機能」が作動していたことから，「自動運転車」が公道を走ることへの不安が広がっている。

それぞれの事故の原因は異なるが，運転者は，自動運転車の機能の限界や注意点を正しく理解し，機能を過信せず，責任をもって安全運転を行う必要があるとされている。

まとめ

現在日本で市販されている自動運転は「SAEレベル2」までである。このシステムでは，運転者が「監視義務及びいつでも安全運転ができる態勢」を保つ必要があり，事故等があった場合の責任は運転者が負うことになっている。視覚に障害のあるロービジョン患者は，レベル2相当のシステムを有する車を運転していれば安全であるとは言えない。

11 福祉を最大限活用しよう

身体障害者手帳の基準，取得のメリット，書類作成の要点

はじめに

ロービジョンケアで行うべきことの1つに「福祉」に関する情報提供がある。障害者が福祉サービスを受けるためには身体障害者手帳が必要であり，申請するための診断書（意見書）は身体障害者福祉法第15条で定められた指定医が作成する。本稿では診療に役立つ身体障害者手帳の要点について述べる。

身体障害者手帳取得の時期

身体障害者手帳の申請は義務ではなく患者の任意による。取得に決められた時期はないが，取得条件を満たしていても知らずに過ごしている場合もあるので折に触れ話をしておくとよい。しかし中には取得を希望しない患者もいる。理由はさまざまだが，障害の固定を受け入れられない等，心理的な理由も多いため患者の気持ちや背景を十分鑑みて話をする必要がある。身体障害者手帳の障害認定は，治療等から一定期間経過後の安定した時期を待って，障害が固定した後に行う。

身体障害者手帳の基準

視覚障害は視力と視野とで判定する。視力障害と視野障害にそれぞれの条件が定められている（平成30年7月1日改定。巻末参照）。両方の条件に該当する障害がある場合は，それぞれに定められた指数を合計することで等級が決まる 表1。また聴覚や体幹機能障害等，他の障害を併せ持つ場合はそれぞれの障害等級に相当する指数 表1① を全て合計した指数で等級が決まる 表1②。聴覚障害3級，体幹機能障害5級，視覚障害4級の場合，指数を合計すると7+2+4＝13となり等級は2級になる。

表1 障害が重複する場合の障害等級

①の等級別指数表によりそれぞれの障害に該当する等級の指数を合計し，②の合計指数で等級を判定する。

①等級別指数

障害等級	指数
1級	18
2級	11
3級	7
4級	4
5級	2
6級	1

②合計指数と認定等級

合計指数	認定等級
18以上	1級
11～17	2級
7～10	3級
4～6	4級
2～3	5級
1	6級

取得のメリット

身体障害者手帳で受けることができるサービスに大きな地域差はないが，支給される額等は自治体で異なる。詳細は自治体の障害福祉担当に問い合わせる必要がある。

補装具の支給

補装具は失われた身体機能を補完，代替する用具で，視覚障害では眼鏡（矯正眼鏡，遮光眼鏡，コンタクトレンズ，弱視眼鏡），義眼，盲人安全杖がある。利用者負担は原則定率1割とされているが，世帯の所得に応じ負担上限月額が設定されている。申請には指定医による「補装具費支給意見書」を提出し書類審査を受けたのち支給が決まる 図1。弱視眼鏡の欄にある焦点調整式弱視眼鏡は単眼鏡等を指す 図2。掛けめがね式弱視眼鏡は眼鏡枠にはめ込む望遠鏡であり近用キャップを取りつけると近用の拡大鏡としても使える 図3。

図1 補装具費支給意見書

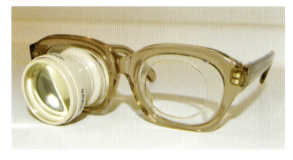

図2 単眼鏡（焦点調整式の弱視眼鏡）

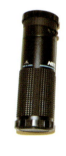
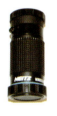
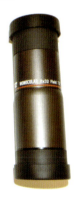

図3 掛けめがね式弱視眼鏡

日常生活用具の給付

　日常生活用具とは障害者の日常生活が円滑に行われるための用具を指す。視覚障害では音声付の時計や体温計など音声付の用具，拡大読書器，点字図書等がある。音声付の用具は等級が1，2級に限定されることが多いが，拡大読書器は等級にかかわらず給付される。患者は原則1割を負担するが，世帯の所得によって負担額が異なることがあるため市町村への問い合わせが必要である。なお，日常生活用具の申請に医師の証明書は不要である。

同行援護

　同行援護は移動に著しい困難がある場合，外出時に障害者に同行し移動に必要な情報の提供や，移動の援護を人的に行うことである。同行援護の対象となるには視力障害，視野障害，夜盲，移動障害の程度を点数化する同行援護アセスメント票による評価が必要になる。

医療費の給付

　医療費の助成制度は各都道府県で条件が異なる。対象者は身体障害者手帳1級・2級の地域が多いが3級でも対象になる自治体もある。対象者は区役所に身体障害者手帳と健康保険証を持参すると申請手続きができる。その後審査の結果で「障害者医療証」が届く。この場合，個人負担額はすべてカバーされる。

税金の控除

　所得税，住民税，相続税，贈与税，事業税，自動車税等，税金の控除を受けることができる。等級や本人の収入によって控除額が異なるため，担当窓口への問い合わせが必要である。

減免・割引

　鉄道，バス，タクシー，航空運賃に割引がある。JRでは片道の営業キロが100km以上で普通乗車券が半額になる。身体障害者手帳の旅客鉄道株式会社旅客運賃減額欄に「第1種又は第2種」と記載されており，第1種（1級，2級，3級，4級の1）では同伴の介護者も半額の割引を受けることができるほか，介護者が同伴する場合は片道の営業キロが100km以内であっても割引される。第2種では同伴の介護者は割引がない。

　公共料金ではNHKの放送受信料，NTT番号案内に減免がある。また美術館や博物館，動物園など，公共施設の多くで入場料割引がある（割引額は施設ごとで異なる）。郵便は点字郵便物や視覚障害者向けの特定録音物等郵便物（重量3kg以下で日本郵便事業株式会社が指定する施設の発受するものに限る）の発送が無料になる。

雇用

　50人以上の従業員を雇っている一般事業主は，身体障害者または知的障害者を従業員数の2.0％以上雇用しなければならないことが厚生労働省によって義務付けられている。満たせない場合はペナルティとして，ある程度の額を国に納めなければならない。雇用者には合理的配慮も義務付けられており，働きやすい環境整備も進みつつある。

身体障害者意見書の書き方

視覚障害は視力障害と視野障害とに区分し必要な事項を記載する。それら両方が身体障害者障害程度等級表に掲げる障害に該当する場合は，それぞれの障害等級に割り当てられた指数を足し合わせて障害等級が決まる。

①**障害名**

視力障害か視野障害かを記載する。両方の場合は両方記載，もしくは視覚障害と記載する。

また両眼または右・左も記入する。

②**原因となった疾病・外傷名**

視覚障害の原因となった疾患名を記載する。

③**疾病・外傷発生年月日**

疾患の場合は推定日を記載するが，初診日でもよい。不明であれば不明や不詳と記載する。

④**参考となる経過・現症**

身体障害者認定に参考となる経過および現症を記載する。現症は別様式診断書「視覚障害の状況及び所見」の所見欄に記載された事項から必要に応じて記載する。

⑤**総合所見**

身体障害者としての障害認定に必要な症状の固定または永続性の状態を記載する。

将来再認定は，発育の過程で障害程度に変化が生じることが予想される場合，進行性の病変による障害，将来的な手術によって障害程度が変化することが予想される場合「要」に丸をつける。「不要」に丸をつけた場合でも変更は可能である。なお，等級を変更する場合は再度診断書を提出する。

⑥**その他参考となる合併症状**

複合障害の等級について総合認定する場合に必要となるので他の障害（聴覚の障害等）について記載する。

⑦**視覚障害の状況および所見の記載で注意すべき事項**

視力

- 両眼の視力を別々に測定し，視力の良いほうの眼の視力と他方の眼の視力とで等級を決める 表2 。視力は光覚弁あるいは手動弁視力を「0」とし，眼前50cm以内の指数弁は0.01，0.15は0.1として取り扱う。
- 両眼を同時に使用できない複視の場合は，非優位眼の視力を0として取り扱う。これは眼筋麻痺等により，片眼を遮閉しないと生活ができない程度の複視に適用される。

視野

- Goldmann視野計あるいは自動視野計を用いて測定し，視野検査の結果を添付する。
- Goldmann視野計を用いる場合，I/4の視標を用いて左右眼それぞれの周辺視野角度の総和，I/2の視標を用いて両眼中心視野角度を求め等級を決める 図4 。視野角度とは8方向（上・内上・内・内下・下・外下・外・外上）の経線とイソプタとの交点の角度である。周辺視野角度の総和が左右眼それぞれ80度以下は視野障害4級，周辺視野角度の総和がそれぞれ80度以下かつ両眼中心視野角度が56度以下は3級，28度以下は2級に相当する。両眼中心視野角度は左右眼それぞれの中心視野角度から次式により計算する。両眼中心視野角度＝（3×中心視野角度が大きいほうの眼の中心視野角度＋中心視野角度が小さいほうの眼の中心視野角度）/4。なお視野障害5級はI/4で両眼による視野の2分の1以上が欠けているもの，両眼中心視野角度が56度以下のものが該当する。「I/4で両眼による視野の2分の1以上が欠けているもの」は左右眼それぞれI/4で測定した視野を重ね合わせた面積で判定する。その際は面積を厳格に計算しなくてもよい。

・自動視野計を用いる場合，両眼開放エスターマンテストで両眼開放視認点数，10-2プログラムで左右眼それぞれの中心視野視認点数を求める。両眼開放エスターマンテストによる両眼開放視認点数は総測定点120点中認識できた点の数，10-2プログラムによる中心視野視認点数は感度が26dB以上の点の数をもって点数とする。自動視野計による視野障害5級は両眼開放視認点数が71点以上100点以下のもの，もしくは両眼中心視野視認点数が40点以下のもの，4級は両眼開放視認点数が70点以下のものである。3級，2級は両眼開放視認点数が70点以下かつ両眼中心視野視認点数の値で決まり，両眼中心視野視認点数が40点以下は3級，20点以下は2級と判定する 図5。
・両眼開放エスターマンテストは矯正眼鏡を装用せずに実施する。視認点数は認識できた点の数であり，エスターマンスコア（％）とは異なるので注意が必要である。なおエスターマンテストの詳細はwebで各視野計の操作手順書を参照されたい*。

⑧乳幼児の場合

医学的に視機能の判定が可能になる年齢はおおむね満3歳時以降と考えられているので，その時期に障害認定を行うことが適当である。ただし，視覚誘発電位（VEP），縞視力（PL法）とgrating acuity card法（TAC）で視機能異常が推定可能なものは3歳以下で認定してもよい。また，無眼球など器質的所見が明確であれば3歳以下でも認定は可能である。なお，成長期の障害，進行性の障害，近い将来手術が予定される場合には，将来再認定の要否等を明確に記載する。

＊：URL
www.zeiss.co.jp/content/dam/Meditec/jp/download/LatestNews/hfa2.pdf（カールツァイス）
www.re-medical.co.jp/wp-content/uploads/2018/06/est_exam1.pdf（アールイーメディカル）
www.kowa.co.jp/e/life/product/pdf/shiyashougainintei2018_v2.pdf （コーワ）

表2 視力障害の等級

他方の眼の視力	0.03以上				2	3	3	3	3	4	4	4					
	0.02			2	2	3	3	3	3	4	4	4	5	6	6	6	6
	指数弁・0.01		1	2	2	3	3	3	3	4	4	4	5	6	6	6	6
	0〜手動弁		1	2	2	2	3	3	3	3	4	4	5	6	6	6	6
		0.01以下	0.02	0.03	0.04	0.05	0.06	0.07	0.08	0.09	0.1	0.2	0.3	0.4	0.5	0.6
		良いほうの眼の視力															

図4 Goldmann視野計を用いた場合の障害等級

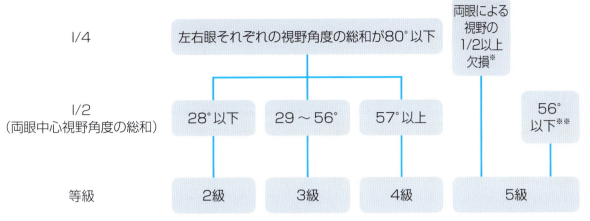

※I/4の視標で左右眼それぞれ測定した視野結果を重ね合わせ両眼視野とし，その1/2以上が欠損している場合5級とする。
※※I/4の視標による視野によらずI/2の視標で測定した両眼中心視野角度の総和で評価し，56°以下であれば5級とする。

図5 自動視野計を用いた場合の障害等級

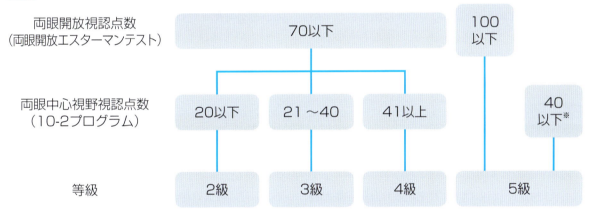

※両眼開放エスターマンテストで異常がなくても10-2プログラムにおける両眼中心視野視認点数が40点以下であれば5級と判定する。

身体障害者手帳の基準，取得のメリット，書類作成の要点　　179

11 福祉を最大限活用しよう

障害年金

はじめに

　国民年金や厚生年金をきちんと納めていれば，いわゆる老齢年金とは別に障害年金の支給対象になることができる。障害を負うと一様に困ることは，生活の糧を失うことである。働き手が障害を負えば当然であるが，家族の誰かが障害を負っても，働き手への影響を生じ，家計への負荷が深刻化する。そして，この危険性は，すべての国民が同様に持っている。それゆえ，障害年金は，これを回避するための，社会保障の重要な施策の1つである。

いくら支給されるのか

　2017年度の基本となる年金額は，障害基礎年金の2級の年額779,300円であった。これは国民年金を納めていた単身の人の場合であり，1級ならその25％アップで，子供がいる場合はさらに加算がある。そして，厚生年金など国民年金以外の公的年金を納めていた人の場合は，さらに二階建ての保障が得られる。障害厚生年金の場合，収入額等によって変動するが，障害基礎年金のおよそ2倍額が支給され，さらには配偶者加算もある。

いつから支給されるか

　障害年金の対象となる傷病で初めて医療機関を受診した「初診日」から1年6カ月を経過した後も障害状態であることを認定された日を「障害認定日」という。障害年金の支給は，この日を基準にして行われる。ただし，障害基礎年金では，20歳未満で障害を負っても20歳になるまでは障害年金を受けられない。一方，障害厚生年金では，20歳未満であっても，企業に勤務して厚生年金の支払い要件を満たしている場合は支給を受けることができる。

支給の要件

　障害年金の支給には，障害の原因となった傷病の初診日のある月の前々月までの公的年金の加入期間の2/3以上の期間について保険料が納められていることが要件となる。大学生などで免除手続きがされている場合は，納付したものとして計算される。また，老齢年金と両方が支給されることはないため，初診日において65歳未満であり，初診日のある月の前々月までの1年間に保険料の未納がないことが求められる。

視覚障害の基準

　障害年金の等級は，身体障害者手帳の等級と異なる。概ね身体障害者手帳の1，2級相当が障害年金の1級で，同3級が年金では2級になるように配慮されている。障害厚生年金には，障害基礎年金にはない3級と障害手当金が設定されている。視覚障害における各等級の基準を**表1**に示す。2013年6月に改定が行われ，この基準となっている。障害年金診断書における障害の状態を記載する部分を**図1**に示す。

表1 視覚障害における障害年金の等級基準

1級	両眼の視力の和が0.04以下のもの
2級	両眼の視力の和が0.05以上0.08以下のもの 求心性視野狭窄又は輪状暗点があるものについて，次のいずれかに該当するものをいう。 　（ア）Ｉ/2の視標で両眼の視野がそれぞれ5度以内におさまるもの 　（イ）両眼の視野がそれぞれⅠ/4の視標で中心10度以内におさまるもので，かつ，Ⅰ/2の視標で中心10度以内の8方向の残存視野の角度の合計が56度以下のもの。この場合，左右別々に8方向の視野の角度を求め，いずれか大きい方の合計が56度以下のものとする。なお，ゴールドマン視野計のⅠ/4の視標での測定が不能の場合は，求心性視野狭窄の症状を有していれば，同等のものとして認定する。 （注）求心性視野狭窄は，網膜色素変性症や緑内障等により，視野の周辺部分から欠損が始まり見えない部分が中心部に向かって進行するものである。
3級	両眼の矯正視力が0.1以下に減じたもので，障害手当金程度で症状が固定していない場合

図1 障害年金診断書における視覚障害の状態を記載する部分

（1）では，両眼の矯正視力の和は0.08以下であるか（厚生障害年金では，両眼の矯正視力が0.6以下，あるいは，一眼の矯正視力が0.1以下か）に留意する。
（2）では，Goldmann視野検査でI/4eが中心10度以内に収まっているかに注意する。
（4）〜（6）では，障害手当金の基準に留意すること。

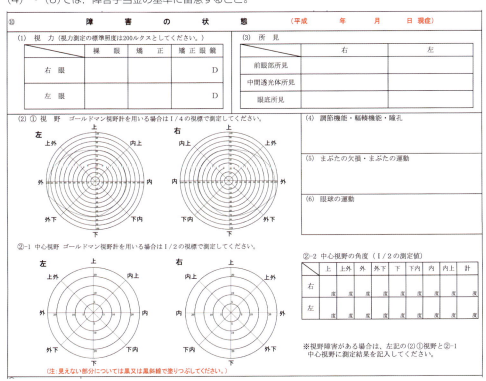

障害手当金

障害厚生年金で，3級に満たない比較的軽度の障害が5年以内に治った場合でも，基準を満たせば3級の2年分に相当する障害手当金が支給される。また，障害手当金該当者で，初診日から1年6カ月経過時に傷病が治っていない場合は3級の年金が支給される。障害手当金の基準を **表2** に示す。

表2 視覚障害における障害手当金の基準

視力障害 両眼の矯正視力が0.6以下に減じたもの又は一眼の矯正視力が0.1以下に減じたもの
視野障害 両眼による視野が1/2以上欠損したもの又は両眼の視野が10度以内のもの
調節機能・輻輳機能障害 複視や頭痛などの眼精疲労が有り，通常の読書などが続けられない程度のもの
両眼のまぶたの欠損障害 普通にまぶたを閉じた場合に角膜を完全に覆いえない程度のもの
身体の機能に，労働が制限を受けるか，又は労働に制限を加えることを必要とする程度の障害を残すもの 次のいずれかに該当する程度のものをいう。 （ア）「まぶたの運動障害」のうち，眼瞼痙攣等で常時両眼のまぶたに著しい運動障害を残すことで作業等が続けられない程度のもの （イ）「眼球の運動障害」のうち，麻痺性斜視で複視が強固のため片眼に眼帯をしないと生活ができないため，労働が制限される程度のもの （ウ）「瞳孔の障害」のうち，散瞳している状態で瞳孔の対光反射の著しい障害により羞明（まぶしさ）を訴え，労働に支障をきたす程度のもの

障害の併合認定

身体障害者手帳の視覚障害等級で，視力障害と視野障害の等級が併合されるのと同様に，障害年金にも併合認定制度がある。それぞれが2級の場合は，併合認定で1級の年金が支給される。厚生障害年金の場合は，3級や手当金の内部がさらに細分されても併合認定参考表に基づき綿密に決定される。

障害年金の落とし穴

老齢年金と異なり，障害年金には「失権」がある。障害の存在に基づく年金であるため，医師の診断の結果，病状が改善され基準を満たさなくなった場合，受給権が消滅する。これを確認するため，3から5年ごとに再評価され，更新手続きが義務付けられている。障害年金の受給者には，65歳時に老齢年金へと変更する機会が与えられる。支給額としては障害年金が上回っていても，失権のない老齢年金のほうが安心だという場合は，この機会に変更することができる。

遡及請求とは

　制度自体を知らなかったなどさまざまの理由で，障害年金を請求していなかったケースでは，5年まで遡って年金を請求できる。これを遡及請求という。逆にいえば，障害認定日が5年以上前になると，本来支給されたはずの年金を取りこぼすという事態が生じる。

事後重症請求とは

　障害認定日に障害の基準を満たさずに請求できない場合，請求日3カ月以内の症状を記載した診断書1通を提出し，認定を受けることができる。このような場合を事後重症請求という。65歳の誕生日の前々日までに障害等級に該当していれば，いつでも請求はできる。

社会保険労務士

　障害年金は，複雑なルールに則って，しかも障害厚生年金では収入等により支給額が異なるため，外来診療の中で可能な情報提供には自ずと限界がある。年金事務所への本人からの問い合わせが基本となるが，社会保険労務士事務所への相談をすることで，より納得のいく請求が可能となる。諸費用を要するが，長期的に適正な支援を受けるために，年金事務所での説明に納得できない人には，ここへの相談を勧めるのがよい。インターネットで障害年金に詳しい社会保険労務士事務所を検索することができる。

盲導犬について

はじめに

　一般的に盲導犬に対してのイメージというと「賢い」，「吠えないよう訓練されている」，「目的地に誘導できる」，「人間に使役されている」などである。これらのイメージは盲導犬についての正しい理解とはいえない。ロービジョン患者に盲導犬を勧めるときに正確な情報を伝えられるように盲導犬に対する理解を深めてもらいたい。盲導犬を使用するロービジョン患者のことを本稿では「ユーザー」と呼ぶ。

法律で定められた盲導犬

　道路交通法　第2章　歩行者の通行方法の第14条に「目の見えない者（目が見えないものに準ずる者）は道路を通行するときは，政令で定めるつえを携え，又は政令で定める盲導犬を連れていなければならない」
とある。

盲導犬の数

　わが国の盲導犬の数は1,000頭前後である。アメリカ合衆国は8,000頭以上，イギリスは5,000頭弱，ドイツは1,500 ～ 2,000頭いるといわれている[1]。

盲導犬入手資格

　盲導犬は盲導犬協会からユーザーに一定期間貸与されるものである。貸与の条件は以下のとおりである（盲導犬協会による）。
1) 視覚障害者手帳を持っている（取得資格がある）
2) 原則18歳以上（18歳以下でも相談可能）
3) 盲導犬と一緒に外出したいと希望している
4) 約4週間の共同訓練（盲導犬と歩く訓練，世話の仕方など）を受けられる
5) 盲導犬の飼育，管理を責任を持ってできる
　貸与自体は無償だが，盲導犬を使用，飼育するに必要な費用はユーザーの負担となる。

盲導犬の貸与の流れ

　盲導犬貸与を希望する場合は本人が盲導犬協会に直接連絡するか，役所の障害福祉課窓口で相談する。次に盲導犬協会と相談，面接を行い，盲導犬訓練士が自宅を訪問して盲導犬と生活する環境を確認し，実際に歩行する道を確認する。盲導犬は必ず室内で飼うので，犬のためのスペースがあるか，排泄させる場所があるか，賃貸住宅であればオーナーの許可が取れるかなどを調べる必要がある。集合住宅でも飼うことができるので，その場合は条件（例えば排泄はベランダで可能かなど）に沿うかどうかを調べる。その後，申し込み書類を協会に提出し，訓練士が希望する人に合った盲導犬を選定する。盲導犬の頭数が不足していることもあり，この選定には2，3年かかる場合がある。

　そして盲導犬が決まれば，共同訓練を受ける。これはこれから一緒に暮らすことになる盲導犬と一緒に協会の宿泊施設 図1, 図2 に泊まって，4週間にわたって盲導犬の世話の仕方，命令の出し方，盲導犬との歩行などについて学ぶことである。協会の施設で2週間，自宅で2週間に分けて訓練を受けられるプログラムもある。この訓練が終了したのち，盲導犬との暮らしがスタートする。貸与期間は7，8年で犬が10歳くらいで引退するまでとなる。犬が引退した後，希望すれば次の犬を続けて貸与してもらえる。次の犬との相性があるので再び共同訓練を受けるが，この場合訓練期間は2週間程度になる。

図1 宿泊施設（盲導犬と一緒に寝泊りする）

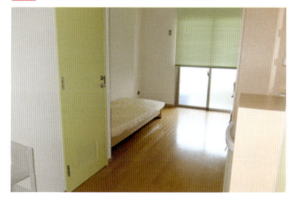

図2 宿泊施設：犬用シャワー

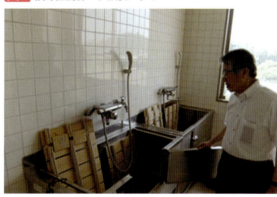

盲導犬の役割

　盲導犬の役割とはユーザーの外出時に歩行のサポートをすることである。図3に示すように，道の端に沿って歩く，交差点の角で止まる，段差で止まる，障害物を避ける，ドアや階段まで誘導する，などである。盲導犬が交差点の角や段差のあるところで止まってユーザーに注意を喚起し，ユーザーはその都度周囲に注意を払いながら盲導犬にまっすぐとか，次は右に曲がるなどの指示を出して歩く。盲導犬自身が目的地を知って誘導しているわけではない。また信号機のある交差点で信号が変わったのを盲導犬が認識して止まったり，歩き出したりすることはない。ユーザーが周囲の自動車や歩行者の音や気配で指示を出している。

　盲導犬が危険と感じたときは，命令に従わずに動かない場合がある（賢い不服従）。また盲導犬は自分の高さにある障害物を避けるだけでなくユーザーの頭の位置にある障害物，例えば張り出した垣根の枝にユーザーがぶつからないように避けて誘導する。

図3 盲導犬による歩行のサポート
①角で止まる
②段差で止まる
③障害物を避ける

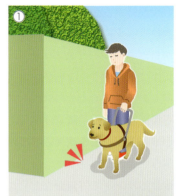
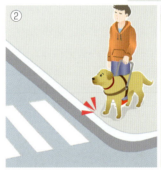
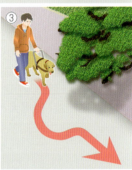

盲導犬に適した犬

　どんな犬でも盲導犬になれるというわけではない。まずある程度の大きさ（体重）が必要である。それは犬が人を強く引っ張ったり，逆に人が犬を引きずったりしない程度で20〜30kgである。また，おとなしい，人間のことが好き，人懐っこいなど盲導犬として適切な性格が要求される。これらを満たす犬種としてラブラドールレトリバー，ゴールデンレトリバー，シェパードなどが挙げられるが，耳が垂れていて優しそうで可愛らしい顔つきであることから最近ではラブラドールレトリバーが最も多い。

盲導犬の生涯 図4

　繁殖犬から生まれた候補になる仔犬は母犬と生後2カ月まで暮らした後，パピーウォーカーというボランティアの家庭で生後1歳になるまで育てられる。人間の家庭でさまざまなことを経験するうちに，人間と生活する喜びを学んでゆく。1歳になると盲導犬訓練センターに移され，そこで半年から1年の間，盲導犬となるべく盲導犬訓練士による訓練（具体的には，待て，進め，座れなど命令を聞く，ハーネスをつけて実際の道を歩いて経験を積む）を受け，健康面を含めた適性を評価され，選ばれる。股関節の弱い犬や吠える犬は除かれる。全体の約3割が盲導犬に選ばれ，残りは他の介助犬，広報用の犬，または一般家庭のペットなどになる。

　盲導犬を希望している人との共同訓練を経て初めてユーザーとの暮らしが始まる。10～12歳で盲導犬を引退し余生を引退犬ボランティアの家庭や訓練センターで過ごす。ハーネスを装用してユーザーと出かけるという盲導犬の仕事はストレスが多く，そのために短命と思われがちだが，盲導犬自身はユーザーと出かけることが楽しいと感じており，ストレスはあまりないといわれている。盲導犬の平均寿命は普通にペットとして飼われている犬と変わらない。

図4 盲導犬の生涯

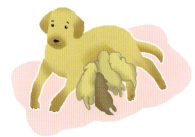

①仔犬は母犬と生後2カ月まで暮らす。

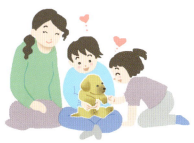

②パピーウォーカーの家庭で生後1歳になるまで育てられ，さまざまなことを経験する。

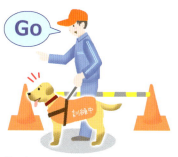

③1歳になると盲導犬訓練センターに移され，半年から1年の間，盲導犬となるべく盲導犬訓練士による訓練を受ける。

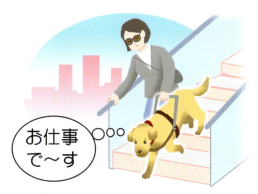

④盲導犬を希望している人との共同訓練を経てユーザーとの暮らしが始まる。

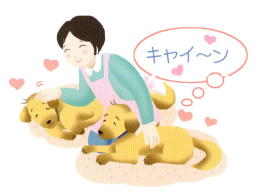

⑤10～12歳で盲導犬を引退し，余生を引退犬ボランティアの家庭や訓練センターで過ごす。

盲導犬との暮らし

盲導犬はユーザーと出かけるときハーネスと呼ばれる胴輪を装用する 図5 。胴輪には金属のハンドルがついており，このハンドルをユーザーが保持して盲導犬の動きを知る。最近では1本バー型のハーネスもある。盲導犬は基本的にユーザーの左側を歩く。ハーネスを装用すると盲導犬は仕事をしなければならないとわかるようである。ハーネスを外すと盲導犬としての仕事から離れて普通の犬のようにユーザーに甘えたりするという。

ユーザーは基本的に自分ひとりで犬の世話を行う。初めて犬と暮らす場合でも共同訓練時にしっかり習う。必ず屋内で飼育する。食事は1日1回か2回で決められた量のドッグフードを与えるのみで，間食は行わない。これは排便の回数をコントロールするため，また体重維持のためでもある。拾い食いは禁止である。これを覚えると仕事に集中できなくなるからである。排泄の処理は目の不自由なユーザーにとっては難しい場合があり，犬の便を手探りでつかんでビニール袋に捨てることもある。排泄用のおむつ型袋が発売されており，排泄時にお尻に装着すれば，目の不自由なユーザーも排泄物の処理は楽にできる。このように排泄や入浴などユーザー自らが行うと，盲導犬は自分の面倒を全部みてくれるユーザーに感謝してよく懐いて頑張って仕事をするという。また健康維持のために定期的に動物病院で健康診断を受ける必要がある。ハーネス，餌代，通院費用などはユーザーの個人負担となる。

盲導犬との共同訓練の後，一緒に暮らすようになってからも，盲導犬訓練士による定期的なフォローアップがある。歩き方，出かける環境，盲導犬の健康状態などをチェックする。

図5 ハーネス

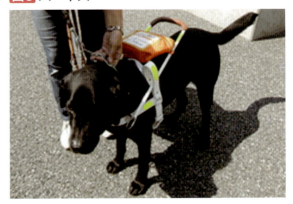

盲導犬を見かけたら

　盲導犬の頭数は多くはないが，眼科診療施設に通院している盲導犬ユーザーもいるし，街中で見かけることもある。盲導犬ユーザーを見かけたときは，犬の注意を引くようなこと，声をかけたり，口笛を吹いたり，盲導犬をじっと見つめたりすることは避ける。また食べ物をあげたりすることも厳禁である。

　盲導犬を連れて歩いているからといって安心とは限らない。周囲に人の少ない交差点などでは信号が変わったかどうか，ユーザーがわからないこともある。もちろん盲導犬も信号の色はわからないので，このときに周りの人が「今青に変わりましたよ」と声をかけるだけで安心して横断できる。もし盲導犬ユーザーを誘導する場合はハーネスを掴んだりしないで，ユーザーに誘導する人の肩や肘を持ってもらう。

　2002年に施行された身体障害者補助犬法により，公共施設や交通機関に限らずレストランやホテルなどを補助犬（盲導犬，聴導犬，介助犬）同伴で利用できることになった。医療機関でも補助犬を連れた人の受け入れを「動物だから」という理由で拒否できない。病院などでは清潔区域など制限があるので，あらかじめ補助犬が入れる区域と入れない区域を決めておく必要がある。受け入れられない区域については説明できるようにしておく。補助犬受け入れ可能と示すステッカー 図6 がある。他の来院者がペットの受け入れと混同しないためにも利用したい。

図6 ステッカー

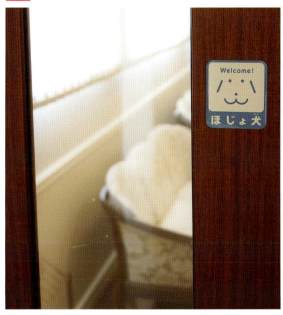
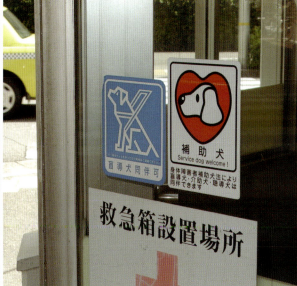

文献
1）全国盲導犬施設連合会機関紙. 2006; 15.

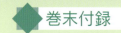

眼科診療施設以外の施設一覧

障害者福祉センター，自立生活訓練センター，障害者リハビリテーションセンター，生活支援センター

　機能訓練，軽作業，点字，手話，レクリエーションなどの生活訓練や障害者の暮らしや仕事について総合的な支援を行う施設。それぞれの施設でサービス内容は異なるため，各施設への確認が必要である。

障害者就業・生活支援センター

　平成28年現在，全国に約330センターがあり，厚生労働省や都道府県から社会福祉法人やNPO法人に委託されている。ハローワークをはじめ，行政機関，就労移行支援事業所等の福祉施設，区市町村障害者就労支援センター，障害者職業センター，医療機関，特別支援学校等の関係機関と連携しながら，障害のある方の就労支援と，企業への雇用支援を行っている。
http://www.mhlw.go.jp/file/06-Seisakujouhou-11600000-Shokugyouanteikyoku/0000146183.pdf

あん摩・マッサージ・指圧師，はり師，きゅう師養成施設

　「あん摩マッサージ指圧師，はり師，きゅう師等に関する法律」に基づき，視覚障害の方を対象として，理療師(あん摩マッサージ指圧師，はり師，きゅう師)養成のための職業教育を行っている養成施設である。専門課程を修了すると，あん摩マッサージ指圧師，はり師，きゅう師の国家試験受験資格が与えられ，これら3種の試験に合格すると，それぞれ厚生労働大臣認可の理療師の免許を取得することになる。
　免許取得後，治療院の開業，病院・治療院・企業への就職，進学(理学療法士養成学校・理療科教員養成施設)等それぞれ希望する方向に進んでいる。
　詳細は公益社団法人 東洋療法学校協会，日本理療科教員連盟，東京都立文京盲学校のホームページー全国盲学校一覧，各厚生局ホームページへ。

視覚特別支援教育

　障害のある幼児児童生徒の自立や社会参加に向けた主体的な取り組みを支援するという視点に立ち，一人一人の教育的ニーズを把握し，その持てる力を高め，生活や学習上の困難を改善または克服するため，適切な指導および必要な支援を行っている。平成19年4月から，「特別支援教育」が学校教育法に位置づけられ，すべての学校において，障害のある幼児児童生徒の支援をさらに充実していくこととなった。
　視覚特別支援学校・盲学校一覧　ncwbj.or.jp/mo-gaku.html

視覚障害者情報提供施設

　全国各地にある点字図書館では，①点字・録音図書の貸出／蔵書管理，②点字・録音コンテンツの製作，③「来館／訪問型」などのさまざまなサービス事業を行っている。
　全国視覚障害者情報提供施設協会　http://www.naiiv.net/

盲導犬

　目の見えない人・見えにくい人が行きたい時に行きたい場所へ出かけられるように，盲導犬は障害物を避けたり，段差や角を教えたり，安全に歩くための手伝いをする。道路交通法や身体障害者補助犬法という法律でも認められており，目の不自由な人と一緒に電車やバスに乗ったり，お店などに入ることができる。
　厚生労働省　盲導犬訓練施設一覧　http://www.mhlw.go.jp/file/06-Seisakujouhou-12200000-Shakai
engokyokushougaihokenfukushibu/0000167845.pdf

盲養護老人ホーム，特別養護盲老人ホーム，ケアハウス

　眼が不自由な高齢者への福祉を専門とし，可能な限り安心して自立した生活が送れるように福祉サービスの拠点となって活動している全国盲老人福祉施設連絡協議会（全盲老連）という協議会がある。全盲老連は各都道府県に必ず1施設を目標に運動を展開し，在宅盲老人へのサービスの拠点となって盲老人福祉向上につとめることを主目的としている。あわせて，盲老人ホームのケアの専門性を研究し，かつ職員の資質の向上をはかるための研修を充実させ，盲老人の幸せな老後を具現することも大きな目的とされている。
　全盲老連　http://www.zenmourouren.jp/home_list.htm

巻末付録

患者団体

はじめに

　ロービジョンになったばかりで周囲に誰も同じような状況の人を知らない患者が一番困るのは，見えにくくなったらどうしたらよいかというロービジョン関連情報が入りにくいことだ．患者は治療目的で眼科には通い続けるわけだが，これらの情報を提供できる眼科は，以前よりは増えているとはいえ，非常に限られているのが現状である．

　一般的にもロービジョン関連情報は知られていないため，ロービジョンになったばかりの患者は情報不足のため必要以上に焦燥感や不安を強めていく傾向が多い．そんなときに相談できる窓口の1つとして患者団体がある．

疾患による患者団体

　ロービジョン関連の代表的な疾患による患者団体といえば，日本網膜色素変性症協会（Japanese Retinitis Pigmentosa Society；JRPS）が挙げられる．全都道府県ではないが，全国各地に支部があり，聴覚にも障害を持つ患者の会（アイヤ会），若い世代の会（ユースの会），患者の子供を持つ親の会（RP児親の会）もある．相談，情報提供，研究促進のための助成活動に至るまでその活動は幅広い．その他の疾病による主な患者団体については，表1を参照されたい．

表1 疾病による主な患者団体

団体名	URL
日本網膜色素変性症協会（JRPS）	http://jrps.org/
加齢黄斑変性友の会	https://sites.google.com/site/amdtomonokai/home
Leber病患者の会	http://leber.web.fc2.com/
緑内障フレンド・ネットワーク	http://www.gfnet.gr.jp/
ベーチェット病友の会	http://behcets.web.fc2.com/
サルコイドーシス友の会	http://www.ne.jp/asahi/h/sato/
日本マルファン協会	http://www.marfan.jp/

患者背景による患者団体

　ロービジョンになると，疾患を問わず，年代や職種によっても悩み事が異なる。若い世代であれば，進学や就職についての悩み，結婚や子育ての悩み等が多く，就労世代であれば，就労継続が大きな悩みとなる。退職後の年代であれば，余暇の過ごし方も大きな課題になる。患者背景によって同じような悩みを抱える仲間同士で作られた患者団体もある。これについては，**表2**を参照されたい。

表2 患者背景による主な患者団体

団体名	URL
日本盲人会連合（日盲連） 　視覚障害者自身の全国組織	http://nichimou.org/
認定NPO法人タートル 　視覚障害者の就労支援を主に行っている団体	http://www.turtle.gr.jp/
視覚障がい者ライフサポート機構"viwa" 　視覚障害者やその家族，視覚障害関係の仕事をしている人たちを対象とした会。若い世代が多く，子育てや就学，就労に関する情報が多い。	http://www.viwa.jp/
視覚障害をもつ医療従事者の会（ゆいまーる） 　視覚障害をもつ医師やコメディカルの会	http://yuimaal.org/
弱視者問題研究会（弱問研） 　弱視者（ロービジョン者）を対象にした会	http://jakumonken.sakura.ne.jp/
全国社会福祉協議会（全社協） 　各地にある社会福祉協議会（社協）の中央組織。各地の社協は地域の患者グループ情報を持っていることがある。	http://www.shakyo.or.jp/

おわりに

　視覚障害は情報障害といわれるほど，視覚を受障すると情報を得ることが困難になる。特にわが国の過半数を占める高齢の視覚障害となれば，なおさらであることが予測される。眼科で説明する十分な時間が確保できないようであれば，せめて1つでよいので関連情報を得る糸口を患者に提供できる体制を日頃から整えておきたい。

巻末付録

日本版スマートサイト

はじめに

　スマートサイトは，アメリカ眼科学会（American Academy of Ophthalmology；AAO）のロービジョンケアネットのインターネットサイトからダウンロードして利用するロービジョンケアに関する情報提供システムであるSmartSight™を元に，2010年頃から各地で立ち上げられた視覚障害者支援施設の情報やロービジョンケアを視覚障害者に提供するシステムである。各地方で独自の展開を行っており，そのシステムの違いにより①ロービジョンケアネットワーク（多業種による協力体制が構築されたシステム），②ロービジョンケア紹介リーフレット（医師が紙媒体により視覚障害者にロービジョンケア情報提供を行う），③眼科ロービジョンケア導入システム（医師がインターネットのWebサイトからロービジョンケアの情報を得るシステム）に分類されている[1]。いずれのシステムも視覚障害者に簡便に有用な情報が提供され適切なロービジョンケアがされることが必要である。

アメリカ版スマートサイト

　アメリカ版スマートサイトは「患者向け」と「眼科医向け」がある。
　患者向けは視覚障害に陥った患者の心理変化に配慮する文章によって保有視機能の活用法など生活に役立つヒントが記載されており，ロービジョンケアを受けることができる施設の紹介を行っている。
　眼科医向けは，アメリカのすべての眼科医をなんらかのかたちでロービジョンを含む視覚障害リハビリテーションに関与させようとするプログラムであり，すべての眼科医がレベル1からレベル4までに区分されたいずれかの行動をとることによって，リハビリテーションを必要とする人々が時機を逸することなく必要なサービスを受けられるようにしようというものである。

日本のスマートサイトの歴史

　日本のスマートサイトは，2007年に北海道の永井春彦先生により北米のロービジョンケア事情として紹介されたのが始まりとされている[2]。その後，兵庫県の山縣祥隆先生により2010年に日本で最初のスマートサイトである「つばさ」において病院と視覚障害者支援施設および教育機関，患者団体を紹介したハンドアウトを兵庫県内の眼科施設に送付して活動が開始された 図1 。その後，岡山県，山梨県，宮城県，福島県，北海道，新潟県，富山県，青森県，岐阜県，鹿児島県，香川県，福井県，広島県，徳島県，愛媛県，高知県，三重県と立て続けに活動を開始した。近年では東京都，大阪府，京都府といった大都市でのスマートサイトも運用が始まった。

　また，2012年の診療報酬改定により「ロービジョン検査判断料」が新設され，視覚障害を有する患者に対して眼科学的検査を行い保有視機能を評価し，適切な視覚的補助具の選定と，生活訓練・職業訓練を行っている施設等との連携を含め，療養上の指導管理を行った場合に算定可能となった。これにより，ロービジョンケアは視覚障害者支援施設から医療機関主導でのロービジョンケアへ大きく舵を切った。スマートサイトも情報提供するだけでなく，ロービジョンケアが可能な病院への紹介や医療機関と視覚障害者支援施設が協力してケアに対応するなどシステムの変更が必要となってきた。現在は日本眼科医会が各都道府県単位でのスマートサイト立ち上げを推進しており，2018年において28都道府県でスマートサイトが整備されている。

図1 初回の兵庫県「つばさ」のリーフレット

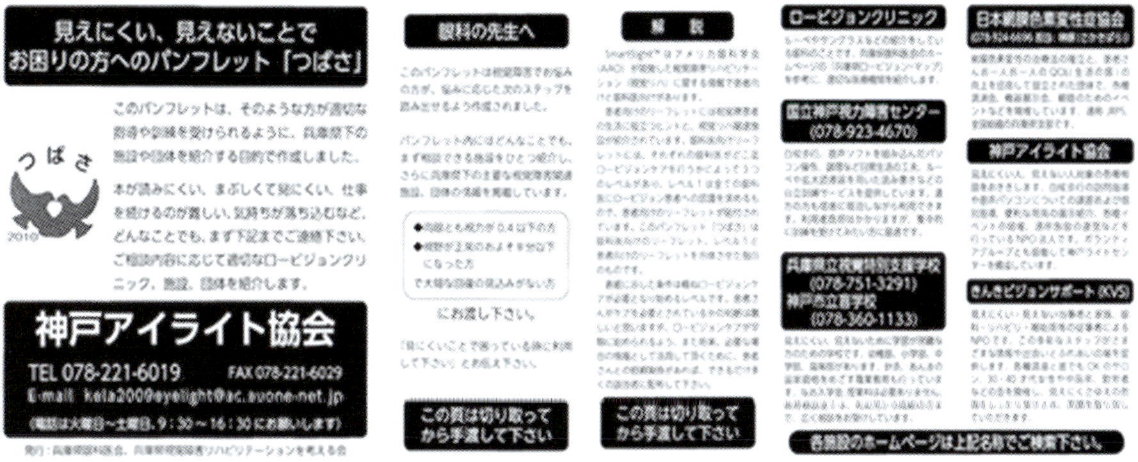

スマートサイトの種類

❶ロービジョンケアネットワーク（多業種による協力体制が構築されたシステム）

最も理想的なスマートサイトの形と考えられる。ロービジョンケアに必要な眼科医，視能訓練士，歩行訓練士，眼鏡士，教育職，視覚障害者支援，補装具業者，就職支援などが1つになってさまざまな角度から患者のロービジョンケアを支援する。国立リハビリテーション病院および杏林アイセンターや神戸アイセンターなどはその代表といえる。これは，病院と研究所およびロービジョンケア施設を視覚障害者が訪れることによって高度なケアが行われる。

また，近年は専門家が患者あるいは通院している診療所を訪れてケアを行う中間型アウトリーチ支援によるスマートサイトが推奨されている 図2 。著者が岐阜県で立ち上げた「岐阜うかいネット」は，中間型アウトリーチ支援の先駆けと考えている。患者の通院している医院に歩行訓練士，眼鏡士が出向き主治医，視能訓練士と協力してケアを行い，必要に応じて補装具業者や教育職がサポートを行っている。岐阜県のような広く交通網が発達していない地域では有用な方法と考えられる。

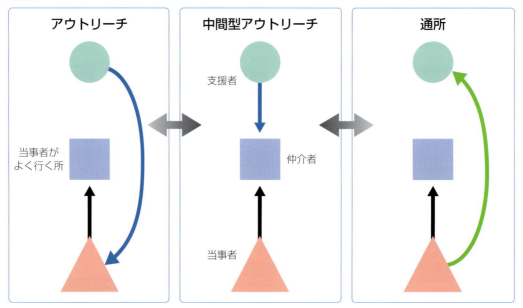

図2 中間型アウトリーチ支援

（仲泊　聡：日本ロービジョン学会ロービジョン講習会，2017．より）

❷ ロービジョンケア紹介リーフレット（医師が紙媒体により視覚障害者にロービジョンケア情報提供を行う）

　この方法は日本の初期のスマートサイトとして各県で開始されたものである。眼科医が紙媒体のリーフレットをケアが必要な患者に渡し視覚障害者支援施設等に紹介する。この場合，視覚障害者支援施設等では従来と同じ医師不在のロービジョンケアが行われ「ロービジョン検査判断料」の算定は難しい。また，パンフレットの作成と更新が必要であり経費がかかると継続が難しくなるため，各都道府県の眼科医会のホームページ等から印刷できるようなシステムへと移行する必要があると考える。

❸ 眼科ロービジョンケア導入システム（医師がインターネットのWebサイトからロービジョンケアの情報を得られるシステム）

　北海道眼科医会のスマートサイト北海道版や東京都ロービジョンケアネットワークのような，眼科医会のホームページなど介してロービジョンケア拠点眼科医療機関と福祉施設の紹介を行う形式である 図3 。主治医がケアを必要と感じた場合に眼科医会のホームページから必要な情報を得て患者を拠点病院に紹介あるいは支援施設を教えるだけでロービジョンケアが開始できる。しかし患者にとってはロービジョンケア拠点眼科医療機関や視覚障害者支援施設への通所が必要となる。このため，交通が不便な地方都市ではケアが可能な医療施設や支援施設の整備が課題となる。

図3 東京都ロービジョンケアネットワークのリーフレット

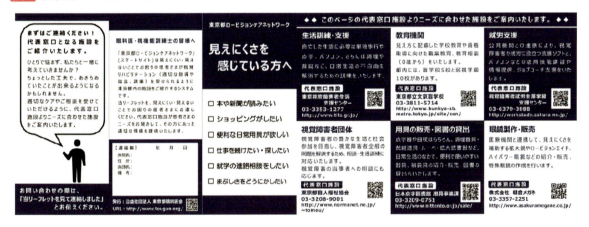

おわりに

　日本版のスマートサイトは，地方のロービジョンケアに熱心な少数の眼科医の存在から始まり全国的な活動になってきた。しかし，この活動の普及には今でも中心となる献身的な眼科医が必要である。日本ロービジョン学会が各都道府県で立ち上がる眼科医の助けになればと願っている。

文献
1) 平塚義宗: 教育セミナー 2 ロービジョンケアの社会的整備を考える. 第122回日本眼科学会, 2018.

巻末付録

ロービジョン機器取り扱い会社一覧, インターネットサイト一覧

ロービジョン機器取り扱い会社一覧

❶ 遮光眼鏡, 眼鏡レンズ等製造

遮光レンズ, 眼鏡レンズ, サングラス, カメラレンズ等のレンズ製造専門企業。取り扱う商品は主に眼鏡店等経由で購入する。

会社名	URL	住所	電話番号
東海光学株式会社	http://www.tokaiopt.jp/	〒444-2192 愛知県岡崎市恵田町下田5-26	0564-27-3000
カールツァイス 株式会社スポーツ オプティクス ディパートメント	http://www.zeiss.co.jp/	〒160-0003 東京都新宿区四谷本塩町13-11	03-3355-0236
HOYAビジョンケア カンパニー	http://www.vc.hoya.co.jp/	〒164-8545 東京都中野区中野4-10-2	0120-22-4080

❷ 拡大鏡, ルーペ輸入, 製造, 販売

手持ち式, 置き式, ヘッド装着式等さまざまな拡大鏡, ルーペを取り扱う専門企業。

会社名	URL	住所	電話番号
株式会社 エッシェンバッハ 光学ジャパン	http://www.eschenbach-optik.co.jp/	〒101-0048 東京都千代田区神田司町2-15-4	03-3293-8570
株式会社サイモン	http://www.simon-as.co.jp/	〒271-0064 千葉県松戸市上本郷4123 KSビル	047-367-0155
テラサキ株式会社 （ルーペハウス）	http://www.terasaki-inc.jp/terasakiloupe-top.html	〒133-0071 東京都江戸川区東松本2-17-20	03-3672-2111

❸ 眼鏡店

眼鏡販売，眼鏡調整等を主とし，遮光眼鏡，特殊眼鏡(小児を含む)などの取り扱いをする眼鏡店。拡大鏡，拡大読書器等の視覚補助具の販売も行う。

会社名	URL	住所	電話番号
株式会社朝倉メガネ	http://www.asakuramegane.co.jp/	〒160-0004 東京都新宿区四谷1-8	03-3357-2251
株式会社 高田巳之助商店	http://www.takata-megane.co.jp/	〒100-6304 東京都千代田区丸の内2-4-1 丸ビル4F	03-3215-5221
メガネの田中 チェーン株式会社	http://www.tanaka-megane.co.jp/	〒730-0036 広島市中区袋町1-23-102	0120-455252
株式会社勉強堂	http://www.benkyodo.co.jp/	〒260-0014 千葉市中央区本千葉町2-9 勉強堂ビル	043-225-7721
株式会社オグラ	http://www.ogura-megane.co.jp/	〒102-0093 東京都千代田区平河町1-6-2	03-6272-5379
株式会社高田眼鏡店	http://www.takata-optical.co.jp/	〒100-0011 東京都千代田区内幸町2-1-1	03-3506-3966
株式会社ヨネザワ	http://www.yonezawa-web.co.jp/index.html	〒862-0950 熊本市中央区水前寺6-1-38	0120-114-692
株式会社三城	http://www.paris-miki.co.jp/	〒105-0022 東京都港区海岸1-2-3	03-6432-0751
株式会社 キクチメガネ	https://www.kikuchi-megane.co.jp/	〒487-8622 愛知県春日井市高森台4-11-1	0568-92-7711
株式会社 中野屋眼鏡院	http://www.nakanopt.jp/index.html	〒700-0822 岡山市北区表町2-6-53	086-231-4181

❹ 支援機器等輸入，製造，販売

拡大読書器の輸入，製造，販売を中心に，拡大鏡，単眼鏡などを取り扱う企業。その他の視覚補助具をはじめ主に器械関係を取り扱う。

会社名	URL	住所	電話番号
株式会社システム ギアビジョン	http://www.sgv.co.jp/company/	〒665-0051 兵庫県宝塚市高司1-6-11	0797-74-2206
株式会社 ユーフレックス	http://www.yuflex.jp/	〒880-0021 宮崎市清水3-9-12	0985-78-5800
株式会社インサイト	http://www.s-insight.jp/	〒981-3212 宮城県仙台市泉区長命ヶ丘3-28-1	022-342-6801
株式会社ナイツ	http://www.neitz.co.jp/	〒102-0082 東京都千代田区一番町15-21 一番町コート4F	03-3237-0551
株式会社 日本テレソフト	http://www.nippontelesoft.com/	〒102-0083 東京都千代田区麹町1-8-1 半蔵門MKビル1F	03-3264-0800

❺ 音声対応機器，コンピュータ情報支援機器等製造，販売

音声対応機器，コンピュータ対応等，情報支援を主とする企業。視覚補助具等の販売をしている会社もある。

会社名	URL	住所	電話番号
有限会社 アットイーズ	http://www.kigaruni-net.com/	〒169-0075 東京都新宿区高田馬場1-33-13 千年ビル501号室	03-5287-5601
株式会社アメディア	http://www.amedia.co.jp/	〒176-0011 東京都練馬区豊玉上1-15-6	03-6915-8597
株式会社ラビット	http://rabbit-tokyo.co.jp/	〒169-0075 東京都新宿区高田馬場1-29-7 スカイパレスビル401号	03-5292-5644
シナノケンシ 株式会社	http://www.shinanokenshi. com/japanese/	〒386-0498 長野県上田市上丸子1078	0268-41-1800
株式会社 高知システム開発	http://www.aok-net.com/	〒780-0048 高知市吉田町2-23	088-873-6500

❻ 白杖，便利グッズ等製造，販売

白杖の製造，販売を主たる業務とする企業，その他日常生活上の便利グッズを取り扱い，さまざまな支援機器の販売も行う法人もある。

会社名	URL	住所	電話番号
有限会社ジオム社	http://www.gandom-aids.co.jp/	〒553-0007 大阪市福島区大開1-7-23	06-6463-2104
株式会社KOSUGE	http://www.my-cane.com/	〒173-0013 東京都板橋区氷川町11-11	050- 3372-3002
社会福祉法人 日本点字図書館	http://www.nittento.or.jp/sale/ index.html	〒169-8586 東京都新宿区高田馬場1-23-4	03-3209-0241
社会福祉法人 日本盲人会連合 用具購買所	http://www.normanet. ne.jp/-nichimo/yogu/index.html	〒169-8664 東京都新宿区西早稲田2-18-2	03-3200-6422

❼ 検査機器等製造，販売

眼科医療機器の製造，販売に携わる企業。ロービジョン検査機器も取り扱う。

会社名	URL	住所	電話番号
株式会社日本眼科 医療センター	http://www.ganka-center.jp/	〒981-3134 宮城県仙台市泉区桂4-33-3	022-374-2226
株式会社 テイエムアイ	http://www.tmi-st.com/	〒352-0006 埼玉県新座市新座1-2-10	048-481-2501
株式会社ニデック	http://www.nidek.co.jp/	〒443-0038 愛知県蒲郡市拾石町前浜34-14	0533-67-6611
日本アルコン 株式会社	http://www.alcon.co.jp/	〒105-6333 東京都港区虎ノ門1-23-1 虎ノ門ヒルズ森タワー	03-6899-5000
株式会社はんだや	http://www.handaya.co.jp/	〒113-0033 東京都文京区本郷3-37-8	03-3811-0087
株式会社 タカギセイコー	http://www.takagi-j.com/JPN/ index./index_JP.html	〒383-8585 長野県中野市岩船330-2	0269-22-4511
興和株式会社	http://www.kowa.co.jp/	〒460-8625 愛知県名古屋市中区錦3-6-29	052-963-3033

ロービジョンケアに関するインターネットサイト一覧

❶組織・団体

組織名	URL	概要
日本ロービジョン学会	https://www.jslrr.org/	ロービジョンリハビリテーション・ハビリテーションに関する研究に取り組む学術団体。日本眼科学会の関連学会として諸外国とも交流。
視覚障害リハビリテーション協会	http://www.jarvi.org/	視覚障害者の福祉の向上を目的に活動する団体。福祉行政，教育行政，労働行政，医療分野等が相互に交流し，視覚障害者への指導技術向上を図っている。
社会福祉法人日本盲人会連合	http://nichimou.org/	国内で最大規模の視覚障害当事者団体。都道府県・政令指定都市に61の関連団体を有する全国組織で人権，福祉，教育等の立案・決定に際し，陳情や要求活動を行う。
社会福祉法人日本点字図書館	http://www.nittento.or.jp/	点字図書，録音図書の取り扱いを中心に，視覚補助具，便利グッズ等の販売も行う。
社会福祉法人日本ライトハウス	http://www.lighthouse.or.jp/	視覚障害者の総合福祉施設としてさまざまな活動を行う。点字指導，パソコン指導，歩行訓練，日常生活訓練，盲導犬訓練等々を通所，入所で対応。
社会福祉法人日本盲人職能開発センター	http://www.moushoku.or.jp/	視覚障害者の就労のための訓練，指導を行い，社会復帰の促進を図る。代表的なものとしてパソコンの基礎訓練がある。
国立障害者リハビリテーションセンター自立支援局（所沢）	http://www.rehab.go.jp	
函館視力障害センター	http://www.rehab.go.jp/hakodate/service.php	国立の組織として視覚障害者の移動・日常生活・コミュニケーション・職業準備訓練等を行うとともに，あん摩マッサージ指圧師，鍼灸師養成も行っている。
神戸視力障害センター	http://www.rehab.go.jp/kobe/	
福岡視力障害センター	http://www.rehab.go.jp/fukuoka/	
認定NPO法人タートル	http://www.turtle.gr.jp/	視覚障害によって就労問題が発生した当事者に対し，眼科医や支援機関と連携して相談に乗り，支援を行い，安心して就労できる環境作りのアドバイスを行う当事者団体。
公益財団法人日本盲導犬協会	https://www.moudouken.net/	盲導犬に関するさまざまなサービスの提供。
公益財団法人アイメイト協会	http://www.eyemate.org/	盲導犬（アイメイト）に関するさまざまなサービスの提供。
独立行政法人国立特別支援教育総合研究所	http://www.nise.go.jp/cms/	視覚障害，重複障害，発達障害やさまざまな障害のある子どもの教育的ニーズに対応。指導者のために研修，セミナーを適宜実施。
独立行政法人高齢・障害・求職者雇用支援機構	http://www.jeed.or.jp/index.html	障害者職業センター，職業開発促進センター等を傘下に，障害者や高齢者の雇用に関する相談・支援を行い，助成金の受付をはじめ障害者雇用企業への対応等が事業の柱になっている。
音声読み上げポータルサイト	http://yomiage.net/	音声読み上げ機能のある映像機器，音響機器，調理機器，情報支援機器，読書器等を紹介するサイト。それらを取り扱う企業なども併せて紹介。

❷ 患者会

組織名	URL	概要
公益社団法人 日本網膜変性症協会	http://jrps.org/	網膜色素変性症の患者会であると同時に，眼科系学術団体でもある。
一般社団法人 緑内障フレンド ネットワーク	http://www.gfnet.gr.jp/	緑内障の患者団体。
レーベル病患者の会	http://leber.web.fc2.com/	レーベル病の患者団体。
加齢黄斑変性友の会	https://sites.google.com/site/amdtomonokai/home	それぞれ別の組織ではあるが，加齢黄斑変性症の患者団体。
NPO法人 関西黄斑変性友の会	http://www.amdkansai.org/	
ベーチェット病 友の会	http://behcets.web.fc2.com/index.html	ベーチェット病の患者団体。
NPO法人 眼瞼下垂の会	http://gankenkasui.org/	眼瞼下垂を有する患者団体。
公益社団法人 日本糖尿病協会 （糖尿病友の会）	https://www.nittokyo.or.jp/	糖尿病全般に関する患者会のため，糖尿病から生じる眼疾患だけの患者団体ではない。
かんしん広場 （患者会・サポート 団体をさがすポータ ルサイト）	http://www.kanshin-hiroba.jp/	眼科ばかりでなく，さまざまな病気に関する患者会やそのサポート団体を探すことができるが，完全には網羅されていない。

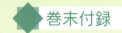
巻末付録

視覚障害認定基準の手引き

　2018年4月27日，厚生労働省から「身体障害者福祉法施行規則等の一部を改正する省令」が公布され，2018年7月1日から実施となった．
　「公益財団法人日本眼科学会　視覚障害者との共生委員会」「公益財団法人日本眼科医会　身体障害認定基準に関する委員会」との合同委員会において，今回の改正に関する眼科医向けの「視覚障害認定基準の手引き」を作成されたので以下に記載する．

I. 身体障害者の定義

　障害者福祉法によれば，身体障害者の定義は
　（身体障害者）
第四条　この法律において，「身体障害者」とは，別表に掲げる身体上の障害がある十八歳以上の者であつて，都道府県知事から身体障害者手帳の交付を受けたものをいう．

別　表（第四条，第十五条，第十六条関係）
一　次に掲げる視覚障害で，永続するもの
1　両眼の視力（万国式試視力表によつて測つたものをいい，屈折異常がある者については，矯正視力について測つたものをいう．以下同じ．）がそれぞれ〇.一以下のもの
2　一眼の視力が〇.〇二以下，他眼の視力が〇.六以下のもの
3　両眼の視野がそれぞれ十度以内のもの
4　両眼による視野の二分の一以上が欠けているもの

　上記「別表」に掲げられた視覚障害で，永続するものは，身体障害者手帳の交付を受けることができる．
　今回の改定では，この「別表」の視覚障害の範囲は変更せずに，視覚障害の認定基準に関して，現状に即した変更が行われた．

II. 主な改正点

1. 視力障害について
（1）視力について
　現行の視力障害は，「両眼の視力の和」で認定されることとなっているが，日常生活は両眼開放で行っていることから，視力の認定も両眼の視力の和でなく，良い方または両眼視力で判定することが望ましい．しかし，日常の眼科診療では，通常片眼ずつの視力を測定しているので，「視力の良い方の眼の視力」で認定することとなった．
　視力障害の各等級の境界値については，客観性・公平性を基本とし，0.3未満の視力について「logMAR値」の0.6～1.7の範囲を12段階に細分化し，3段階ずつ2～5級の各障害等級に割り当て，その結果を日常診療で用いられている小数視力に換算したものにより設定した．なお，小数視力0.25は視力表にないので，logMAR値0.6は小数視力0.2とする．

その例外として，視力の良い方の眼の視力が0.04かつ他方の視力が手動弁以下の場合と，視力の良い方の眼の視力が0.08かつ他方の視力が手動弁以下の場合が，現行の両眼の視力の和で認定した等級より等級が下がってしまう。そこで，日常生活の困難度という観点から等級を下げるべき強い根拠が現時点であるわけではないことを踏まえ，新規認定分も含め現行の等級を維持することにした。すなわち，次に示す障害程度等級表 改正の「2級の2」及び「3級の2」に該当するものである（表1・表2）。

「身体障害者福祉法施行規則別表第5号」改正（視力障害抜粋）

表1 障害程度等級表　現行

級別	視覚障害
1級	両眼の視力（万国式試視力表によって測ったものをいい，屈折異常のある者については，きょう正視力について測ったものをいう。以下同じ。）の和が0.01以下のもの
2級	1　両眼の視力の和が0.02以上0.04以下のもの
3級	1　両眼の視力の和が0.05以上0.08以下のもの
4級	1　両眼の視力の和が0.09以上0.12以下のもの
5級	1　両眼の視力の和が0.13以上0.2以下のもの
6級	一眼の視力が0.02以下，他眼の視力が0.6以下のもので，両眼の視力の和が0.2を超えるもの

表2 障害程度等級表　改正

級別	視覚障害
1級	視力の良い方の眼の視力（万国式試視力表によって測ったものをいい，屈折異常のある者については，矯正視力について測ったものをいう。以下同じ。）が0.01以下のもの
2級	1　視力の良い方の眼の視力が0.02以上0.03以下のもの 2　視力の良い方の眼の視力が0.04かつ他方の眼の視力が手動弁以下のもの
3級	1　視力の良い方の眼の視力が0.04以上0.07以下のもの（2級の2に該当するものを除く。） 2　視力の良い方の眼の視力が0.08かつ他方の眼の視力が手動弁以下のもの
4級	1　視力の良い方の眼の視力が0.08以上0.1以下のもの（3級の2に該当するものを除く。）
5級	1　視力の良い方の眼の視力が0.2かつ他方の眼の視力が0.02以下のもの
6級	視力の良い方の眼の視力が0.3以上0.6以下かつ他方の眼の視力が0.02以下のもの

(2)解説・留意点など

1)等級

1級：視力の良い方の眼の視力が0.01以下のものである。現行では，両眼とも0.01，片眼が指数，両眼が指数の場合には2級であった。

2級：視力の良い方の眼の視力が0.02以上0.03以下のものである。但し，視力の良い方の眼の視力が0.04の場合，他方の視力が手動弁あるいは0のときも2級である（障害程度等級表2級の2）。

3級：視力の良い方の眼の視力が0.04以上0.07以下のものである。但し，視力の良い方の眼の視力が0.04で，他方の視力が手動弁あるいは0の場合は2級であるから3級とならない。

4級：視力の良い方の眼の視力が0.08以上0.1以下のものである。但し，視力の良い方の眼の視力が0.08で，他方の視力が手動弁あるいは0の場合（障害程度等級表3級の2）は3級であるから4級とはならない。

両眼とも0.1の場合，現行では5級であったが，4級となることに留意する。

また，視力0.15は，従来から0.1として扱っているので，視力の良い方の眼の視力0.15は4級である。

5級：視力の良い方の眼の視力が0.2かつ他方の眼の視力が0.02 以下のものである。

6級：視力の良い方の眼の視力が0.3以上0.6以下かつ他方の眼の視力が0.02以下のものである。

現行の5級は，身体障害者の範囲が，別表一の1，両眼の視力がそれぞれ0.1以下のものであったが，改正では，別表一の2，一眼の視力が0.02以下，他眼の視力が0.6以下のものの内，0.2以下のものが5級になり，0.3以上0.6以下のものが6級になった。

2)視力の判定基準

視力の判定基準は，すべての視標がランドルト環からなる標準視力検査装置では，50%より高い正答数を持ってその段の視力ありと判定する。たとえば5個の視標があれば3個以上の正答が必要である。準標準視力検査装置では，1視標では1正答，2視標では2正答，3視標では3正答，4視標では3正答，5視標では4正答をもってその段の視力ありと判定する。

視覚障害認定基準の手引き　**205**

表3 現行と改正後との等級の比較

上段：視力の和（参考）
下段：等級

他方の眼の視力（縦軸） / 視力の良い方の眼の視力（横軸）。各セルは「視力の和（参考） / 等級」を示す。

他方の眼の視力	0	0.01	0.02	0.03	0.04	0.05	0.06	0.07	0.08	0.09	0.1	0.2	0.3	0.4	0.5	0.6
0.1											0.2 / 4					
0.09										0.18 / 4	0.19 / 4					
0.08									0.16 / 4	0.17 / 4	0.18 / 4					
0.07								0.14 / 3	0.15 / 4	0.16 / 4	0.17 / 4					
0.06							0.12 / 3	0.13 / 3	0.14 / 4	0.15 / 4	0.16 / 4					
0.05						0.1 / 3	0.11 / 3	0.12 / 3	0.13 / 4	0.14 / 4	0.15 / 4					
0.04					0.08 / 3	0.09 / 3	0.1 / 3	0.11 / 3	0.12 / 4	0.13 / 4	0.14 / 4					
0.03				0.06 / 2	0.07 / 3	0.08 / 3	0.09 / 3	0.1 / 3	0.11 / 4	0.12 / 4	0.13 / 4					
0.02			0.04 / 2	0.05 / 2	0.06 / 3	0.07 / 3	0.08 / 3	0.09 / 3	0.1 / 4	0.11 / 4	0.12 / 4	0.22 / 5	0.32 / 6	0.42 / 6	0.52 / 6	0.62 / 6
0.01		0.02 / 1	0.03 / 2	0.04 / 2	0.05 / 3	0.06 / 3	0.07 / 3	0.08 / 3	0.09 / 4	0.1 / 4	0.11 / 4	0.21 / 5	0.31 / 6	0.41 / 6	0.51 / 6	0.61 / 6
0～手動弁	0 / 1	0.01 / 1	0.02 / 2	0.03 / 2	0.04 / 2	0.05 / 3	0.06 / 3	0.07 / 3	0.08 / 3	0.09 / 4	0.1 / 4	0.2 / 5	0.3 / 6	0.4 / 6	0.5 / 6	0.6 / 6

視力の良い方の眼の視力

表4 改正後の換算表

枠内等級

他方の眼の視力	0.01以下	0.02	0.03	0.04	0.05	0.06	0.07	0.08	0.09	0.1	0.2	0.3	0.4	0.5	0.6
0.03以上			2	3	3	3	3	4	4	4					
0.02		2	2	3	3	3	3	4	4	4	5	6	6	6	6
指数弁～0.01	1	2	2	3	3	3	3	4	4	4	5	6	6	6	6
0～手動弁	1	2	2	2	3	3	3	3	4	4	5	6	6	6	6

視力の良い方の眼の視力

＊横軸が視力の良い方の眼の視力，縦軸が他方の眼の視力をとり，枠内が等級を示す。

2. 視野障害

（1）視野障害等級判定

　視野等級判定は，ゴールドマン型視野計または自動視野計のどちらか一方を用い，下記等級判定表 表5 に従って行う。ただし，両者の測定結果を混在させて判定することはできない。

表5 視野障害の等級判定表

	ゴールドマン型視野計		自動視野計	
	I/4視標	I/2視標	両眼開放エスターマンテスト視認点数	10-2プログラム両眼中心視野視認点数
2級	周辺視野角度の総和が左右眼それぞれ80度以下	両眼中心視野角度28度以下	70点以下	20点以下
3級		両眼中心視野角度56度以下		40点以下
4級				
5級	両眼による視野が2分の1以上欠損		100点以下	
		両眼中心視野角度56度以下		40点以下

　ゴールドマン型視野計，自動視野計いずれも視野図を診断書に添付する。その際に，ゴールドマン型視野計の場合は，どのイソプタがI/4標によるものか，I/2視標によるものかを明確に区別できるように記載する。

（2）ゴールドマン型視野計を用いる場合

　周辺視野評価にはI/4視標，中心視野評価にはI/2 標を用いる。中心30度内は適宜矯正レンズを使用し，30度外は矯正レンズを装用せずに測定する。

1）周辺視野角度の総和が左右眼それぞれ80度以下（I/4視標）【改変あり】

　従来の『左右眼ともI/4視標の視野が10度以内である』からの改変

　周辺視野角度（I/4視標による上・内上・内・内下・下・外下，外，外上8方向それぞれの角度）の総和が左右眼それぞれ80度以下である。（注1）図1 また，周辺視野角度の算出では，さらに以下の基準が追加されている。

a）周辺視野角度は，I/4視標が視認できない部分を除いて算出する。（注2）図1b, 図1c, 図1d

b）周辺視野角度の総和は，I/4視標にて中心10度以内に視野が存在しない場合は0度とする。（注3）

c）I/4視標にて周辺にも視野が存在するが，中心部の視野と連続していない場合，中心部の視野のみで評価する（注4）図2a, 図2b。

注1. 求心性視野狭窄の偏心への対応。一部の周辺視野角度が10度を超えても，周辺視野角度の総和が80度以下ならば10度以内とみなす。

注2. 傍中心暗点など視標が見えない部分への対応

注3. 中心暗点への対応

注4. 輪状暗点，周辺残存視野に対する対応

2)両眼による視野が2分の1以上欠損(I/4視標)【改変なし】

　両眼で一点を注視しつつ測定した視野が，生理的限界(注5)の面積の2分の1以上欠損している。左右眼それぞれに測定したⅠ/4の視標による視野表を重ね合わせることで，両眼による視野の面積を得る。その際，面積は厳格に計算しなくてもよい。

注5. 左右眼それぞれ上・内上・内・内下60度，下70度，外下80度，外95度，外上75度である。

3)両眼中心視野角度(I/2視標)【改変あり】

　従来の視能率，損失率から変更され，560度で割らずに実測角度をそのまま表示する。

　中心視野角度(I/2視標による上・内上・内・内下・下・外下，外，外上8方向それぞれの角度)の総和を左右眼それぞれ求める。 **図1** また，中心視野角度の算出では，さらに以下の基準が追加されている。

a)中心視野角度は，I/2視標が視認できない部分を除いて算出する。(注6) **図1b** , **図1c** , **図1d**

b)中心視野角度の総和は，I/2視標にて中心10度以内に視野が存在しない場合は0度とする。(注7)

　次に下記計算式にて両眼中心視野角度を算出する。(小数点以下は四捨五入)

両眼中心視野角度 ＝

(3×中心視野角度が大きい方の眼の中心視野角度＋中心視野角度が小さい方の眼の中心視野角度) /4

注6. 傍中心暗点など視標が見えない部分への対応

注7. 中心暗点への対応

(2)自動視野計を用いる場合【新規】

　周辺視野の評価には両眼開放エスターマンテスト 図3，中心視野の評価，には10-2プログラム 図4 を用いる。視標サイズⅢ，背景輝度31.4asbで測定し，dB値の計算は視標輝度10000asbを0dBとしたスケールで算定する。10-2プログラムは適宜矯正レンズを使用し，両眼開放エスターマンテストは矯正眼鏡を装用せずに実施する。

1）両眼開放エスターマンテスト視認点数

　両眼開放エスターマンテストにて120点測定し，視認点数を数える。

2）10-2プログラム，両眼中心視野視認点数

　左右眼それぞれの中心視野視認点数(10-2プログラムで感度が26dB以上の測定点数) を求め，次に下記計算式にて両眼中心視野視認点数を算出する。(小数点以下は四捨五入)

両眼中心視野視認点数 =
(3×中心視野視認点数が多い方の眼の中心視野視認点数＋中心視野視認点数が少ない方の眼の中心視野視認点数) /4

　自動視野計を用いて測定した場合において，等級判定上信頼性のある測定が困難な場合は，ゴールドマン型視野計で評価する。

(3)用語の解説

1）ゴールドマン型視野計

　周辺視野角度：I/4視標による上・内上・内・内下・下・外下，外，外上8方向それぞれの角度

　中心視野角度：I/2 標による上・内上・内・内下・下・外下，外，外上8方向それぞれの角度

　両眼中心視野角度：(3×中心視野角度が大きい方の眼の中心視野角度＋中心視野角度が小さい方の眼の中心視野角度) /4

2）自動視野計

　両眼開放エスターマンテスト視認点数：両眼開放エスターマンテストにて見えた測定点数

　中心視野視認点数：10-2プログラムで感度が26dB以上の測定点数

　両眼中心視野視認点数：(3×中心視野視認点数が多い方の眼の中心視野視認点数＋中心視野視認点数が少ない方の眼の中心視野視認点数) /4

図1 周辺視野角度，中心視野角度の求め方

a：視野角度の総和の算出方法

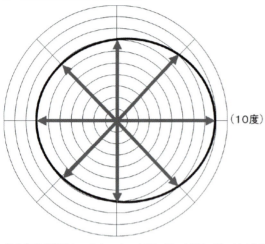

8方向の経線（上・内上・内・内下・下・外下，外，外上）とイソプタとの交点の角度を視野角度とし，その合計を視野角度の総和とする。
7+7+7+7+7+8+9+8=60（度）

b：中心暗点が存在する場合

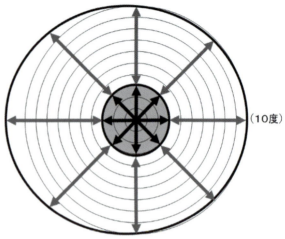

中心暗点が存在する場合は，各経線とイソプタとの交点の角度から，暗点と重なる部分の角度を差し引いて視野角度とし，その合計を視野角度の総和とする。
(10−3) + (11−3) + (12−3) + (11−3) +
(10−3) + (10−3) + (10−3) + (10−3) =60（度）

c：傍中心暗点が存在する場合

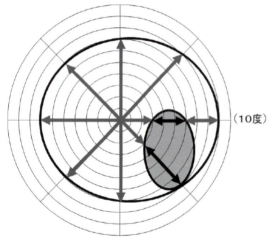

傍中心暗点が存在する場合は，各経線とイソプタとの交点の角度から，暗点と重なる部分の角度を差し引いて視野角度とし，その合計を視野角度の総和とする。
7+7+7+7+7+ (8−5) + (9−3) +8=52（度）

d：固視点を含まず偏心している場合

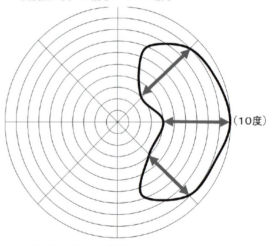

イソプタが，固視点を含まずに偏心している場合，イソプタが経線と重なる部分を視野角度とし，その合計を視野角度の総和とする。
0+0+0+0+0+5+6+6=17（度）

図2

I/4視標にて周辺にも視野が存在するが，中心部の視野と連続していない場合，中心部の視野のみで評価する。

a

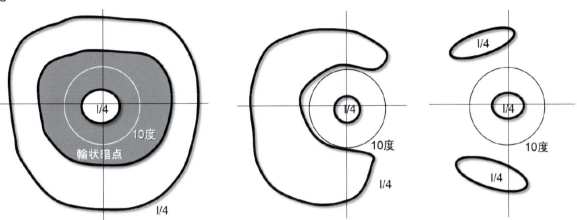

b

実例

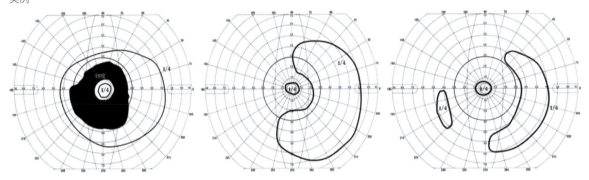

図3 両眼開放エスターマンテストならびに10-2プログラムの測定点配置

両眼開放エスターマンテスト(120点)

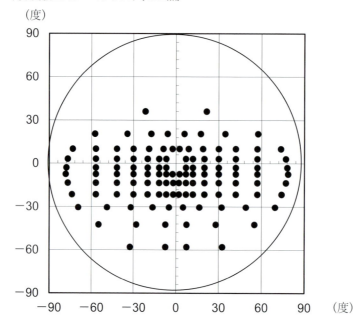

10-2プログラム(68点)

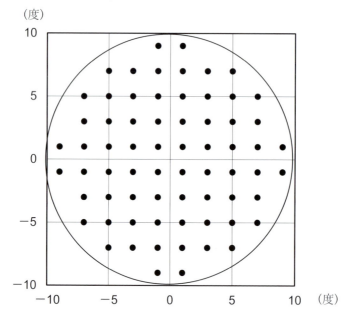

索　引

あ

アメリカ版スマートサイト	194
暗所視支援機器	156
あん摩・マッサージ・指圧師， 　はり師，きゅう師養成施設	190

い

遺伝相談	136
移動支援ロボット	70
医療機器	93
医療費の給付	176
色誤認	8
色つきの定規	90
色認識の低下	20
院内表示	95
院内勉強会	103

う

運転免許更新時の身体条件	167
運転免許証更新に関する基礎知識	166
運転免許自主返納サポート制度	169

お

オーディオブック	144
奥行感覚	8
音声キッチン秤	61
音声血圧計	59
音声色彩識別装置	63
音声生活用品	59
音声対応機器	200
音声体温計	59
音声体重計	59
音声でガイドするアプリ	71
音声電磁調理器	59
音声のみで歩行ルート案内を行う 　ナビゲーションアプリ	70

か

会計	96
介護保険	129
介護保険意見書	130
化学眼外傷	139
角結膜熱傷	139
拡大鏡	47, 88, 100, 142, 198
拡大鏡の使い方	118
拡大読書器	56, 91, 100, 142
拡大読書器アプリ	67
角膜変性疾患	138
掛けめがね式単眼鏡	49
家事	149
活字文書読み上げ装置	58
ガリレオ型単眼鏡	49
加齢黄斑変性	99, 124
眼科クリニックでの問題点と解決策	109
眼科クリニックで始める場合	109
眼科クリニックの利点	111
眼科リハビリテーション	4
眼鏡	46
眼鏡型のウェアラブルデバイス	69
環境整備	92
眼鏡店	199
眼鏡レンズ	198
患者会	202
患者団体	192
患者背景による患者団体	193
簡単サ印ガイド	63

き・く

疑似体験	8
既知の患者から開始	110
空間定位	8
屈折矯正	116
グレア	51

け

ケアハウス	191
携帯型拡大読書器	58
携帯型ルーペ	89
計量カップ	160
ケプラー型単眼鏡	49
検眼レンズセット	88
検査機器	200

こ

コインホーム	61
高倍率LEDライト付きミラー	61
高齢者糖尿病の増加	128
高齢のロービジョン者	2
コミュニケーション	96
雇用	176
コントラスト感度	36
コントラストを利用したロービジョングッズ	45
コンピュータ情報支援機器	200

さ

最大読書速度	43
最大読書速度に基づいた拡大鏡度数の選定	126
裁縫	151
サングラス	51
残存視機能	6

し

支援機器	199
視覚活用教育の指導段階	81
視覚障害者情報提供施設	191
視覚障害者用補装具適合判定医の資格取得	113
視覚障害者用ポータブルレコーダー	60
視覚障害における障害手当金の基準	182
視覚障害における障害年金の等級基準	181
視覚障害認定基準	203
視覚特別支援教育	190

視覚表象獲得	83
視覚補助具の使い分け	86
視覚補助具の練習	85
視機能評価	10
視機能理解	13
視距離による拡大法	44
事後重症請求	183
疾患による患者団体	192
失明の宣告	4
自動運転	170
自動運転と法律	172
自動運転のレベル	171
自動車運転実態調査	162
自動視野計を用いた場合の障害等級	179
紙幣識別アプリ	67
社会保険労務士	183
社会保障制度の活用	135
弱視眼鏡	49
視野欠損パターンにあわせた運転アドバイス	165
視野検査の意義	26
遮光眼鏡	198
遮光眼鏡の種類	52
遮光眼鏡の選択	98
遮光眼鏡の選定	53
遮光レンズ	91
視野障害とQOL	28
視野評価	27
住居環境の整理	149
重度角膜上皮障害	140
周辺視野障害	17
羞明（グレア）	19, 51, 121
順応障害	8
障害者就業・生活支援センター	190
障害者福祉センター	190
障害者リハビリテーションセンター	190
障害年金	180
障害年金の落とし穴	182
障害の合併認定	182

症状に対するケア	136
小数視力表	23
焦点調整式単眼鏡	49
照明	61, 92
食事	158
書見台	61, 90
書字の問題点	146
食器	158
自立生活訓練センター	190
視力の変化	6
白黒スケジュール帳	62
白黒反転ノート	62
診察手順	12
身体障害者意見書の書き方	177
身体障害者手帳取得の時期	174
身体障害者手帳の基準	174

す

炊飯器	161
据置型拡大読書器	56
スタンド式拡大鏡	48
スマートサイトの種類	196
スマートフォンによる家電操作	153
スマートスピーカー	153
スミ字用ガイド	90

せ

生活支援センター	190
請求できる資格	112
税金の控除	176
精神的なケア	137
接遇	95
洗濯	151

そ

総合病院で始める場合	105
操作方法学習アプリ	72
掃除	150

増殖前網膜症	132
増殖網膜症	132
相対サイズ拡大法	83
遡及請求	183

た

大学病院で行う方法	101
大活字本	144
対象患者が軽症	110
対象患者が高齢	110
対象物そのものを大きくする拡大法	45
タイポスコープ	61, 90
他職種に見え方を伝える時のポイント	108
正しい病態の把握	5
タッチ式ボイスレコーダー	60
タブレット端末でのアクセシビリティ操作	66
タブレット端末での拡大・縮小操作	66
タブレットと拡大鏡の使い分け	87
単眼鏡	89
単純網膜症	131
段々計量カップ	61
端末の前面カメラ	67
端末の長辺方向の方角を音声で案内するアプリ	70
端末の背面カメラ	67

ち

中心暗点の見え方	107
中心視野障害	16
中心視野と周辺視野の障害	32
超音波式視覚障害者用歩行補助具	156
調理	151
調理器具	160

て

手紙を書く	147
適切な屈折矯正	22
できる範囲で，できることから始める	105

手引き………………………………… 95	病歴聴取の重要性………………………… 4
手持ち式拡大鏡…………………… 47	
電子書籍…………………………… 143	

ふ・へ

	フラッシュライト………………………… 62
電磁調理器………………………… 160	ブロックの型はめ………………………… 82

と

トイレ……………………………… 94	ベスト視力を導く………………………… 22
同行援護…………………………… 176	偏心固視の訓練………………………… 125
動線………………………………… 92	偏心視の確認…………………………… 107
糖尿病黄斑浮腫…………………… 132	便利アプリ情報サイト…………………… 72
糖尿病患者と「うつ」……………… 128	便利グッズ……………………………… 200
糖尿病眼手帳……………………… 131	

ほ

糖尿病網膜症……………………… 128	歩行………………………………… 121, 154
投薬………………………………… 96	歩行時間延長信号機用小型送信機……… 156
読書……………………… 121, 142	補助具の説明および練習……………… 118
読書環境…………………………… 145	補助具の選択…………………………… 117
読書に適切な文字サイズ………… 142	補装具…………………………………… 55
特別支援教育……………………… 80	補装具の支給…………………………… 175
特別養護盲老人ホーム…………… 191	補装具費支給意見書…………………… 175
ドライビングシミュレータ……… 162	ほぼ全盲でIT得意………………………… 76
トラベラー HD…………………… 57	ほぼ全盲でIT不得意……………………… 76

な・に

ナビゲーションアプリ…………… 70	学びの場………………………………… 80
ニーズを考える…………………… 114	見え方のシミュレーション……………… 16
にじいろリーダー………………… 63	見方を伝える…………………………… 85
日常生活用具の給付……………… 176	みだしなみ……………………………… 152

ま・み

も

日本のスマートサイトの歴史…… 195	盲人用時計……………………………… 58
日本版スマートサイト…………… 194	盲導犬…………………………… 184, 191
入室時の様子を観察……………… 106	網膜色素変性…………………… 97, 134
認識が低い………………………… 128	盲養護老人ホーム……………………… 191

は・ひ

ハイコントラストグッズ………… 62	文字識別困難でIT得意…………………… 76
白杖……………………… 155, 200	文字識別困難でIT不得意………………… 76
光遊び……………………………… 82	問診票…………………………………… 114
筆記………………………………… 146	
病歴………………………………… 114	

索引　217

や・よ

夜盲	19
読み上げ機器	75
読み上げ機能	74
読み上げソフト	77
読み速度	39
読み速度の評価チャート	39

ら・り

ライト付きルーペ	89
両眼性角膜変性	138
両眼の大きい比較暗点	33
緑内障	120
緑内障の治療	121
臨界文字サイズ	43

る・ろ

ルーペ	198
ロービジョン外来開設	102
ロービジョンケアに関するインターネットサイト	201
ロービジョンケアに関する教育	3
ロービジョンケアに適した視力検査	23
ロービジョンケアの診療報酬	112
ロービジョン検査診断料	2
ロービジョンサービスの手順	114
ロービジョン難民	3
ロービジョンの体験方法	21
ロービジョンフレンドリー	92
ロービジョン用筆記用具	148

A・C

AIスピーカー	79
closed circuit television	56
Colenbrander 1m chart	25
Critical Print Size（CPS）	43

E・G・H

ETDRSチャート	25
Goldmann視野計を用いた場合の障害等級	179
HFA30-2で感度が極めて不良の症例	34

I

information and communication technology（ICT）機器	66
International Council of Ophthalmology（ICO）標準視力検査表	24
iPad	61, 91

M

Maximum Reading Speed（MRS）	43
Mooren潰瘍	141
MW10	64

O

optical character recognition reader（OCR）機能	69, 78
OrCam MyEye 2.0	64
OTON GLASS	63

S・V

Siriの画面	71
VoiceOver®画像認識機能	78

新しいロービジョンケア

2018 年 10 月 20 日　第 1 版第 1 刷発行
2019 年　9 月 20 日　第 1 版第 2 刷発行
2022 年　2 月　1 日　第 1 版第 3 刷発行

■編　集　山本修一　やまもとしゅういち

　　　　　加藤　聡　かとうさとし

　　　　　新井三樹　あらいみっき

■発行者　吉田富生

■発行所　株式会社メジカルビュー社
　　　　　〒 162 - 0845 東京都新宿区市谷本村町 2 - 30
　　　　　電話　03（5228）2050（代表）
　　　　　ホームページ https://www.medicalview.co.jp/

　　　　　営業部　FAX 03（5228）2059
　　　　　E - mail　eigyo @ medicalview.co.jp

　　　　　編集部　FAX 03（5228）2062
　　　　　E - mail　ed @ medicalview.co.jp

■印刷所　シナノ印刷株式会社

ISBN978 - 4 - 7583 - 1635 - 4 C3047

©MEDICAL VIEW, 2018.　Printed in Japan

・本書に掲載された著作物の複写・複製・転載・翻訳・データベースへの取り込みおよび送信
　（送信可能化権を含む）・上映・譲渡に関する許諾権は，（株）メジカルビュー社が保有してい
　ます．
・ JCOPY 〈出版者著作権管理機構 委託出版物〉
　本書の無断複製は著作権法上での例外を除き禁じられています．複製される場合は，その
　つど事前に，出版者著作権管理機構（電話 03-5244-5088，FAX 03-5244-5089，e-mail：info
　@jcopy.or.jp）の許諾を得てください．

・本書をコピー，スキャン，デジタルデータ化するなどの複製を無許諾で行う行為は，著作権
　法上での限られた例外（「私的使用のための複製」など）を除き禁じられています．大学，病院，
　企業などにおいて，研究活動，診察を含み業務上使用する目的で上記の行為を行うことは私
　的使用には該当せず違法です．また私的使用のためであっても，代行業者等の第三者に依頼
　して上記の行為を行うことは違法となります．